Kohlhammer

Neurologische Fallbesprechungen
Der Patient im Fokus

Eine Übersicht aller lieferbaren und im Buchhandel angekündigten Bände der Reihe finden Sie unter:

https://shop.kohlhammer.de/neuro-fall-reihe

Die Autoren

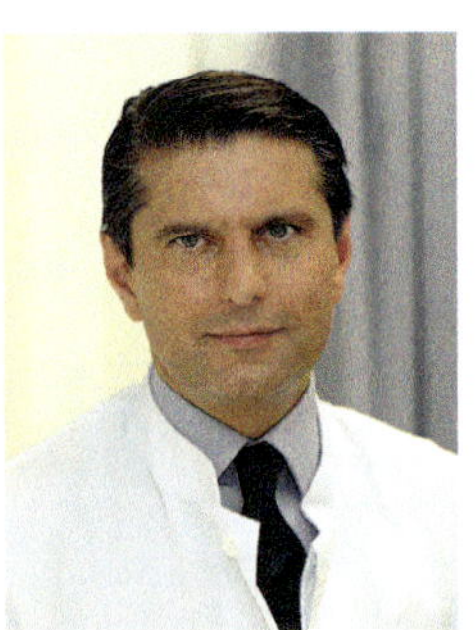

Prof. Dr. med. Dr. h. c. Michael Strupp ist Neurologe und Oberarzt an der Neurologischen Klinik, Klinikum der LMU München.

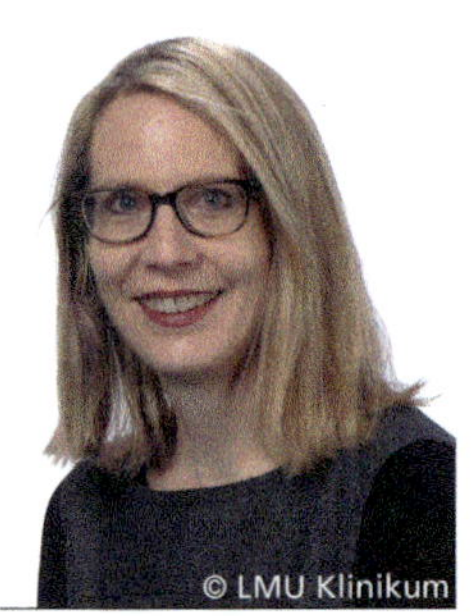

Prof. Dr. med. Doreen Huppert ist Neurologin und stellv. Leiterin des Deutschen Schwindel- und Gleichgewichtszentrums, Klinikum der LMU München.

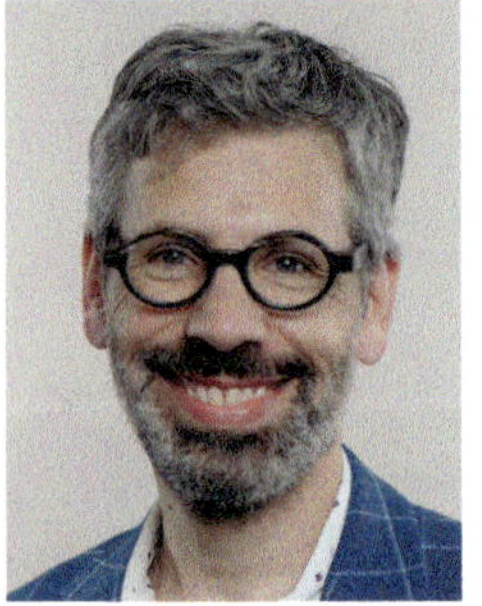

Prof. Dr. med. Alexander A. Tarnutzer ist Neurologe und Ärztlicher Leiter der Neurologie am Kantonsspital Baden in der Schweiz.

Michael Strupp
Doreen Huppert
Alexander A. Tarnutzer

Schwindelsyndrome

Fallbeispiele aus der Klinik

Verlag W. Kohlhammer

1. Auflage 2026

Gesamtherstellung: W. Kohlhammer GmbH, Heßbrühlstr. 69, 70565 Stuttgart
produktsicherheit@kohlhammer.de

Print:
ISBN 978-3-17-045530-6

E-Book-Formate:
pdf: ISBN 978-3-17-045531-3
epub: ISBN 978-3-17-045532-0

Inhalt

Zum Abschluss

Übersicht über das elektronische Zusatzmaterial

Den Weblink, unter dem die Zusatzmaterialien zum Download verfügbar sind, finden Sie ganz hinten in diesem Buch unter Kap. Zusatzmaterial zum Download.

- **Video 1.1:** Typischer Befund bei einer akuten rechtsseitigen Vestibulopathie
- **Video 4.1:** Valsalva-Manöver
- **Video 5.1:** Semont-plus-Manöver
- **Video 5.2:** Simulation des therapeutischen Semont-plus-Manövers
- **Video 5.3:** Durchführung des therapeutischen Semont-plus-Manövers
- **Video 5.4:** Therapeutisches Manöver für eine Kanalolithiasis des rechten horizontalen Bogengangs
- **Video 9.1:** Prüfung der okulären Stabilität (Video übernommen aus Spiegelberg, M., Morel, C., Beer, J. H., Dietmaier, A., Tarnutzer, A. A. [2021]. Ocular Lateral Deviation in Severe Gait Imbalance Pointing to Lateral Medullary Stroke. *Neurohospitalist*, *11*(4), 375–376, https://doi.org/10.1177/19418744211000953, mit freundlicher Genehmigung von Sage Publications)
- **Video 10.1:** Wiederholte Prüfung der exzentrischen Blickhaltefunktion (Video übernommen aus Wiggli, B., Kapitza, S., Ahlhelm, F. et al. [2020]. Early recognition of thiamine deficiency: ocular motor deficits in a patient with nutritional deprivation due to persistent antibiotic-related nausea. *Infection*, *48*, 137–140. https://doi.org/10.1007/s15010-019-01363-w, mit freundlicher Genehmigung von Springer Nature)
- **Video 12.1:** Videodokumentation der Okulomotorikstörung
- **Video 13.1:** Prüfung der Sakkaden
- **Video 13.2:** Prüfung der exzentrischen Blickhaltefunktion
- **Video 13.3:** Prüfung vestibulo-okulären Reflexes
- **Video 19.1:** Prüfung der horizontalen und vertikalen Sakkaden

Vorwort

Ob Sie nun Neurologe, HNO-Arzt, Internist, Augenarzt oder Allgemeinmediziner sind oder einer anderen Fachrichtung angehören, ob Sie in einer Klinik oder in einer Praxis arbeiten, Ihnen werden viele Patienten mit dem Leitsymptom Schwindel begegnen. Die Lebenszeitprävalenz des Symptoms liegt bei 30 %, es ist also hochrelevant. Allerdings gilt dieses Leitsymptom bei vielen Ärzten leider und unberechtigterweise als schwierig einzuordnen und noch schwieriger zu behandeln. Dieses Buch soll dazu beitragen, Schwindel transparent diagnostizierbar und rational therapierbar angehen zu können, was insbesondere bei den akut auftretenden Schwindelsyndromen rasch geboten ist. Um diesem Anspruch gerecht zu werden, ist das didaktische Konzept des Buches fallbasiert ausgerichtet. Patienten aus der täglichen klinischen Praxis werden zudem wirklichkeitsnah dargestellt.

Jede Kasuistik im Buch ist nach Anamnese, klinischer Untersuchung des vestibulären Systems, Untersuchung von Hörvermögen und Augenbewegungen sowie ergänzender apparativer Diagnostik gegliedert. Arbeitsdiagnose und Differenzialdiagnosen führen schließlich dann zu einer Beschreibung der Therapieoptionen. Am Ende jeder Kasuistik stehen Erläuterungen zu Verlauf, Prognose und ggf. Therapieanpassung.

Mit diesem Buch geben wir Ihnen klinisch hilfreiches Material an die Hand, um Schwindel und Gleichgewichtsstörungen bei Ihren Patienten besser diagnostizieren und therapieren zu können.

Unser Dank gilt Frau Anita Brutler vom Kohlhammer Verlag für die freundliche Zusammenarbeit und ihre kompetente redaktionelle Überarbeitung der Texte sowie unseren Kollegen, Orthoptistinnen und medizinisch-technischen Assistenten für die Durchführung der Untersuchungen. Schließlich möchten wir Herrn PD Dr. Robert Forbrig, Abt. für Neuroradiologie, Klinikum der LMU München, für die Bereitstellung von MRT- und CT-Bildern danken.

München und Baden, Schweiz
Michael Strupp *Doreen Huppert* *Alexander A. Tarnutzer*

Grundlagen: Diagnosestellung beim Leitsymptom Schwindel

Schwindel ist ein multisensorisches transdiagnostisches Leitsymptom, dem unterschiedliche Erkrankungen zugrunde liegen können. Basierend auf anatomischen, pathophysiologischen und ätiologischen Aspekten lassen sich im Wesentlichen vier Formen unterscheiden (aktuelle Übersicht in Strupp et al., 2023):

Vier Kategorien von Schwindelsyndromen

1. Periphere vestibuläre Syndrome (ausgehend von Labyrinth und/oder Gleichgewichtsnerv): Die sechs häufigsten peripheren vestibulären Schwindelformen sind in abnehmender relativer Häufigkeit
   a. Peripherer Lageschwindel: Peripheral Positional Vertigo (PPV) (weder »benigne« noch »paroxysmal« verwenden)
   b. Morbus Menière
   c. Akute unilaterale Vestibulopathie (AUVP)/Neuritis vestibularis
   d. Bilaterale Vestibulopathie (BVP)
   e. Vestibularisparoxysmie
   f. Syndrom der dritten mobilen Fenster (plural: »Bogengangsdehiszenzen«, am häufigstem des anterioren Bogengangs: »superior canal dehiscence syndrome«).
2. Zentrale vestibuläre Syndrome, meist ausgehend von/vom
   a. Hirnstamm, z. B. nach Infarkten oder bei Multipler Sklerose (MS),
   b. Kleinhirn: »zerebellärer Schwindel«, z. B. Downbeatnystagmus(DBN)-Syndrom, spinozerebelläre Ataxien, lysosomale Erkrankungen
   c. Basalganglien: »extrapyramidaler Schwindel/Basalganglien-Schwindel«, z. B. Morbus Parkinson, Multisystematrophien, progressive supranukleäre Blickparese; sehr selten kortikaler Schwindel.
3. Funktioneller Schwindel (FS) mit vier Unterformen:
   a. »Persistent postural-perceptual dizziness« (PPPD)
   b. Phobischer Schwankschwindel (PSS)
   c. Visuell-induzierter Schwindel
   d. Mal-de-Débarquement-Syndrom

Auch an den sekundären funktionellen Schwindel denken

4. Andere Ursachen wie Blutdruckregulationsstörungen, insbesondere »hämodynamisch orthostatischer Schwindel«, »kardiogener Schwindel«, unerwünschte Wirkungen von Medikamenten (z. B. Antihypertensiva, Antiarrhythmika oder anfallssupprimierende Substanzen), metabolische oder neurodegenerative Erkrankungen wie subkortikale vaskuläre Enzephalopathie, Normaldruckhydrozephalus oder Polyneuropathien; diese Erkrankungen führen typischerweise zu Schwank- oder Benom-

»Andere Ursachen« werden meist überschätzt

menheitsschwindel und Gangunsicherheit, aber praktisch nie zu Drehschwindel. Diese gehen häufig mit einem erhöhten Sturzrisiko einher Sie werden aber insgesamt zu oft als Ursache von Schwindel angenommen. Wichtig ist es deshalb, beim Leitsymptom Schwindel zunächst nach primär vestibulären Erkrankungen zu suchen.

Die Diagnose der verschiedenen Schwindelsyndrome basiert auf der systematischen Erhebung der Anamnese (wobei hier Parallelitäten zum Leitsymptom Kopfschmerz bestehen) und der kombinierten klinischen Untersuchung der vestibulären, okulomotorischen, akustischen, zerebellären, und extrapyramidalen Systeme (Übersicht in Strupp et al., 2023).

Anamnese und körperliche Untersuchung

Vier Kernfragen: Zeitgang, Art, modulierende Faktoren und Begleitsymptome

Beim Leitsymptom Schwindel spielt jeweils die **Zahl Vier** eine wichtige Rolle: vier Kernfragen, vier klinische Tests für das vestibuläre System, vier statische und vier dynamische Tests für die Okulomotorik, vier apparative Verfahren, vier Kategorien von Schwindel sowie vier therapeutische Prinzipien.

Bei der **Anamnese** ist auf die folgenden vier Aspekte zu achten:

1. **Zeitlicher Verlauf** der Symptome mit vier wesentlichen Manifestationsformen:
   a. **Episoden** unterschiedlicher Dauer; hier ist das Minimum und Maximum der Dauer zu erfragen
   b. **Akuter Beginn und länger anhaltend** (Akutes vestibuläres Syndrom [AVS] oder Akutes Imbalance-Syndrom) oder
   c. **Persistierend**, d. h. länger als drei Monate
   d. **Kombination** von a, b und/oder c
2. **Art der Beschwerden**, z. B.:
   a. Drehschwindel
   b. Schwankschwindel
   c. Benommenheitsschwindel
   d. Gangunsicherheit
   e. Kombination dieser Symptome
3. **Auslösende/modulierende Faktoren**, z. B.:
   a. Lageänderungen
   b. Aktivitäten (Liegen, Sitzen, Stehen, Gehen, Laufen mit offenen/geschlossenen Augen: letztere sind wichtige Fragen bei der Diagnose einer BVP)
   c. Bestimmte Situationen (wichtige Frage bei der Diagnose eines FS)
   d. Tageszeit (wichtige Frage bei der Diagnose eines FS und DBN)

4. **Begleitsymptome**, z. B.:
   a. Vom Innenohr (Hörminderung, Tinnitus, Ohrdruck)
   b. Zentrale vom Hirnstamm/Kleinhirn ausgehend (z. B. Doppelbilder, Schluck-, Sprech-, Sensibilitätsstörungen oder Lähmungen)
   c. Migränetypische (einschließlich der Frage, ob eine Migräne besteht/bestand)
   d. Vegetative

Notwendig ist dann eine **kombinierte körperliche Untersuchung** der vestibulären, okulomotorischen, audiologischen, zerebellären und extrapyramidalen Systeme sowie der Stand- und Haltungsregulation. Hierbei sind die folgenden Aspekte wichtig:

Vier klinische Tests für das vestibuläre System: Nystagmus, HIT, Lagemanöver und Romberg-Test

(A) **Vestibuläres System**

1. Vorliegen eines **Spontannystagmus** beim Blick geradeaus ohne und mit der Frenzel- oder M-Brille zur Differenzierung zwischen einem peripheren oder zentralen Spontannystagmus. Wichtig: Ein Nystagmus, der sich durch Fixation **nicht** in seiner Intensität reduzieren lässt, ist **kein** peripherer vestibulärer Nystagmus. Dies impliziert, dass es auch zentrale Nystagmus-Formen gibt, die sich durch Fixation reduzieren lassen.
2. **Untersuchung des vestibulo-okulären Reflexes (VOR)** mittels des Kopfimpulstests (HIT); dieser ist allerdings der Untersuchung mittels Video-Kopfimpulstest (Video-HIT) deutlich unterlegen (letzteres gilt auch für die Untersuchung von Patienten mit AVS).
3. **Untersuchung auf einen Lageschwindel** des posterioren, horizontalen und anterioren Bogengangs bei allen Patienten, unabhängig von der Anamnese; gerade bei älteren Patienten mit PPV, die manchmal nur über Schwankschwindel klagen. Wichtig: Mit der Untersuchung der horizontalen Bogengänge beginnen, da sonst diese Unterform oft übersehen wird.
4. **Untersuchung der Stand- und Haltungsfunktion** mit offenen und geschlossenen Augen unter den vier Bedingungen: breitbasiges Stehen, beide Füße nebeneinander, Tandem-Romberg und Stehen auf einem Bein. Deutlich erhöhtes Schwanken mit geschlossenen Augen ist ein Hinweis auf ein vestibuläres und/oder somatosensorisches Defizit.

(B) **Audiologisches System**

Die Prüfung auf eine **Hörstörung** kann mittels Reibegeräuschen sowie Rinne- und Weber-Test erfolgen. Beim AVS ist die Testung des Hörvermögens von zweifacher Bedeutung: Differenzierung einer AUVP von a) Morbus Menière oder Zoster oticus und b) Infarkt im Versorgungsgebiet der Arteria cerebelli anterior inferior (AICA)/Arteria labyrinthi. Zusätzlich ist eine Otoskopie erforderlich, insbesondere bei Patienten mit Otalgie.

Immer auch das Hören testen

(C) Okulomotorisches System

Vier statische Tests

Die vier statischen Tests: Untersuchung

1. der primären **Augenposition** mit den Abdecktests, insbesondere mit der Frage einer vertikalen Deviation (»skew deviation«) als Komponente der »ocular tilt reaction«,
2. auf einen **Spontannystagmus** (s. o.),
3. des **Bewegungsausmaßes** der Augen in den acht Endpositionen,
4. der **Blickhaltefunktion** mit der Frage nach einem Blickrichtungsnystagmus.

Vier dynamische Tests

Die vier dynamischen Tests: Untersuchung

1. der **Blickfolge** mit der Frage nach einer Sakkadierung,
2. der **Sakkaden** mit der Frage nach deren Geschwindigkeit, Genauigkeit und Konjugation,
3. des **OKN** (Kombination aus Blickfolge und Sakkaden) sowie
4. der **visuellen Fixationssuppression** des VOR.

Eine **Ferndiagnose** mittels eines Smartphones oder Tablets hat weiter an Bedeutung gewonnen und sowohl technisch als auch medizinisch große Fortschritte gemacht, was sich auch in der Zahl der dazu veröffentlichen Publikationen widerspiegelt. Dies gilt insbesondere für Videos, die von den Patienten in Phasen mit Symptomen oder bei den Lage- und Therapiemanövern selbst gemacht werden, z. B. mit der »EyeStabilizer App®«.

Akuter Schwindel: rasche Differenzierung zwischen peripher oder zentral notwendig

Besonders kritisch ist dabei die Differenzierung zwischen einem akuten peripheren vestibulären Syndrom und einem akuten zentralen vestibulären Syndrom/akuten zentralen Imbalance-Syndrom. Wichtig sind dabei:

1. **die systematische Anamnese** (wie oben dargestellt, zusätzlich mit der Frage nach vaskulären Risikofaktoren und Kopfschmerz) und
2. die o. g. **kombinierte Untersuchung der verschiedenen Systeme.** Klinische Zeichen für ein zentrale Störung sind deutliche vertikale Deviation (»Skew deviation«), Spontannystagmus durch Fixation nicht unterdrückbar, Blickrichtungsnystagmus und normaler Kopfimpulstest bei akutem vestibulärem Syndrom. Zur Messung des VOR gibt es inzwischen auch gute Systeme mittels Smartphone. Dieser Zugang zum Patienten hat sich auch bei der telemedizinischen Beurteilung bewährt.

Apparative Untersuchungsverfahren

Video-HIT: wichtigster apparativer vestibulärer Test

Die beiden wichtigsten **apparativen diagnostischen Verfahren** zur Quantifizierung der Funktion des VOR sind der **Video-HIT** und die **kalorische Prüfung**, die sequenziell eingesetzt werden sollten. In der klinischen Routine empfiehlt es sich mit dem Video-HIT zu beginnen, der die Funktion des VOR im hohen Frequenzbereich testet; ist dieser sicher pathologisch, ist in den meisten Fällen eine kalorische Testung nicht notwendig. Ist der Video-HIT normal, sollte eine kalorische Testung erfolgen, insbesondere bei Patienten mit Morbus Menière, bei denen man typischerweise eine reduzierte kalorische Erregbarkeit bei normalem Video-HIT findet (Mavrodiev et al. 2024); Ursache ist offensichtlich das erhöhte Endolymphvolumen bei Morbus Menière (siehe dazu auch ▶ Kap. 16.2.3). Auch beim AVS erhöht die quantitative Testung der vestibulären und audiologischen Funktion die Sensitivität und Spezifität zur Differenzierung einer peripheren von einer zentralen Störung deutlich (Übersicht in Jaganathan et al. 2024).

Die **zervikalen und okulären vestibulär evozierten myogenen Potenziale (c/oVEMP)** sind von untergeordneter Bedeutung. Sie spielen vor allem eine Rolle bei der Diagnose des Syndroms der dritten mobilen Fenster mit erniedrigten Schwellen für die cVEMP und erhöhten Amplituden für die oVEMP.

Aktuelle Klassifikation vestibulärer Erkrankungen

Die Diagnosestellung ist durch die klinisch orientierten, international akzeptierten Diagnosekriterien der Bárány Society vereinheitlicht und weiter vereinfacht worden (kostenloser Download: https://www.thebaranysociety.org/icvd-consensus-documents/); inzwischen sind alle häufigen Schwindelsyndrome re-klassifiziert worden. Die Kriterien haben eine Bedeutung sowohl für die tägliche klinische Praxis als auch für klinische Studien aufgrund der Vereinheitlichung.

Die Häufigkeiten der verschiedenen Erkrankungen in einer Spezialambulanz sind in ▶ Abb. 0.1 dargestellt.

Fazit für die klinische Praxis

Eine systematische Anamnese (Zeitgang und Art der Beschwerden, Auslöser/modulierende Faktoren und Begleitsymptome) und die kombinierte klinisch-neurologische Testung der vestibulären, okulomotorischen, audiologischen, zerebellären und extrapyramidalen Systeme, insbesondere vertikale Deviation, Spontannystagmus, zentrale Okulomotorikstörungen, Kopfimpulstest, Hörtest, Lagemanöver und Romberg-Test, sind der Schlüssel zur Diagnose beim Leitsymptom Schwindel. Dies erfordert profunde Kenntnisse und Fertigkeiten der klinischen Untersuchungsverfahren, denn nur dann ist eine valide Diagnosestellung möglich. Die wichtigsten apparativen Untersuchungen sind der Video-HIT und, falls dieser normal ausfällt, die kalorische Testung. Die Diagnosestellung ist durch die Re-klassifizierung vestibulärer Erkrankungen sowohl für den klinischen Alltag als auch für die Durchführung von Studien deutlich vereinfacht worden.

Abb. 0.1: Absolute Häufigkeiten der verschiedenen Schwindelsyndrome

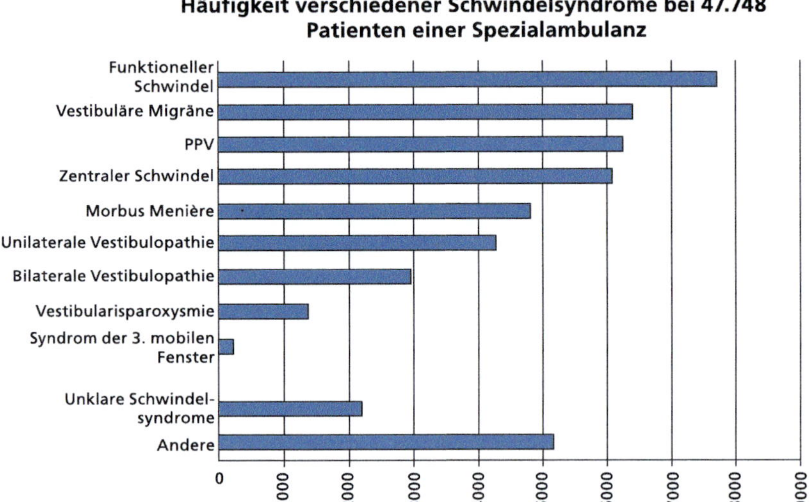

Bildbeschreibung: Häufigkeiten in der überregionalen Spezialambulanz der Neurologischen Klinik und des Deutschen Schwindelzentrums der LMU München (1998–2024, aktualisiert und modifiziert) (PPV: Peripheral positional vertigo) (Strupp, M., Brandt, T., Dieterich, M. (2023). Vertigo and Dizziness – common complaints (3rd edition). SpringerNature).

Allgemeine Therapieprinzipien beim Leitsymptom Schwindel

Die Behandlung der verschiedenen Schwindelsyndrome umfasst in Abhängigkeit von der Ursache 1. physikalisch-medizinische, 2. medikamentöse, 3. psychotherapeutische und, heute nur noch selten, 4. operative Maßnahmen. Vor Beginn der Therapie sollte der Patient auf die meist gute Prognose vieler Schwindelsyndrome hingewiesen werden, da diese oft einen günstigen Spontanverlauf haben (z. B. durch Besserung der peripheren vestibulären Funktion bei der akuten unilateralen Vestibulopathie und zentrale Kompensation der vestibulären Tonusimbalance oder spontane Besserung bei peripherem Lageschwindel) und die meisten heute erfolgreich therapiert werden können.

Vier Therapieprinzipien: Physio-, Pharmako-, Psychotherapie, Chirurgie

Grundvoraussetzungen einer wirksamen Therapie sind: die korrekte Diagnose, eine spezifische Therapie je nach Ätiologie, bei Pharmakotherapie ausreichende Dosierung und Behandlungsdauer sowie grundsätzlich Verlaufskontrollen durch den Arzt, um den Therapieeffekt und mögliche unerwünschte Wirkungen beurteilen, die Behandlung dementsprechend anpassen und das Auftreten eines funktionellen Schwindels frühzeitig erkennen zu können.

Physikalisch-medizinische Behandlung

Vestibuläre Rehabilitation, Gleichgewichtstraining und Gangschulung

Gleichgewichtstraining führt sowohl zur Verbesserung der zentralen Kompensation akuter peripherer und zentraler vestibulärer Störungen als auch zur visuellen und somatosensorischen Substitution (Übersichten in Hall et al. 2022).

Befreiungsmanöver beim PPV

Die Befreiungsmanöver beim PPV führen bei korrekter Durchführung in mehr als 95 % aller Fälle innerhalb einiger Tage zur Beschwerdefreiheit (Übersicht in Bhattacharyya et al. 2017).

Pharmakotherapie

Die drei wesentlichen Indikationen für eine Pharmakotherapie sind

a) die symptomatische Behandlung von Schwindel, Übelkeit/Erbrechen, die auf eine Dauer von ein bis maximal drei Tage beschränkt sein sollte,
b) Verbesserung der zentralen Kompensation eines akuten vestibulären Syndroms, für deren Wirksamkeit es bislang nur präklinische Daten gibt, und
c) wenn möglich eine kausale Therapie der zugrunde liegenden Erkrankung (siehe einzelne Erkrankungen).

Psychotherapeutische Behandlungsverfahren

Der FS ist in unserer Ambulanz die häufigste Schwindelform. Deshalb kommt dessen Behandlung eine besondere Bedeutung zu, und zwar meist in Form einer kognitiven Verhaltenstherapie, z.B. mit Desensibilisierung durch Eigenexposition, in Kombination mit Psychoedukation und regelmäßigem Sport. Diese Behandlungsverfahren sollten auch bei sekundären psychologischen und psychiatrischen Störungen von Patienten mit Schwindel eingesetzt werden.

Chirurgische Behandlung

Ist die Ursache von Schwindel z.B. ein Vestibularisschwannom oder ein Kavernom des Hirnstamms, so steht die chirurgische Behandlung oder Therapie mit Gamma-Knife/Cyberknife im Vordergrund. Darüber hinaus ist nur in ganz seltenen Fällen einer Vestibularisparoxysmie eine Operation erforderlich, wenn Klarheit über die Diagnose und die betroffene Seite besteht und der Patient die medikamentöse Behandlung nicht verträgt. Ferner ist beim Syndrom der dritten mobilen Fenster (häufigste Form superior »canal dehiscence syndrome«) eine operative Behandlung mit »Canal plugging«, »resurfacing« oder »capping« zu erwägen.

Literatur zu Kap. »Grundlagen«

Bhattacharyya, N., Gubbels, S. P., Schwartz, S. R. et al. (2017). Clinical Practice Guideline: Benign Paroxysmal Positional Vertigo (Update). Otolaryngol. *Head Neck Surg*, *156*, 1-S47. https://doi.org/10.1177/0194599816689667

Hall, C. D., Herdman, S. J., Whitney, S. L. et al. (2022). Vestibular Rehabilitation for Peripheral Vestibular Hypofunction: An Updated Clinical Practice Guideline From the Academy of Neurologic Physical Therapy of the American Physical Therapy Association. *J. Neurol. Phys. Ther*, *46*, 118–177. https://doi.org/10.1097/npt.0000000000000382

Jaganathan, N., Mohamed, M. H., Pauzi, A. L. et al. (2024). Video head impulse test in stroke: a review of published studies. *Front Neurol*, *15*, 1339039. https://doi.org/10.3389/fneur.2024.1339039

Mavrodiev, V., Strupp, M., Vinck, A. S. et al. (2024). The dissociation between pathological caloric testing and a normal video head impulse test helps differentiate between Menière's disease, vestibular migraine, and other vestibular disorders: a confirmatory study in a large cohort of 2,101 patients. *Front Neurol*, *15*, 1449261. https://doi.org/10.3389/fneur.2024.1449261

Strupp, M., Brandt, T., Dieterich, M. (2023). *Vertigo and dizziness – common complaints.* SpringerNature.

I Periphere vestibuläre Syndrome

Einführung: Periphere vestibuläre Syndrome

Anatomisch, pathophysiologisch und funktionell lassen sich vier Formen peripherer vestibulärer Störungen mit typischen Symptomen und klinischen Zeichen differenzieren, die auch für das Verständnis der Erkrankungen wichtig sind (Übersicht in Strupp et al. 2022b):

Präsentation basierend auf dem zeitlichen Verlauf

1. **Beidseitige/r Funktionsminderung oder -ausfall** des N. vestibularis und/oder der Vestibularorgane: Bilaterale Vestibulopathie (Strupp et al. 2017) mit der seltenen Übergangsform zur normalen Funktion beim älteren Patienten: der Presbyvestibulopathie (Agrawal et al. 2019).
2. Das **»Akute periphere vestibuläre Syndrom«**, meist durch eine Akute unilaterale Vestibulopathie/Neuritis vestibularis (Strupp et al. 2022a), die sich als akuter, länger anhaltender Drehschwindel mit peripherem vestibulärem Spontannystagmus, pathologischem Kopfimpulstest, Fallneigung und oft Übelkeit/Erbrechen manifestiert.
3. **Paroxysmale pathologische Erregung** des N. vestibularis und/oder der Vestibularorgane (peripherer Lageschwindel [»Peripheral positional vertigo« (PPV), meist Exzitation], früher Benigner peripherer paroxysmaler Lageschwindel), Morbus Menière (Lopez-Escamez et al. 2015) (zunächst Exzitation, dann Inhibition), Vestibularisparoxysmie (Strupp et al. 2016), Syndrom der dritten mobilen Fenster (Plural, am häufigsten »Superior canal dehiscence syndrome« [Ward et al. 2021]) oder seltener **Hemmung**, z. B. beim PPV oder in der post-akuten Phase einer Episode eines Morbus Menière. Bei diesen Formen ist das Leitsymptom rezidivierende Schwindelepisoden.
4. **Kombination** der o. g. Symptome, z. B. beim Übergang eines Morbus Menière mit rezidivierenden Schwindelepisoden in eine bilaterale Vestibulopathie mit bewegungsabhängigem Schwankschwindel, i. S. einer sequenziellen bilateralen Vestibulopathie (Zingler et al. 2007).

Caveat: mehr als eine Erkrankung möglich

Epidemiologie

Die Einjahresprävalenz peripherer vestibulärer Erkrankungen lag in einer landesweiten epidemiologischen Studie in Korea für PPV, Akute unilaterale Vestibulopathie und Morbus Menière pro 100.000 bei 51,4, 22,7 und

12,4 im Jahr 2008 und 181,1, 62,9, und 50,5 im Jahr 2020 (der Morbus Menière ist dabei in asiatischen Populationen deutlich seltener als in kaukasischen) (Jeong et al. 2023).

Literatur zu Kap. »Einführung: Periphere vestibuläre Syndrome«

Agrawal, Y., van de Berg, R., Wuyts, F. et al. (2019). Presbyvestibulopathy: Diagnostic criteria Consensus document of the classification committee of the Barany Society. *J. Vestib. Res, 29*, 161–170. https://doi.org/10.3233/VES-190672

Jeong, J., Youk, T. M., Choi, H. S. (2023). Incidence of peripheral vestibular disorders based on population data of South Korea. *J. Vestib. Res, 33*, 143–150. https://doi.org/10.3233/ves-220085

Lopez-Escamez, J. A., Carey, J., Chung, W. H. et al. (2015). Diagnostic criteria for Meniere's disease. *J. Vestib. Res, 25*, 1–7.

Strupp, M., Bisdorff, A., Furman, J. et al. (2022a). Acute unilateral vestibulopathy/vestibular neuritis: Diagnostic criteria. *J. Vestib. Res, 32*, 389–406. https://doi.org/10.3233/ves-220201

Strupp, M., Brandt, T., Dieterich, M. (2022b). *Vertigo – Leitsymptom Schwindel.* Springer.

Strupp, M., Kim, J. S., Murofushi, T. et al. (2017). Bilateral Vestibulopathy: diagnostic criteria. *Journal of Vestibular Research*, 27(4), 177–189. https://doi.org/10.3233/ves-170619

Strupp, M., Lopez-Escamez, J. A., Kim, J. S. et al. (2016). Vestibular paroxysmia: diagnostic criteria. *J Vestib. Res, 26*, 409–415. https://doi.org/10.3233/ves-160589

Ward, B. K., van de Berg, R., Van, R. et al. (2021). Superior semicircular canal dehiscence syndrome: Diagnostic criteria consensus document of the committee for the classification of vestibular disorders of the Barany Society. *J Vestib. Res, 31*, 131–141. https://doi.org/10.3233/VES-200004

Zingler, V. C., Cnyrim, C., Jahn. K. et al. (2007) Causative factors and epidemiology of bilateral vestibulopathy in 255 patients. *Ann. Neurol, 61*, 524–532. https://doi.org/10.1002/ana.21105

1 Akuter länger anhaltender Drehschwindel: Akutes vestibuläres Syndrom

1.1 Anamnese

Akuter Schwindel: rasche Differenzialdiagnose notwendig und möglich

Eine 33-jährige Patientin ohne Vorerkrankungen stellt sich wegen vor acht Stunden begonnenem Schwindel in der Notaufnahme vor. Sie berichtet, dass sie morgens beim Aufsetzen unter starkem Drehschwindel mit Übelkeit und Brechreiz gelitten habe. Anschließend habe sie sich übergeben müssen. Beim Aufstehen habe sie eine Fallneigung nach rechts bemerkt. Auf Nachfragen gibt sie an, dass die Bilder vor ihren Augen laufen würden. In Ruhe seien die Beschwerden etwas besser, aber nicht weg. Sie vermeide jetzt rasche Bewegungen, vor allem Kopfdrehungen, da diese zu einer Verstärkung der Beschwerden führten.

Arzt: Haben Sie auch Doppelbilder?
Patientin: Nein. Aber die Bilder sind unscharf.
Arzt: Haben Sie Gefühlsstörungen im Gesicht?
Patientin: Nein.
Arzt: Wie ist Ihr Sprechen und Schlucken?
Patientin: Das ist unverändert, da ist mir nichts aufgefallen.
Arzt: Haben Sie Hörstörungen, ein Ohrgeräusch oder ein Druckgefühl auf einem Ohr bemerkt?
Patientin: Nein. Mir ist auch nichts aufgefallen.
Arzt: Leiden Sie unter Kopfschmerzen?
Patientin: Nein.
Arzt: Haben Sie eine Schwäche oder Koordinationsstörungen an Armen und Beinen bemerkt?
Patientin: Nein.
Arzt: Leiden oder litten Sie unter hohem Blutdruck, hohem Blutzucker oder hohen Blutfetten?
Patientin: Davon ist mir nichts bekannt.
Arzt: Gibt es bei Ihnen irgendwelche anderen Vorerkrankungen, insbesondere am Herzen?
Patientin: Nein.
Arzt: Haben oder hatten Sie eine Migräne?
Patientin: Ab und zu habe ich einmal Kopfschmerzen. Die sind meistens im Stirnbereich und fühlen sich druckartig an.
Arzt: Gingen diese Kopfschmerzen mit Licht- oder Lärmempfindlichkeit oder auch Übelkeit einher?

Patientin:	Nein. Das ist mir nicht aufgefallen.
Arzt:	Haben oder hatten Sie mal einen Hörsturz?
Patientin:	Nein.
Arzt:	Nehmen Sie irgendwelche Medikamente ein?
Patientin:	Bisher war ich immer gesund. Das ist das erste Mal, dass ich mich richtig krank fühle und elend. Mir ist wirklich schlecht. Ich glaube, ich muss mich gleich übergeben.

1.2 Klinischer Befund

Akute unilaterale Vestibulopathie als Ausschlussdiagnose

Bei der klinischen Untersuchung ergeben sich die folgenden Befunde: Die Patientin sitzt aufrecht und schaut dem Arzt in die Augen; es findet sich ein Spontannystagmus nach links. Dessen Richtung ist aus Sicht des Arztes horizontal-torsionell im Uhrzeigersinn. Die Intensität nimmt beim Blick nach links zu, beim Blick nach rechts nimmt sie ab. Wichtig: Ein richtungswechselnder Nystagmus liegt im Rechtsblick *nicht* vor. Nach Aufsetzen der M-Brille, die die Fixation reduziert, nimmt die Intensität des Nystagmus deutlich zu (▶ Video 1.1).

Video 1.1: Typischer Befund bei einer akuten rechtsseitigen Vestibulopathie (Video abrufbar unter Kap. Zusatzmaterial zum Download)

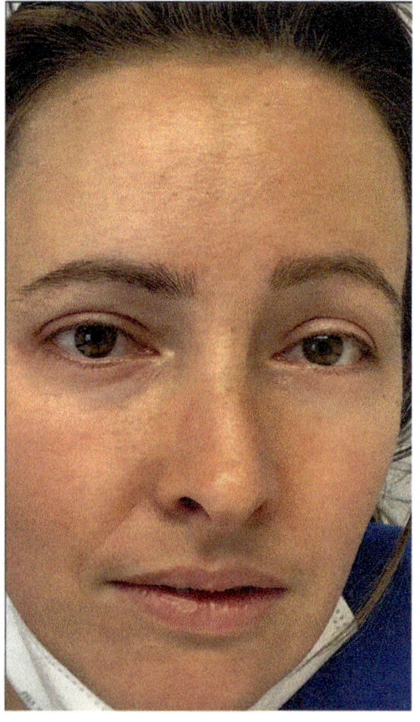

Beim alternierenden Abdeck-Test ergeben sich keine Hinweise für eine vertikale Deviation (Anmerkung: Bei einem starken Nystagmus ist dieser Test häufig schwer zu beurteilen).

Der Kopfimpulstest ist nach rechts sicher pathologisch mit einer deutlichen Einstellsakkade.

Im Romberg-Test zeigt sich schon mit offenen Augen, wenn beide Füße zusammenstehen, eine deutliche Fallneigung nach rechts. Mit geschlossenen Augen ist die Patientin nicht gehfähig.

Bei den übrigen klinisch neurologischen Untersuchungen finden sich keine Hinweise für zentrale Okulomotorikstörungen, Sensibilitätsstörungen, insbesondere keine Hemihypästhesie, sowie für Paresen oder Koordinationsstörungen.

1.3 Beurteilung

Es liegt ein **akutes vestibuläres Syndrom** mit einem peripheren vestibulären Spontannystagmus nach links vor, der durch visuelle Fixation teilweise unterdrückt werden kann, und einem pathologischen Kopfimpulstest rechts, ohne vertikale Deviation/Skew deviation sowie einem pathologischen Romberg-Test mit Fallneigung nach rechts. Ferner gibt es keine Hinweise für zentrale Okulomotorikstörungen. Der übrige klinische Befund ist regelrecht, insbesondere ohne Hinweise für Hörstörungen oder zentrale Defizite.

Bei unklarem Kopfimpulstest Video-Kopfimpulstest hilfreich

1.4 Diagnostik

Somit lässt sich die Diagnose einer akuten unilateralen Vestibulopathie (AUVP)/Neuritis Vestibularis rechts klinisch stellen.

Im vorliegenden Fall haben wir eine Untersuchung mit dem Video-Kopfimpulstest ergänzt. Der Verstärkungsfaktor des vestibulo-okulären Reflexes (VOR) war rechts reduziert und links im Referenzbereich (Referenzwert: > 0,7) (► Abb. 1.1). Auf weitere apparative Untersuchungen wurde verzichtet.

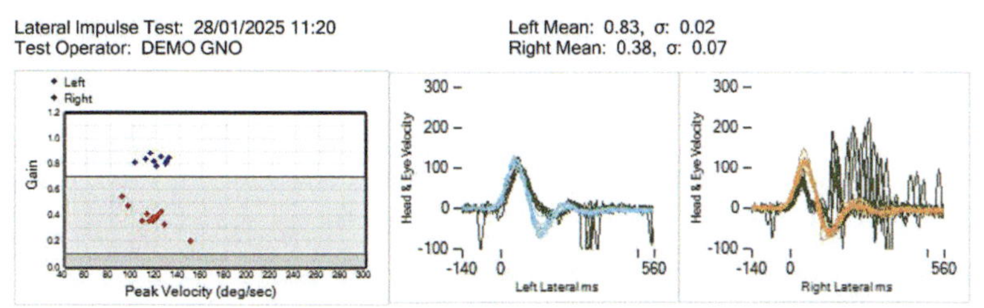

Abb. 1.1: Video-Kopfimpulstest

Bildbeschreibung: Simultane Messung der Augen- und Kopfwinkelgeschwindigkeit. Der Verstärkungsfaktor (gain) des vestibulo-okulären Reflexes (Quotient aus dem Integral der Augen- und Kopfwinkelgeschwindigkeit, VOR-gain) ist rechts reduziert und links im Referenzbereich (> 0.7). Dies stützt die Diagnose einer akuten rechtsseitigen Vestibulopathie. Caveat: Auch bei zentralen Läsionen kann der VOR-gain reduziert sein.

Weitere apparative Untersuchungen sind in diesem Fall bei einem eindeutigen klinischen Befund, insbesondere wenn keine zentralen Okulomotorikstörungen oder akuten Hörstörungen vorliegen, sowie fehlenden vaskulären Risikofaktoren unseres Erachtens nicht erforderlich.

Bestehen Zweifel an der Diagnose, sollte man, falls vorhanden, den Video-Kopfimpulstest und/oder die kalorische Testung ergänzen.

In der Akutphase u. U. CT und CT-Angiografie

An bildgebenden Untersuchungen empfiehlt sich bei Zweifel an der Diagnose in der Akutphase eine Computertomografie mit der Frage nach Blutungen oder anderen strukturellen Veränderungen im Bereich von Hirnstamm und Kleinhirn sowie eine CT-Angiografie mit der Frage nach Stenosen oder Hinweisen für Embolien.

1.4.1 Diagnostische Kriterien

Die aktuellen Diagnosekriterien auch im klinischen Alltag verwenden

Die aktuellen diagnostischen Kriterien für die akute unilaterale Vestibulopathie (AUVP)/Neuritis vestibularis (beide Termini können synonym verwendet werden) sind wie folgt [Strupp et al. 2022] https://www.thebaranysociety.org/icvd-consensus-documents/):

Diagnostische Kriterien für die akute unilaterale Vestibulopathie

Jedes der folgenden Kriterien muss erfüllt sein:

A) Akut oder subakut einsetzender Drehschwindel (d. h. AVS) mittlerer bis starker Intensität, Dauer mindestens 24 h
B) Peripherer vestibulärer Spontannystagmus, d. h. ein Nystagmus in der Ebene der betroffenen Bogengänge, meist horizontal-torsionell, der sich bei fehlender Fixation verstärkt und seine Richtung nicht umkehrt
C) Eindeutig reduzierte einseitige Funktionsminderung des VOR in der entgegengesetzten Richtung der schnellen Phase des Spontannystagmus
D) Keine Hinweise für zentrale neurologische oder akute audiologische Symptome, wie Hörminderung, Tinnitus oder andere otologische Symptome wie Otalgie

E) Keine akuten zentralen neurologischen Zeichen, insbesondere keine zentralen Okulomotorikstörungen oder zentralen vestibulären Zeichen, insbesondere keine deutliche vertikale Deviation/Skew deviation, Blickrichtungsnystagmus oder akute audiologische Defizite
F) Nicht besser durch andere Erkrankung erklärbar

Auch andere periphere vestibuläre Erkrankungen in Betracht ziehen

1.5 Differenzialdiagnosen

Die Diagnose einer AUVP ist eine Ausschlussdiagnose. Die wichtigsten Differenzialdiagnosen sind die folgenden:

- Das akute zentrale vestibuläre Syndrom durch einen Infarkt im Bereich des Hirnstamms oder Kleinhirns (siehe Kapitel zu zentralem Schwindel, ▶ Teil II »Zentrale vestibuläre Symptome«),
- Kombinierte akute zentrale und periphere Läsionen, z. B. durch einen AICA-Infarkt des Labyrinths und Kleinhirns,
- Andere zentrale Syndrome, z. B. vestibuläre Migräne (▶ Kap. 11), sowie
- Andere periphere vestibuläre Erkrankungen (s. ▶ Tab. 1.1).

Tab. 1.1: Diagnose und Charakteristika anderer peripherer vestibulärer Erkrankungen

Diagnose	Klinische Charakteristika
Cogan-Syndrom (▶ Kap. 7)	Typische doppelte Trias: • Schwindel, Hörminderung/Tinnitus, »rote Augen« • Peripher vestibuläre Läsion, Hypakusis, interstitielle Keratitis
Herpes zoster oticus (Ramsay-Hunt-Syndrom)	• Beginnend mit brennenden Ohrenschmerzen und Effloreszenzen, dann Schwindel, Hörstörungen und/oder Fazialisparese • Kann zu kompletter AUVP führen, die mit einer vertikalen Divergenz (»skew deviation«) assoziiert sein kann und in der kranialen Magnetresonanztomographie (cMRT) oft Kontrastmittel(KM)-Aufnahme der betroffenen Hirnnerven zeigt
Kupulolithiasis des horizontalen Bogengangs	Bei der klinischen Untersuchung findet sich ein horizontaler Spontannystagmus, der beim »lean-and-bow-test« die Richtung wechselt (d. h., in aufrechter Position zur Seite des betroffenen Bogengangs und beim Nach-vorne-Beugen in die entgegengesetzte Richtung) und bei den diagnostischen Lagemanövern in Rückenlage jeweils apogeotrop schlägt, was diagnostisch hilfreich ist. Verwechslung mit AUVP, weil der Nystagmus in aufrechter Kopfposition permanent ist,

Tab. 1.1: Diagnose und Charakteristika anderer peripherer vestibulärer Erkrankungen – Fortsetzung

Diagnose	Klinische Charakteristika
Labyrinthitis	• Geht mit Ohrschmerzen, Hörminderung und/oder Tinnitus einher • Der Verlauf kann akut, subakut oder langsam progredient sein.
Morbus Menière	Die Erkrankung kann mono- oder oligosymptomatisch beginnen. Dann ist die Differenzialdiagnose schwierig und meist erst aus dem Verlauf aufgrund der Hörstörungen und des episodischen Auftretens zu stellen.
Vestibularisparoxysmie	In Einzelfällen können die oligosymptomatischen Episoden auch Stunden anhalten und gehen mit einem peripheren vestibulären Spontannystagmus einher. Dann lässt sich die Diagnose erst aus dem Verlauf mit rezidivierenden kurzen Episoden stellen.
Vestibularisschwannom	• Meistens schleichend chronisch progredienter Verlauf und mit Hörminderung und/oder Tinnitus einhergehend • Wird deshalb heutzutage oft im Rahmen der Diagnose einer Hörstörung mittels cMRT mit KM diagnostiziert • Wird oft erst spät symptomatisch • Kann in seltenen Fällen auch mit Schwindelepisoden einhergehen

1.6 Therapie und Verlauf

Zur symptomatischen Therapie erhielt die Patientin an Tag 1 wegen der starken Übelkeit und des Brechreizes Dimenhydrinat dreimal täglich 50 mg. Dies konnte am nächsten Tag abgesetzt werden.

Zur kausalen Therapie erhielt die Patientin 100 mg Methylprednisolon morgens für drei Tage. Dann wurde die Dosis an jedem vierten Tag um 20 mg reduziert, begleitend Magenschutz.

Physikalisch medizinisch erfolgte schon ab Tag 1 eine krankengymnastische Übungsbehandlung. Initial wurde die Patientin gebeten, im Bett aufrecht sitzend ihren Kopf so oft wie möglich rasch nach rechts und links zu drehen. Limitierend waren Übelkeit und im Verlauf sich entwickelnde Nackenschmerzen. Ab Tag 2 erfolgten dann Übungen im Stehen und im Gehen, zunächst unter physiotherapeutischer Anleitung. Ferner erhielt die Patientin Übungsanleitungen zum Selbsttraining, die sie über 4 Wochen täglich durchführen sollte.

Aufgrund der doch sehr starken Beschwerden befand sich die Patientin zwei Tage in stationärer Behandlung.

Sie konnte dann in deutlich gebessertem Zustand nach Hause entlassen werden.

Eine ambulante **Verlaufskontrolle** erfolgte nach zwei Wochen.

Arzt:	Wie geht es Ihnen?
Patientin:	Schon besser, aber noch nicht richtig gut.
Arzt:	Wie fühlen Sie sich im Liegen und Sitzen?
Patientin:	Da habe ich praktisch gar keine Beschwerden mehr. Nur noch bei raschen Kopfdrehungen, insbesondere nach rechts, fühl' ich mich noch unsicher.
Arzt:	Wie geht es Ihnen im Stehen?
Patientin:	Da schwanke ich noch vermehrt.
Arzt:	Beim Gehen?
Patientin:	Da fühle ich mich noch unsicher und drifte ein bisschen nach rechts ab, insbesondere wenn es dunkel ist.

Bei der körperlichen Untersuchung während der Verlaufskontrolle ergaben sich die folgenden Befunde: nur noch geringer Spontannystagmus unter der M-Brille nach links, weiterhin pathologischer Kopfimpulstest nach rechts, Kopfschüttelnystagmus nach links (als Zeichen einer peripher vestibulären Funktionsminderung rechts), beim Romberg-Test im Einbeinstand mit geschlossenen Augen noch vermehrtes Schwanken mit Fallneigung nach rechts. Ihr wurde empfohlen, die physikalisch medizinischen Übungen für weitere zwei Wochen fortzuführen.

Eine weitere Verlaufskontrolle erfolgte nach sechs Monaten: Ein Spontannystagmus war nicht mehr sichtbar, und es zeigte sich eine Normalisierung des Kopfimpulstests. In der apparativen Diagnostik zeigte sich ein normaler VideoKopfimpulstest: Verstärkungsfaktor rechts 0,92, links 0,90. Der Romberg-Test war jetzt selbst im Einbeinstand mit geschlossenen Augen für 5 Sekunden möglich. Damit ergaben sich zusammengefasst keine Hinweise für persistierende Defizite.

1.7 Therapie der akuten unilateralen Vestibulopathie

Generell beruht die Therapie der akuten unilateralen Vestibulopathie auf drei Prinzipien:

1. Symptomatische Behandlung
2. »Kausale Therapie« mit Steroiden
3. Physiotherapie

1.7.1 Symptomatische Therapie

Symptomatische Behandlung maximal 1–3 Tage

Zur akuten Behandlung von Schwindel, Übelkeit und Erbrechen ist die Gabe von

- Dimenhydrinat (oral 50–100 mg oder i.v. oder rektal [max. tgl. Dosis 400 mg]) oder
- Ondansetron (oral 4–8 mg, bis zu 4 × 8 mg/d; oder i.v. 4–8 mg i.v. [max. Dosis 32 mg/d]) oder bei unzureichendem Ansprechen
- Lorazepam (oral 0.5–1 mg bis 4 mg/d) sinnvoll.

Die maximale Behandlungsdauer mit diesen, die zentrale Kompensation hemmenden Medikamenten, die zudem ein Abhängigkeitspotenzial haben können, sollte ein bis maximal drei Tage nicht überschreiten.

1.7.2 Kausale Therapie

Eine akute Therapie mit Steroiden wird auch in der Leitlinie der »American Society for Academic Emergency Medicine« empfohlen (Edlow et al. 2023). Ein Caveat: Weitere Placebo-kontrollierte Studien mit ausreichender Dosierung und validen klinischen Endpunkten sind dazu notwendig. Obwohl dies damit bislang nicht hinreichend sicher belegt ist (es fehlt eine zweite positive Placebo-kontrollierte Studie), empfehlen wir eine kurze Behandlung mit Glukokortikoiden (Methyl-Prednisolon, initial 100 mg oral pro Tag, Dosis schrittweise jeden dritten Tag um 20 mg reduzieren; Strupp et al. 2004), die so früh wie möglich nach Symptombeginn gestartet werden sollte.

1.7.3 Physiotherapie

Zur Verbesserung der zentralen vestibulären Kompensation des peripheren Defizits erfolgt ein stufenförmiges physikalisches Training für ca. 3 × 15 Min. pro Tag über einen Zeitraum von etwa vier Wochen. Dieses sollte zunächst unter krankengymnastischer Betreuung erfolgen und beinhaltet vor allem rasche rhythmische Kopfdrehungen nach rechts und links und Übungen zur Verbesserung der Blickstabilisation. Dann sollten Trainingseinheiten zur Verbesserung der Stand-, Haltungs- und Gangregulation während Augen-Kopf-Körper-Bewegungen erfolgen, die der Patient im Verlauf selbst durchführen kann. Wichtig ist, dass der Schwierigkeitsgrad der Gleichgewichts- und Balanceübungen bis zu einem Grad oberhalb der »Normalanforderung« sukzessive gesteigert wird, sowohl mit als auch ohne visuelle Stabilisation.

»Augenbewegungsübungen« nicht indiziert

Die Leitlinie der »Academy of Neurologic Physical Therapy of the American Physical Therapy Association« empfiehlt bei einer AUVP die Durchführung von Gleichgewichtsübungen, die angeleitet erlernt und selbstständig zu Hause durchgeführt werden können (Hall et al. 2022). Eine effektive Therapie lässt sich – mit moderater bis schwacher Evidenz – bei einer Frequenz von einer Behandlung pro Woche mit Anleitung zum selbständigen dreimaligen Üben pro Tag über eine Gesamtdauer von mindestens zwölf Minuten erreichen. Hierbei ist das Training von raschen horizontalen und vertikalen Kopfbewegungen, die zu einer Zunahme der vestibulären Tonusimbalance (der treibenden Kraft für die zentrale Kompensation) führen, besonders relevant. Wichtig: Für die Wirksamkeit von in statischer Kopfhaltung durchgeführten isolierten Augenbewegungen (wie langsame Blickfolge oder Sakkaden) bei peripheren vestibulären Erkrankungen gibt es keine Hinweise (Hall et al. 2022). Ein Review mit Metaanalyse (12 Studien, 536 Patienten) kommt ebenfalls zu der Schlussfolgerung, dass vestibuläre Rehabilitation wirksam ist; schließlich wird konkludiert, dass die Kombination mit Steroiden noch wirksamer sei (Huang et al. 2024).

1.8 Literatur

Edlow, J. A., Carpenter, C., Akhter, M. et al. (2023). Guidelines for reasonable and appropriate care in the emergency department 3 (GRACE-3): Acute dizziness and vertigo in the emergency department. *Acad. Emerg. Med, 30*, 442–486.

Hall, C. D., Herdman, S. J., Whitney, S. L. (2022). Vestibular Rehabilitation for Peripheral Vestibular Hypofunction: An Updated Clinical Practice Guideline From the Academy of Neurologic Physical Therapy of the American Physical Therapy Association. *J. Neurol. Phys. Ther, 46*, 118–177. https://doi.org/10.1097/NPT.0000000000000382

Huang, H. H., Chen, C. C., Lee, H. H. (2024). Efficacy of Vestibular Rehabilitation in Vestibular Neuritis: A Systematic Review and Meta-analysis. *Am J Phys Med Rehabil, 103*, 38–46. https://doi.org/10.1097/phm.0000000000002301

Strupp, M., Bisdorff, A., Furman, J. et al. (2022). Acute unilateral vestibulopathy/vestibular neuritis: Diagnostic criteria. *J. Vestib. Res, 32*, 389–406. https://doi.org/10.3233/ves-220201

Strupp, M., Zingler, V. C., Arbusow, V. et al. (2004). Methylprednisolone, valacyclovir, or the combination for vestibular neuritis. *N. Engl. J. Med, 351*, 354–361. https://doi.org/10.1056/nejmoa033280

2 Schwindel und Hörstörungen

2.1 Fall 1

2.1.1 Anamnese

Immer nach Hörstörungen, Tinnitus und Ohrdruck fragen

Es ist 02:00 Uhr in der Nacht und ein 78-jähriger Patient kommt notfallmäßig in die Klinik. Er berichtet, dass er seit 23:00 Uhr des Vortages unter heftigem Drehschwindel leide mit einer Fallneigung nach links, starker Übelkeit und laufenden Bildern vor den Augen.

Arzt:	Hatten Sie so etwas schon vorher einmal?
Patient:	Nein, das ist das erste Mal.
Arzt:	Haben Sie noch andere Beschwerden außer dem Drehschwindel und der Übelkeit?
Patient:	Ja, jetzt da Sie fragen, mir fällt gerade auf, dass ich auf dem linken Ohr nichts mehr höre und ein deutliches Ohrgeräusch links habe.
Arzt:	Ist Ihnen sonst noch etwas aufgefallen?
Patient:	Ich glaube, mit meiner linken Hand und meinem linken Arm ist irgendetwas nicht ganz in Ordnung.
Arzt:	Was merken Sie denn da?
Patient:	Ich kann die Bewegungen nicht mehr ganz so gut ausführen, ich greife manchmal leicht daneben.
Arzt:	Haben Sie vielleicht einen hohen Blutdruck oder hohen Blutzucker?
Patient:	Ja, seit vielen Jahren habe ich einen hohen Blutdruck, der ist aber momentan gut eingestellt, glaube ich.
Arzt:	Hatten Sie schon einmal einen Herzinfarkt oder einen Schlaganfall?
Patient:	Davon ist mir nichts bekannt.
Arzt:	Nehmen Sie Medikamente?
Patient:	Ja, ich nehme Medikamente gegen hohen Blutdruck, sonst aber keine weiteren.

2.1.2 Weiteres diagnostisches Vorgehen

Testung des Hörvermögens

Bei der körperlichen Untersuchung finden sich folgende pathologischen Befunde:

- Spontannystagmus nach rechts, der durch Fixation unterdrückt wird
- Pathologischer Kopfimpulstest nach links
- Hochgradige Innenohrschwerhörigkeit links, Diagnose mittels Fingerreibegeräuschen sowie Rinne- und Weber-Test
- Dysdiadochokinese des linken Armes
- Im Romberg-Test fällt der Patient bereits mit offenen Augen nach links.

Apparative Diagnostik

Bei der CCT und CT-Angiografie ergeben sich keine Hinweise für eine Blutung oder andere strukturelle Veränderungen im Bereich von Hirnstamm oder Kleinhirn sowie keine Hinweise für höhergradige Stenosen extra- und intrakranieller Gefäße.

2.1.3 Arbeitsdiagnose

Bei erstmaligem Auftreten von akutem Schwindel mit hochgradiger Hörstörung besteht der Verdacht auf einen Infarkt der Arteria inferior cerebelli anterior (AICA). Die Diagnose wird im vorliegenden Fall durch die zusätzlichen zentralen Symptome und klinischen Zeichen gestützt, d. h. der Dysdiadochokinese des linken Armes.

Bei erstmaligem Schwindel mit Hörstörungen zuerst an AICA-Infarkt denken

2.1.4 Weiteres Vorgehen und Therapie

Vorgehen in der Notaufnahme: Da sich der Patient noch im Zeitfenster von 4,5 bis 6 Stunden befindet, wird eine Lysetherapie eingeleitet. Zur Überwachung und weiteren Diagnostik wird der Patient auf die Stroke Unit aufgenommen. Nach der Lysetherapie erfolgt eine sekundär prophylaktische Behandlung mit Aspirin und Atorvastatin. Die Dopplersonografie, die kardiale Diagnostik mit Herzecho und EKG über 72 h am Monitor sind unauffällig. Das Audiogramm zeigt eine hochgradige pantonale Innenohrschwerhörigkeit links. Eine MRT des Schädels 48 h nach Beginn der Symptomatik zeigt einen typischen linksseitigen AICA-Infarkt.

2.1.5 Verlauf

Unter intensiver Physiotherapie bessern sich die vestibulären Beschwerden. Das Hörvermögen bleibt jedoch weiterhin deutlich eingeschränkt, wie Verlaufskontrollen mittels Audiogramm nach vier Wochen zeigen.

Im Zweifelsfall Schlaganfall annehmen

2.1.6 Essenz des vorliegenden Falles

1. Nicht jeder Schwindel mit Hörstörungen ist ein Morbus Menière. Für die Diagnose des Morbus Menière werden mindestens zwei Episoden mit Symptomdauer von 20 Min. bis 12 h und begleitender Hörstörung gefordert.
2. Ist man sich bei der Diagnose nicht sicher, sollte man bei erst einmaligem Auftreten von akutem Schwindel mit Hörstörungen einen AICA-Infarkt annehmen, auch wenn keine weiteren neurologischen Symptome oder Zeichen bestehen, und den Patienten wie einen Patienten mit Schlaganfall prozessieren und behandeln.

2.2 Fall 2

2.2.1 Anamnese

Eine 53-jährige Patientin stellt sich elektiv in Ihrer Ambulanz vor. Sie berichtet über seit zwei Jahren zunehmenden Schwankschwindel mit Gangunsicherheit und einer Tendenz, beim Gehen nach links abzudriften.

Arzt:	Haben Sie noch andere Beschwerden?
Patientin:	Ja, auf dem linken Ohr höre ich wohl etwas schlechter. Ich muss immer den Kopf nach rechts drehen, damit ich im Gespräch mein Gegenüber etwas besser verstehe. Auch habe ich auf dem linken Ohr manchmal ein Piepsen.
Arzt:	Gibt es noch weitere Beschwerden?
Patientin:	Seit sechs Monaten habe ich auch kurze Schwindelepisoden.
Arzt:	Wie lange halten diese an?
Patientin:	Sekunden, manchmal Minuten.
Arzt:	Wie häufig kommen diese Schwindelepisoden?
Patientin:	So ein- bis zweimal im Monat, glaube ich.
Arzt:	Waren Sie deshalb schon einmal bei einem anderen Arzt?
Patientin:	Bisher nicht, Sie sind der Erste.

2.2.2 Klinischer Befund

Bei der klinischen Untersuchung ergeben sich folgende Befunde:

- Kopfimpulstest nach links pathologisch
- Kopfschüttelnystagmus nach rechts

- Beim Fingerreibetest Hörminderung links ohne Hinweise für eine Schallleitungsstörung im Rinne-Test
- Im Weber-Test Lateralisation nach rechts
- Im Romberg-Test Fallneigung nach links
- Beim Gehen mit geschlossenen Augen ebenfalls Abweichen nach links

2.2.3 Arbeitsdiagnose

Die Arbeitsdiagnose lautet kombinierte vestibuläre und audiologische Störung mit Innenohrschwerhörigkeit links.

Hörstörungen und/oder peripher vestibuläres Defizit: MRT mit KM

2.2.4 Weiteres diagnostisches Vorgehen

Der Video-Kopfimpulstest zeigt ein VOR-Defizit links (▶ Abb. 2.1).

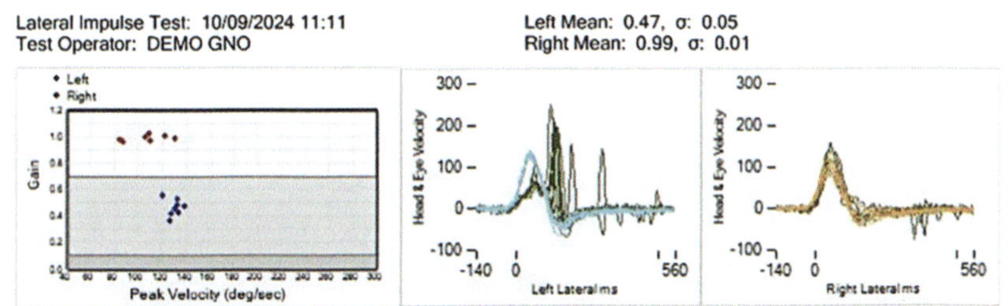

Abb. 2.1: Video-Kopfimpulstest

Bildbeschreibung: Simultane Messung der Augen- und Kopfwinkelgeschwindigkeit. Der Verstärkungsfaktor (gain) des vestibulo-okulären Reflexes (Quotient aus dem Integral der Augen- und Kopfwinkelgeschwindigkeit, sog. VOR-gain) ist links reduziert und rechts im Referenzbereich (> 0.7).

Ein Audiogramm zeigt eine pantonale Innenohrschwerhörigkeit links von mindestens 50 dB (▶ Abb. 2.2). Unter dem Verdacht auf ein Vestibularisschwannom wird eine kontrastverstärkte MRT durchgeführt: Es zeigt sich ein typischer Befund mit einem linksseitigen intrakanalikulären Tumor (▶ Abb. 2.3).

Abb. 2.2:
Reintonaudiogramm

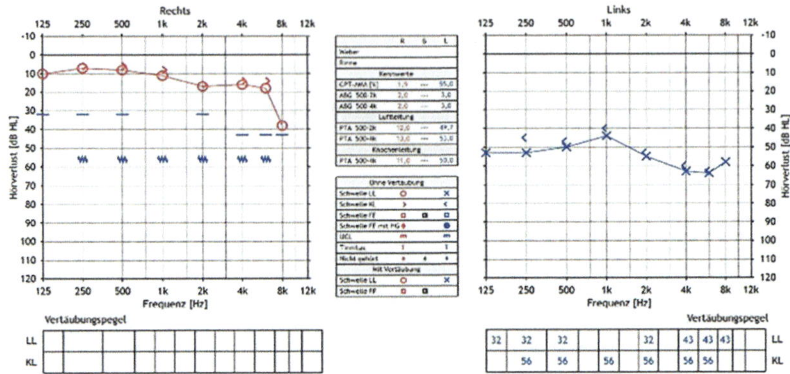

Bildbeschreibung: Pantonale sensorineurale Schwerhörigkeit links bei normalem Hörvermögen rechts.

Abb. 2.3:
cMRT ohne und mit KM

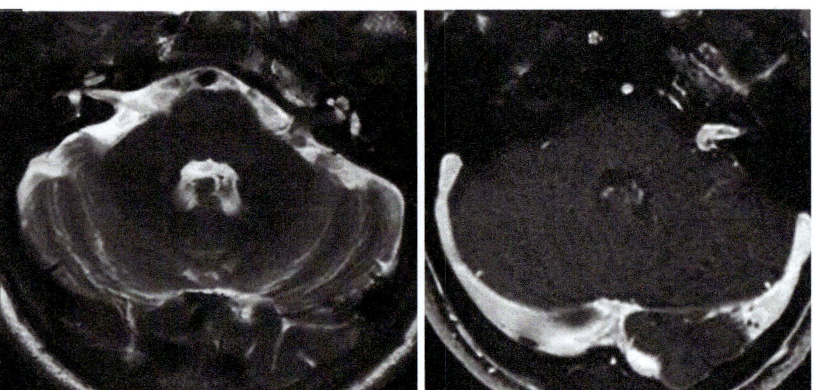

Bildbeschreibung: cMRT ohne (links) und mit KM (rechts). KM-aufnehmende Raumforderung des linken N. vestibulocochlearis, bildmorphologisch: Vestibularisschwannom.

2.2.5 Therapie und Verlauf

Die Patientin wird im Tumorboard, bestehend aus Neurochirurgen, HNO-Ärzten und Strahlentherapeuten, vorgestellt. Aufgrund der Größe des Befundes erfolgt eine Behandlung mit einem Gamma-Knife. Die Verlaufskontrollen nach sechs und zwölf Monaten zeigen zunächst eine Schwellung aufgrund des radiogenen Ödems (ohne Zunahme der klinischen Beschwerden), nach sechs und zwölf Monaten findet sich eine deutliche Regredienz des Tumors.

2.2.6 Essenz des vorliegenden Falles

1. Bei Patienten mit kombinierten vestibulären und audiologischen Störungen ist eine kontrastverstärkte MRT indiziert.
2. Wie von der Patientin berichtet, kann es auch bei einem Vestibularisschwannom zu episodischen Beschwerden kommen. Dieses beruht wahrscheinlich auf einer ephaptischen Entladung der Axone im Bereich des Tumors. Die kurzen Schwindelepisoden sollten nicht zur Fehldiagnose einer Vestibularisparoxysmie verleiten, wobei bei diesen Patienten auch eine kontrastverstärkte MRT indiziert ist, damit ein Vestibularisschwannom nicht übersehen wird.

2.3 Fall 3

2.3.1 Anamnese

Ein 35-jähriger Ingenieur stellt sich wegen rezidivierender Schwindelepisoden elektiv in Ihrer Ambulanz vor.

Arzt: Wie lange halten diese Schwindelbeschwerden denn jeweils an?
Patient: Die kommen ganz plötzlich und halten viele Minuten bis zu einem Tag an.
Arzt: Seit welcher Zeit haben Sie die Beschwerden denn?
Patient: Das Ganze hat vor etwa fünf Jahren begonnen.
Arzt: Wie viele Schwindelepisoden haben Sie pro Monat oder Jahr?
Patient: Am Anfang vielleicht eine Episode alle drei Monate, jetzt habe ich fast jede Woche eine Schwindelepisode.
Arzt: Gibt es noch andere Beschwerden außer dem Schwindel?
Patient: Ja, mein Hören ist rechts immer schlechter geworden.
Arzt: Wie ist denn das Hören während einer solchen Schwindelepisode?
Patient: Da ist es dann noch schlechter.
Arzt: Haben Sie noch andere Beschwerden?
Patient: Ja, ich höre auf dem rechten Ohr manchmal ein Fiepen, insbesondere, bevor die Schwindelepisoden losgehen, dann wird es unerträglich laut.
Arzt: Haben Sie auch ein Druckgefühl auf einem Ohr?
Patient: Ja, das habe ich immer auf dem rechten Ohr. Auch das wird stärker, bevor die Schwindelepisoden losgehen.
Arzt: Waren Sie schon bei einem anderen Arzt?
Patient: Ja, der meinte ich habe einen Morbus Menière.

Arzt: Was hat er denn für Untersuchungen gemacht?
Patient: Der HNO-Arzt hat mein Hörvermögen getestet und gesagt, das sei rechts ganz schlecht, links aber auch nicht besonders gut.
Arzt: Gibt es andere Untersuchungen, die gemacht worden sind?
Patient: Ja, eine Kernspintomografie vom Kopf, die Bilder waren wohl unauffällig, ich habe sie Ihnen mitgebracht.
Arzt: Haben Sie auch Beschwerden vom linken Ohr?
Patient: Ja, jetzt, wo Sie es sagen, vor drei Monaten habe ich auch auf dem linken Ohr mal schlechter gehört, danach kam eine leichte Schwindelattacke. Und seitdem habe ich auch auf dem linken Ohr ein leichtes Ohrgeräusch und manchmal ein Druckgefühl.
Arzt: Ist einmal eine Behandlung begonnen worden?
Patient: Der Arzt wollte mir Cortison ins Ohr spritzen, davon war ich aber nicht überzeugt. Dann hat er mir eine Behandlung mit Betahistin empfohlen. Seit sechs Monaten nehme ich drei Tabletten am Tag, einen Effekt habe ich aber bisher nicht gemerkt. Alles ist gleichgeblieben und ich fürchte mich vor den nächsten Schwindelepisoden sehr. Auch habe ich Angst, dass mein Hören immer noch schlechter wird, auch auf dem anderen Ohr.

Bei episodischem Schwindel an Morbus Menière und vestibuläre Migräne denken

Arzt: Abschließend: Ist bei Ihnen eine Migräne bekannt?
Patient: Nein.
Arzt: Gehen die Schwindelepisoden mit Kopfschmerz, Licht-, Lärm- oder Geruchsempfindlichkeit einher?
Patient: Ist mir nichts aufgefallen.

2.3.2 Auswärtige Befunde, Arbeitsdiagnose und weiteres diagnostisches Vorgehen

Nach Durchsicht der Unterlagen zeigt sich im Audiogramm eine Tieftoninnenohrschwerhörigkeit rechts von bis zu 45 dB; linksseitig findet sich auch eine Hörminderung im Tieftonbereich von bis zu 33 dB (► Abb. 2.4). Eine kontrastverstärkte cMRT ist unauffällig gewesen, insbesondere ohne Hinweise für ein Vestibularisschwannom. Somit erfüllt der Patient die diagnostischen Kriterien (s. unten) für einen beidseitigen rechtsbetonten Morbus Menière. Der Video-Kopfimpulstest ist regelrecht; die kalorische Testung zeigt ein Defizit des VOR im niedrigen Frequenzbereich rechts bei normalem Befund links (► Abb. 2.5). Weitere Untersuchungen sind nicht notwendig.

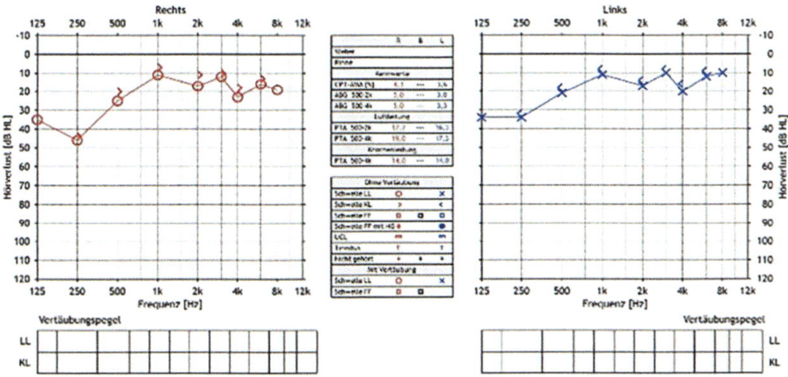

Abb. 2.4: Reintonaudiogramm

Bildbeschreibung: Sensorineurale Tieftonschwerhörigkeit rechts von bis zu 45 dB; linksseitig sensorineurale Tieftonschwerhörigkeit von bis zu 33 dB.

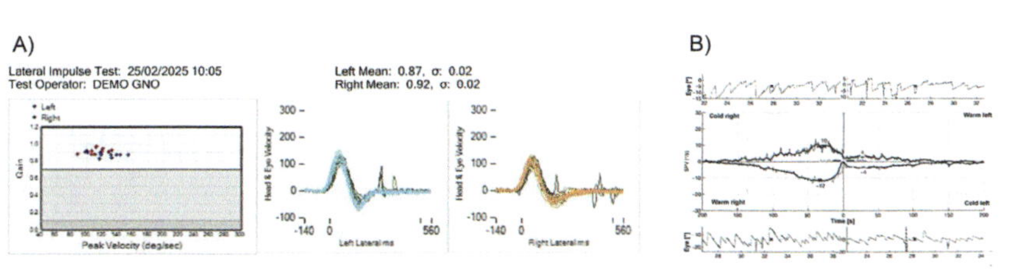

Abb. 2.5: (A) Video-Kopfimpulstest, (B) Kalorische Testung

Bildbeschreibung: **(A):** Simultane Messung der Augen- und Kopfwinkelgeschwindigkeit. Der Verstärkungsfaktor (gain) des vestibulo-okulären Reflexes (Quotient aus dem Integral der Augen- und Kopfwinkelgeschwindigkeit, VOR-gain) beidseits regelrecht (> 0.7). **(B): Defizit des VOR im niedrigen Frequenzbereich rechts mittels kalorischer Testung bei normalem Befund links.** Diese Dissoziation bei beiden Untersuchungen ist typisch für Patienten mit Morbus Menière und hat einen hohen positiven und negativen prädiktiven Wert.

2.3.3 Diagnostische Kriterien

Diagnostische Kriterien des Morbus Menière

Die diagnostischen Kriterien lauten wie folgt (Lopez-Escamez et al. 2015, http://www.jvr-web.org/ICVD.html; Übersetzung durch den Verfasser):

- Zwei oder mehr Schwindelepisoden von 20 Min. bis 12 h Dauer
- Nachgewiesene Hörminderung (< 2.000 Hz, mindestens -30 dB), zeitlich assoziiert mit Schwindelattacke, d. h. ± 24 h
- Fluktuierender Tinnitus oder Ohrdruck im betroffenen Ohr
- Keine Hinweise für andere Ursache.

Wahrscheinlicher Morbus Menière

A) Zwei oder mehr Episoden mit Dreh- oder Schwankschwindel, Dauer 20 Min. bis 24 h
B) Fluktuierende Ohrsymptome (Hören, Tinnitus oder Ohrdruck im betroffenen Ohr)
C) Nicht besser durch andere Erkrankungen erklärbar

2.3.4 Differenzialdiagnosen

Die typische Anamnese in Kombination mit einem Audiogramm ist der Schlüssel zur Diagnose.

Die wichtigsten Differenzialdiagnosen lauten:

- Autoimmunologische Innenohrerkrankungen, insbesondere Cogan-Syndrom
- Zerebrovaskuläre Erkrankungen: Schlaganfall, TIA im vertebrobasilären Stromgebiet, AICA-Infarkt
- Meningeome oder andere Raumforderungen im Kleinhirnbrückenwinkel
- Syndrom der dritten mobilen Fenster (meist Bogengangsdehiszenz des anterioren Bogengangs)
- Vestibuläre Migräne
- Vestibularisparoxysmie
- Vestibularisschwannom

Die wichtige Differenzialdiagnose in der klinischen Praxis ist die vestibuläre Migräne mit Überlappungssyndromen.

Der Morbus Menière zeigt typischerweise die o. g. Dissoziation zwischen pathologischer Kalorik und normalem Kopfimpulstest. Die vestibuläre Migräne ist häufiger bei Frauen und manifestiert sich früher im Leben (aktuelle Studie: Huppert et al., 2025).

2.3.5 Therapie und Verlauf

Es erfolgt eine prophylaktische Behandlung mit Betahistin 3 × 48 mg pro Tag in Kombination mit einem MAO-B-Hemmer (Rasagilin, 1 mg morgens, Off-Label). Zur Beurteilung des Therapieeffekts führt der Patient einen Schwindelkalender, indem er die Tage mit Schwindel notiert und zwar auch – soweit erinnerlich – rückblickend für die letzten sechs Monate vor Therapiebeginn, um einen Ausgangswert zu haben.

Eine Verlaufskontrolle erfolgt nach drei Monaten. Die Behandlung wurde vom Patienten gut vertragen, er war aber immer noch nicht ganz beschwerdefrei.

Therapieeffekt der Prophylaxe mit Betahistin oft erst nach drei Monaten

Beim Blick auf den Schwindelkalender zeigt sich, dass der Patient vor Therapie pro Monat etwa fünf Schwindeltage hatte, unter der Therapie aber immer noch in den letzten vier Wochen zwei Schwindelepisoden, sodass die Dosis auf 3 × 96 mg pro Tag in Kombination mit Rasagilin 1 mg pro Tag erhöht wurde.

Bei einer Verlaufskontrolle nach weiteren drei Monaten berichtet der Patient, dass er jetzt seit zwei Monaten keine Schwindelepisoden mehr gehabt habe. Das Hörvermögen sei sogar etwas besser auf dem linken Ohr geworden. Dies lässt sich durch ein Audiogramm stützen. Der Tinnitus sei auch besser geworden, und er habe nur noch selten ein Druckgefühl auf dem linken Ohr. Beim rechten Ohr habe er jetzt erfreulicherweise gar keine Beschwerden mehr.

Die dritte Verlaufskontrolle nach sechs Monaten zeigt einen stabilen Befund, keine weiteren Schwindelepisoden für sechs Monate sowie kein schlechteres Hörvermögen, sodass die Dosis wieder auf 3 × 48 mg Betahistin reduziert werden kann in Kombination mit einem 1 mg Rasagilin morgens.

Oft langfristige prophylaktische Behandlung notwendig

2.3.6 Apparative Untersuchungen bei Morbus Menière

2.3.6.1 Audiometrie

Die Audiometrie ist nach den aktuellen diagnostischen Kriterien die wichtigste apparative Untersuchung. Gefordert wird dabei der Nachweis einer sensorineuralen Hörminderung im niedrigen Frequenzbereich, auch um das betroffene Ohr zu identifizieren (Lopez-Escamez et al. 2015). Diese ist definiert als eine erhöhte Schwelle der Knochenleitung, um mehr als 30 dB bei wenigstens zwei aufeinanderfolgenden Frequenzen unter 2000 Hz im Vergleich zum anderen Ohr. Bei Vorliegen einer bilateralen sensorineuralen Hörminderung im niedrigen Frequenzbereich muss die Schwelle für die Knochenleitung wenigsten 35 dB Hörminderung betragen, ebenfalls für wenigstes zwei aufeinanderfolgende Frequenzen unter 2000 Hz.

Idealerweise Hörvermögen während Schwindelepisode testen

2.3.6.2 Vestibuläre Testung

Beim Morbus Menière findet sich oft bei meist pathologischer kalorischer Testung ein »pseudo-normaler« vHIT (Mavrodiev et al. 2024). Die Ursache für diese Dissoziation ist noch nicht abschließend geklärt, beruht aber

Typische Dissoziation zwischen pathologischer Kalorik und pseudo-normalem vHIT möglicherweise auf der Zunahme des Durchmessers des Endolymphraums mit veränderter Hydrodynamik und pseudo-normalem HIT.

2.3.7 Therapie des Morbus Menière

Zur Therapie des Morbus Menière werden weiterhin viele Studien publiziert. Die meisten der Therapiestudien sind allerdings nicht Placebo-kontrolliert, was insbesondere aufgrund des hohen Placebo-Effektes von 50 % in Bezug auf die Schwindelepisoden (Taniguchi et al. 2024) problematisch ist.

Sechs Cochrane-Analysen kommen zu dem Schluss, dass die Evidenz für die Wirksamkeit der folgenden Maßnahmen »niedrig oder sehr niedrig ist«: diätetische Maßnahmen (salzarme Kost, Kaffee- oder Alkoholverzicht) (Hussain et al. 2018), systemische Pharmakotherapie (Diuretika und Betahistin in den bisher untersuchten Dosierungen, s. unten [Webster et al. 2023a]), intratympanale Steroide (Webster et al. 2023d), intratympanales Gentamicin (Webster et al. 2023b), operative Verfahren (Lee et al. 2023) oder Methoden, die auf Druckänderungen basieren wie das »Meniett-device« (Webster et al. 2023c).

Kombinationstherapie von Betahistin mit MAO-Hemmer weiter untersuchen

Bislang gibt es keine Hinweise für die Wirksamkeit von Betahistin in einer Dosierung von bis 3 × 48 mg/d im Vergleich zu Placebo (Adrion et al. 2016), sodass höhere Dosierungen und/oder die Kombination mit MAO-B-Inhibitoren wie Selegilin oder Rasagilin vorgeschlagen werden; Letzteres, weil nach oraler Gabe Betahistin zu 99 % über MAO metabolisiert wird. In einer Phase-I-Studie konnte nachgewiesen werden, dass sich die Bioverfügbarkeit durch eine Kombinationstherapie um den Faktor 100 erhöht (Strupp et al. 2023). Wie Berechnungen zeigen, lassen sich nur mit diesen hohen Konzentrationen theoretisch pharmakologisch wirksame Bindungen an die Histamin-Rezeptoren erreichen (Strupp et al. 2023). Es ist eine Placebo-kontrollierte Studie zu dieser Kombinationstherapie mit strikten Einschlusskriterien, klinisch relevanten Endpunkten und langen Therapie- und Beobachtungsdauern geplant. Als Wirkmechanismus wurden neben der direkten Erhöhung der Membranpermeabilität durch die Aktivierung der H1-Rezeptoren in der Endolymphmembran aktuell auch Effekte auf Immunmodulatoren, die bei der Pathogenese des Morbus Menière eine Rolle spielen (Lopez-Escamez & Perez-Carpena 2024), nachgewiesen (Yellin et al. 2024).

2.3.8 Essenz des vorliegenden Falles

1. Bei etwa 30 % aller Patienten mit einem Morbus Menière sind im Verlauf beide Ohren betroffen (House et al. 2006). Das heißt für die klinische Praxis, dass man nach Symptomen auf beiden Ohren die Patienten befragen sollte.

2. Die Datenlage bezüglich der präventiven Therapie ist aufgrund fehlender guter Placebo-kontrollierter Studien weiterhin schlecht (s. u.).
3. Basierend auf einer Phase-I-Studie, pharmakokinetischen Untersuchungen und Einzelfallberichten empfehlen wir heute eine Therapie mit Betahistin in Kombination mit einem MAO-Hemmer, zum Beispiel Rasagilin 1 mg morgens; es handelt sich dabei natürlich um eine Off-Label-Therapie. Wesentliche unerwünschte Wirkungen können Kopfschmerzen zirka 30 Min. nach der Einnahme von Betahistin sein, dann ist eine Reduktion der Betahistin-Einzeldosen empfohlen.
4. Der volle präventive Therapieeffekt setzt häufig erst nach drei (bis sechs) Monaten ein; dies sollte man dem Patienten vorab sagen, damit er seine Erwartungen anpassen kann. Ziel ist es, dass der Patient über mindestens sechs Monate keine weiteren Episoden hat, dann kann die Betahistin-Tagesdosis langsam alle drei Monate um 24 mg reduziert werden.

2.4 Literatur

Adrion, C., Fischer, C. S., Wagner, J. et al. (2016). Efficacy and safety of betahistine treatment in patients with Meniere's disease: primary results of a long term, multicentre, double blind, randomised, placebo controlled, dose defining trial (BEMED trial). *BMJ, 352,* h6816. https://doi.org/10.1136/bmj.h6816

House, J. W., Doherty, J. K., Fisher, L. M. et al. (2006). Meniere's disease: prevalence of contralateral ear involvement. *Otol. Neurotol, 27,* 355–361. https://doi.org/10.1097/00129492-200604000-00011

Huppert D, Grill E, Becker-Bense S, Zwergal A, Strobl R. Diagnostic challenges in vestibular migraine-clinical differentiation from Menière's disease and discrepancies with current classification criteria. J Neurol 2025;272(9):558. (In eng). DOI: 10.1007/s00415-025-13291-x

Hussain, K., Murdin, L., Schilder, A. G. (2018). Restriction of salt, caffeine and alcohol intake for the treatment of Meniere's disease or syndrome. *Cochrane. Database. Syst. Rev, 12,* CD012173.

Lee, A., Webster, K. E., George, B. et al. (2023). Surgical interventions for Meniere's disease. *Cochrane. Database. Syst. Rev, 2,* CD015249.

Lopez-Escamez, J. A., Carey, J., Chung, W. H. et al. (2015). Diagnostic criteria for Meniere's disease. *J. Vestib. Res, 25,* 1–7.

Lopez-Escamez, J. A., Perez-Carpena, P. (2024). Update on the pathophysiology, diagnosis and management of Ménière's disease. *Curr Opin Otolaryngol Head Neck Surg, 32,* 306–312. https://doi.org/10.1097/moo.0000000000001002

Mavrodiev, V., Strupp, M., Vinck, A. S. et al. (2024). The dissociation between pathological caloric testing and a normal video head impulse test helps differentiate between Menière's disease, vestibular migraine, and other vestibular disorders: a confirmatory study in a large cohort of 2,101 patients. *Front Neurol, 15,* 1449261. https://doi.org/10.3389/fneur.2024.1449261

Strupp, M., Churchill, G. C., Naumann, I. et al. (2023). Examination of betahistine bioavailability in combination with the monoamine oxidase B inhibitor, selegiline, in humans-a non-randomized, single-sequence, two-period titration, open label single-center phase 1 study (PK-BeST). *Front Neurol, 14,* 1271640. https://doi.org/10.3389/fneur.2023.1271640

Taniguchi, A. N., Sutton, S. R., Mills, J. F. et al. (2024). Placebo effect in randomized controlled trials for Meniere's disease: A meta-analysis. *Am J Otolaryngol, 45*, 104178. https://doi.org/10.1016/j.amjoto.2023.104178

Webster, K. E., Galbraith, K., Harrington-Benton, N. A. et al. (2023a). Systemic pharmacological interventions for Meniere's disease. *Cochrane. Database. Syst. Rev, 2*, CD015171.

Webster, K. E., Galbraith, K., Lee, A. et al. (2023b). Intratympanic gentamicin for Meniere's disease. *Cochrane. Database. Syst. Rev, 2*, CD015246. https://doi.org/10.1002/14651858.CD015246.pub2

Webster, K. E., George, B., Galbraith, K. et al. (2023c). Positive pressure therapy for Meniere's disease. *Cochrane. Database. Syst. Rev, 2*, CD015248.

Webster, K. E., Lee, A., Galbraith, K. et al. (2023d). Intratympanic corticosteroids for Meniere's disease. *Cochrane. Database. Syst. Rev, 2*, CD015245.

Yellin, I., Pathak, S., Vambutas, A. (2024). Effect of betahistine on pro-inflammatory cytokine expression in autoimmune inner ear disease and Meniere's disease patients. *Laryngoscope Investig Otolaryngol, 9*, e70032. https://doi.org/10.1002/lio2.70032

3 Kurze spontan auftretende Schwindelepisoden

3.1 Fall 1

3.1.1 Anamnese

Ein 53-jähriger Patient ohne Vorerkrankungen kommt elektiv in die Ambulanz.

Arzt: Wegen welcher Beschwerden kommen Sie zu uns?
Patient: Seit mindestens einem Jahr leide ich unter Schwindel.
Arzt: Ist das ein Dauerschwindel?
Patient: Nein, der kommt und geht dann wieder.
Arzt: Wie oft kommt der pro Woche oder Monat?
Patient: Oh, der kommt bis zu 30-mal am Tag.
Arzt: Wie lange hält der Schwindel denn an, minimal, maximal?
Patient: Nur Sekunden, manchmal auch nur Bruchteile einer Sekunde…

Minimum und Maximum der Dauer erfragen

Arzt: Tritt der spontan auf oder gibt es Auslöser oder Verstärker?
Patient: Meist einfach so. Er kommt wohl häufiger, wenn ich unter Stress bin oder mich körperlich anstrenge.
Arzt: Haben Sie vor, während oder nach den Schwindelepisoden noch andere Beschwerden bemerkt?
Patient: Wenn diese länger anhalten, dann kommt leichte Übelkeit und die Bilder vor meinen Augen hüpfen.
Arzt: Waren Sie wegen der Beschwerden schon bei anderen Ärzten?
Patient: Ja, bei meinem Hausarzt und einem HNO-Arzt.
Arzt: Haben diese etwas gefunden?
Patient: Sie sagten mir, alles sei bei den Tests unauffällig gewesen.
Arzt: Ist auch schon einmal eine Kernspintomografie vom Kopf gemacht worden?
Patient: Ja, da sei nichts Besonderes aufgefallen.
Arzt: Haben Ihnen die Ärzte sagen können, worum es sich handelt?
Patient: Ja, der HNO-Arzt sagte mir, dass vielleicht ein Blutgefäß auf meinen rechten Gleichgewichtsnerv drückt. Er hat mit daraufhin ein Medikament gegeben, das ich aber nicht

vertragen habe. Nach drei Tagen habe ich es abgesetzt, weil ich so müde davon geworden bin.
Arzt: Wissen Sie noch, wie das hieß?
Patient: Ja, etwas gegen Epilepsie … Carbamazepin.

3.1.2 Klinischer Befund

Der klinische Befund ist unauffällig, auch nach Hyperventilation.

3.1.3 Zusatzdiagnostik

Gefäß-Nerv-Kontakt zwischen AICA und 8. Hirnnerv bei 40 % aller Gesunden!

Ein auswärtiges Audiogramm des HNO-Arztes zeigt einen regelrechten Befund. Bei – bis auf einen Gefäß-Nerv-Kontakt zwischen der AICA und dem 8. Hirnnerven – unauffälliger auswärtiger cMRT und klinischem Befund wird auf weitere Untersuchungen verzichtet.

3.1.4 Arbeitsdiagnose und Therapie

Die Arbeitsdiagnose lautet »wahrscheinliche Vestibularisparoxysmie«. Es erfolgt eine Behandlung mit Lacosamid, 50 mg abends, die Dosis wird alle vier Tage um 50 mg auf eine vorläufige Erhaltungsdosis von 100–0–100 erhöht. Der Patient führt ein Schwindeltagebuch zur Beurteilung des Therapieeffektes.

3.1.5 Beurteilung, Diagnose und weiterer Verlauf

Bei o. g. Anamnese, unauffälligem klinischem Befund und bei bis auf einen Gefäß-Nerv-Kontakt zwischen AICA und 8. Hirnnerven unauffälligem kontrastverstärktem MRT und überzeugendem Ansprechen auf die medikamentöse Behandlung mit Lacosamid sind die diagnostischen Kriterien für eine Vestibularisparoxysmie (s. u.) erfüllt.

Nach weiteren zwei Monaten stellt sich der Patient erneut ambulant vor und berichtet, dass er über die vorangegangen vier Wochen keine einzige Schwindelepisode mehr erlitten habe. Wenn sechs Monate keine Beschwerden mehr auftreten, kann die Tagesdosis alle vier Wochen um 50 mg reduziert und bei gutem Verlauf das Medikament abgesetzt werden (Studie zu Verläufen: Steinmetz et al. 2022).

3.1.6 Diagnostische Kriterien der Vestibularisparoxysmie

Leitsymptom sind rezidivierende, in der Regel spontan auftretende, beim individuellen Patienten relativ gleichförmig ablaufende kurze Schwindelepisoden. Für die Diagnosestellung wird ein Ansprechen auf eine Behandlung mit einem Natriumkanalblocker in adäquater Dosis gefordert (also ex juvantibus), sonst kann nur die Diagnose einer wahrscheinlichen Vestibularisparoxysmie gestellt werden (Strupp et al. 2016).

Diagnostischen Kriterien der Vestibularisparoxysmie (Strupp et al. 2016, Übersetzung durch den Verfasser)

Vestibularisparoxysmie

A. Mindestens zehn spontan auftretende Schwindelepisoden
B. Dauer weniger als eine Minute
C. Gleichförmige Symptome beim individuellen Patienten
D. Besserung auf eine Therapie mit einem Natriumkanalblocker in adäquater Dosis
E. Nicht besser erklärt durch eine andere Erkrankung

Wahrscheinliche Vestibularisparoxysmie

A. Mindestens fünf Schwindelepisoden
B. Dauer weniger als fünf Minuten
C. Gleichförmige Symptome beim individuellen Patienten
D. Spontan auftretend oder (selten) durch Kopfbewegungen ausgelöst (die nicht typisch für einen Peripheren Lageschwindel sind)
E. Nicht besser erklärt durch eine andere Erkrankung

Zusammengefasst beruht die Diagnose auf klinischen Kriterien und einem überzeugenden Ansprechen auf einen Natriumkanalblocker. Es besteht aus einer Reihe von Publikationen Konsens darüber, dass ein Gefäß-Nerv-Kontakt zum 8. Hirnnerven per se nur eine sehr geringe Spezifität für die Diagnose der Vestibularisparoxysmie hat (Karamitros et al. 2022, Kierig et al. 2023, Dieterich & Brandt 2025) und somit die Diagnose nicht radiologisch gestellt werden kann. Vielmehr dient die MRT zum Ausschluss anderer Pathologien.

3.1.7 Differenzialdiagnosen

Die Differenzialdiagnosen finden sich im Unterkapitel »Differenzialdiagnosen« unter Fall 3.

3.1.8 Therapie und Verlauf

Medikament der Wahl: heutzutage Lacosamid

Wie oben erwähnt, wurde eine Off-Label-Behandlung mit dem Natriumkanalblocker Lacosamid durchgeführt, beginnend mit 50 mg am Abend und einer Aufdosierung wochenweise auf 100 mg – 0–100 mg. Zudem soll

Ansprechen auf einen Natriumkanalblocker erforderlich

der Patient einen Schwindelkalender zur Beurteilung des Therapieeffektes führen.

Die Verlaufskontrolle nach zwei Monaten zeigt eine deutliche Abnahme der Zahl der Schwindelepisoden von ca. 20 pro Tag auf eine alle drei Tage.

3.1.9 Therapie der Vestibularisparoxysmie

Es gibt eine positive Placebo-kontrollierte Studie mit Oxcarbazepin (Bayer et al. 2018); jedoch lag die Drop-out-Rate wegen schlechter Verträglichkeit bei 60 %. Eine Fallserie zeigte einen positiven Effekt von Lacosamid bei guter Verträglichkeit (Struppet al. 2019), sodass dieses heutzutage empfohlen wird (beides Off-Label).

3.2 Fall 2

3.2.1 Anamnese

Eine bislang gesunde 23-jährige Studentin stellt sich wegen immer wieder auftretender Schwindelepisoden ambulant vor.

Arzt:	Seit wann bestehen die Beschwerden?
Patientin:	Seit mindestens einem Jahr.
Arzt:	Um was handelt es sich denn?
Patientin:	Ab und zu ist mir einfach schwindlig.
Arzt:	Wie oft kommt das denn?
Patientin:	Manchmal sogar jeden Tag.
Arzt:	Wie lange halten die Beschwerden dann jeweils an?
Patientin:	Manchmal nur Minuten, manchmal auch bis zu einer Viertelstunde.
Arzt:	Was merken Sie denn während solcher Phasen?
Patientin:	Mir ist einfach nur schwindlig, es schwankt alles, manchmal habe ich das Gefühl, den Boden unter den Füßen zu verlieren.
Arzt:	Gibt es da auch noch andere Beschwerden dazu?
Patientin:	Ja, eine gewisse innere Unruhe.
Arzt:	Ist Ihnen sonst noch etwas aufgefallen?
Patientin:	Oft habe ich das Gefühl, keine Luft oder nicht richtig Luft zu bekommen.
Arzt:	Atmen Sie dann auch manchmal verstärkt?
Patientin:	Jetzt, wo sie es sagen, ja, das ist auch manchmal das, was ich bemerke.
Arzt:	Gibt es irgendwelche Auslöser für solche Phasen?

Patientin: Das kommt einfach so, manchmal auch nachts aus dem Schlaf heraus.
Arzt: Was ist denn sonst noch während solcher Phasen aufgefallen?
Patientin: Manchmal habe ich das Gefühl, jemand schnürt mir den Hals zu.
Arzt: Wenn sie vermehrt atmen, zittern da vielleicht auch die Hände oder haben Sie ein Kribbeln in den Händen?
Patientin: Das habe ich auch schon mal bemerkt.
Arzt: Waren Sie wegen dieser Beschwerden schon bei anderen Ärzten?
Patientin: Ja, ich war beim Hausarzt und bei einem HNO-Arzt; die haben nichts gefunden.
Arzt: Wurden auch schon Untersuchungen gemacht?
Patientin: Ja, ein Kernspin vom Kopf, das war wohl unauffällig, ich habe die Bilder dabei.

3.2.2 Klinischer Befund

Bei der klinischen Untersuchung ergab sich ein unauffälliger Befund.

3.2.3 Zusatzdiagnostik

Bei unauffälligem auswärtigem kontrastverstärktem cMRT und klinischem Befund wird auf weitere Untersuchungen verzichtet.

3.2.4 Arbeitsdiagnose

Die rezidivierenden Episoden mit Schwindel, Angst, Engegefühl, Luftnot, vereinzelt Hyperventilation bei unauffälliger Diagnostik führen zur Arbeitsdiagnose Panikstörung (episodisch paroxysmale Angst).

Bei episodischem Schwindel auch an Panikattacken denken

3.2.5 Diagnosekriterien

Die Patientin erfüllt die Diagnosekriterien nach ICD-10, F41.0 mit folgenden im Vordergrund stehenden Symptomen (https://www.icd-code.de/suche/icd/recherche.html?sp=0&sp=SPanikstörung):

Diagnosekriterien nach ICD-10

»Das wesentliche Kennzeichen sind wiederkehrende schwere Angstattacken (Panik), die sich nicht auf eine spezifische Situation oder besondere Umstände beschränken und deshalb auch nicht vorhersehbar sind. Wie bei anderen Angsterkrankungen zählen zu den wesentlichen

Organische Schwindelepisoden und gleichzeitig Panikattacken möglich

Symptomen plötzlich auftretendes Herzklopfen, Brustschmerz, Erstickungsgefühle, Schwindel und Entfremdungsgefühle (Depersonalisation oder Derealisation). Oft entsteht sekundär auch die Furcht zu sterben, vor Kontrollverlust oder die Angst, wahnsinnig zu werden.«

3.2.6 Weiteres Vorgehen und Verlauf

Mit der Patientin wird die Diagnose besprochen.

Arzt:	Was glauben Sie denn, woran Sie leiden könnten?
Patientin:	Das weiß ich nicht so sicher.
Arzt:	Haben Sie schon einmal etwas von Panikattacken gehört?
Patientin:	Ja, natürlich, daran habe ich auch schon gedacht.
Arzt:	Hatten Sie solche Beschwerden früher schon mal in ähnlicher Weise?
Patientin:	Ja, in der Zeit vor dem Abitur gab es solche Phasen auch schon einmal, es ging danach aber wieder spontan weg.

Mit der Patientin werden Art, Ursachen und Behandlungsmöglichkeiten der Beschwerden besprochen. Die Patientin wird darüber aufgeklärt, dass es sich um ein häufiges, unangenehmes, aber im Grunde nicht gefährliches Phänomen handelt. Sie wird explizit darauf hingewiesen, dass die Beschwerden in der Regel spontan abklingen. Dies kann dadurch beschleunigt werden, dass sie versucht, sich abzulenken oder an etwas anderes zu denken oder zu unternehmen, falls es zu weiteren solchen Attacken kommt.

Die Patientin stellt sich vier Wochen später nochmals vor und berichtet über eine deutliche Besserung. Somit ist eine weitere Behandlung, weder verhaltenstherapeutisch noch medikamentös, zum Beispiel mit einem SSRI, nicht notwendig

3.3 Fall 3

3.3.1 Anamnese

Nicht jeder Patient mit kurzen Schwindelepisoden hat eine Vestibularisparoxysmie

Ein 65-jähriger Patient hatte vor drei Jahren einen Hirnstamminfarkt erlitten. Damals litt er unter starkem Schwindel mit Fallneigung; diese Beschwerden hatten sich weitgehend zurückgebildet, der Patient war wieder sehr mobil. Er stellt sich jetzt elektiv wegen neuer Schwindelbeschwerden vor.

Arzt: Wegen welcher Beschwerden kommen Sie zu uns?
Patient: Mir ging es jetzt zwei Jahre ganz gut nach dem Schlaganfall, seit sechs Monaten habe ich aber zunehmend wieder Probleme mit Schwindel.
Arzt: Ist das ein Dauerschwindel oder was bemerken Sie?
Patient: Nein, es sind kurze Schwindelepisoden.
Arzt: Wie lange halten diese denn an?
Patient: Meistens nur Sekunden, manchmal auch wenige Minuten.
Arzt: Wie oft haben Sie denn solche Beschwerden?
Patient: Am Anfang vielleicht einmal pro Woche, jetzt bis zu fünfmal pro Tag.
Arzt: Gibt es irgendwelche Auslöser für diese kurzen Episoden?
Patient: Nein, die kommen einfach aus dem Nichts.
Arzt: Bemerken Sie sonst noch etwas während dieser Schwindelepisoden.
Patient: Ja, manchmal habe ich dabei auch eine Fallneigung, und wenn sie länger anhalten, wird mir sogar ein bisschen schlecht.

3.3.2 Klinischer Befund

Zentrale Okulomotorikstörung

Im Bereich der Okulomotorik findet sich ein beidseitiger horizontaler Blickrichtungsnystagmus, eine horizontal sakkadierte Blickfolge und verlangsamte Sakkaden nach links. Diese Befunde sind vereinbar mit dem damals stattgehabten Hirnstamm-/Ponsinfarkt.

3.3.3 Apparative Diagnostik

Die auswärtiges cMRT zeigt den vorbeschriebenen linksseitigen Ponsinfarkt, die Dopplersonografie ist regelrecht. Auf andere apparative Untersuchungen wird verzichtet.

3.3.4 Arbeitsdiagnose

Die Arbeitsdiagnose lautet paroxysmale Hirnstamm-Episoden bei Zustand nach Hirnstamm-/Ponsinfarkt.

3.3.5 Differenzialdiagnosen kurzer Schwindelepisoden

Differenzialdiagnosen (in alphabetischer Reihenfolge)

- Episodische Ataxien
- Funktioneller Schwindel

- Morbus Menière
- Orthostatischer Schwindel
- Panikattacken
- Paroxysmale Hirnstamm- oder Kleinhirnepisoden
- Peripherer Lageschwindel (PPV)
- Raumforderungen im Bereich des Kleinhirnbrückenwinkels (Vestibularisschwannom) oder seltener des Hirnstamms
- Syndrom der dritten mobilen Fenster (am häufigsten: Dehiszenz des superioren Bogengangs)
- Tumarkinsche Otolithenkatastrophen
- Zervikaler Schwindel inkl. »Vertebral artery compression syndrome«
- Vertebrobasiliäre TIAs
- Vestibuläre Epilepsie
- Vestibuläre Migräne
- Zentraler Lageschwindel

3.3.6 Therapie und Verlauf

Lacosamid auch bei Paroxysmalen Hirnstamm-Episoden nach Infarkt oder MS

Basierend auf der Arbeitsdiagnose erfolgt ein Behandlungsversuch mit Lacosamid, beginnend mit 50 mg abends, die Dosis wird wochenweise auf 100 mg morgens und 100 mg abends erhöht. Zusätzlich soll der Patient einen Schwindelkalender führen, um den Therapieeffekt zu dokumentieren.

Eine erste Verlaufskontrolle erfolgt nach acht Wochen.

Arzt: Wie haben Sie das Medikament vertragen?
Patient: Am Anfang war ich ein bisschen müde, das hat sich aber in den beiden letzten Wochen gegeben.
Arzt: Haben Sie auch etwas Positives bemerkt?
Patient: Ja und ob, seit zwei Wochen habe ich keine einzige Schwindelepisode mehr.
Arzt: Das ist sehr erfreulich. Dann würden wir Ihnen das Medikament jetzt noch für weitere zwölf Wochen in dieser Dosierung geben. Wenn Sie dann auch weiterhin keine Schwindelbeschwerden mehr haben, können wir die Tagesdosis alle vier Wochen um 50 mg reduzieren.

Das überzeugende Ansprechen auf die Behandlung stützt die Arbeitsdiagnose. Bei der abschließenden Verlaufskontrolle nach neun Monaten ist der Patient auch ohne Medikamente wieder beschwerdefrei.

3.4 Literatur

Bayer, O., Bremova, T., Strupp, M. et al. (2018). A randomized double-blind, placebo-controlled, cross-over trial (Vestparoxy) of the treatment of vestibular paroxysmia with oxcarbazepine. *J. Neurol, 265,* 291–298. https://doi.org/10.1007/s00415-017-8682-x

Dieterich, M., Brandt, T. (2025). Vestibular paroxysmia: a systematic review. *J Neurol, 272,* 188. https://doi.org/10.1007/s00415-025-12913-8

Karamitros, A., Kalamatianos, T., Stranjalis, G. et al. (2022). Vestibular paroxysmia: Clinical features and imaging findings; a literature review. *J Neuroradiol, 49,* 225–233.

Kierig, E., Gerb, J., Boegle, R. et al. (2023). Vestibular paroxysmia entails vestibular nerve function, microstructure and endolymphatic space changes linked to root-entry zone neurovascular compression. *J. Neurol, 270,* 82–100. https://doi.org/10.1016/j.neurad.2021.07.007

Steinmetz, K., Becker-Bense, S., Strobl, R. et al. (2022). Vestibular paroxysmia: clinical characteristics and long-term course. *J. Neurol, 269,* 6237–6245. https://doi.org/10.1007/s00415-022-11151-6

Strupp, M., Elger, C., Goldschagg, N. (2019). Treatment of vestibular paroxysmia with lacosamide. *Neurol. Clin. Pract, 9,* 539–541. https://doi.org/10.1212/CPJ.0000000000000610

Strupp, M., Lopez-Escamez, J. A., Kim, J. S. et al. (2016). Vestibular paroxysmia: Diagnostic criteria. *J. Vestib. Res, 26,* 409–415. https://doi.org/10.3233/ves-160589

4 Kurze getriggerte Schwindelepisoden

4.1 Anamnese

Ein 38-jähriger Ingenieur erleidet einen Autounfall, bei dem sich die Airbags lösen. Es kommt zu einem Knalltrauma. Es bestehen keine äußeren Verletzungen und keine Bewusstlosigkeit, der Patient kann das Auto selbstständig verlassen. Drei Monate nach dem Unfall stellt sich der Patient elektiv ambulant vor.

Arzt: Wegen welcher Beschwerden kommen Sie zu uns?
Patient: Seit dem Unfall habe ich immer wieder Schwindelbeschwerden.
Arzt: Ist das ein Dauerschwindel oder sind es Episoden?
Patient: Es sind ganz kurze Episoden.
Arzt: Wie lange halten die an?
Patient: Meist nur wenige Sekunden.
Arzt: Treten sie spontan auf oder werden sie durch etwas ausgelöst?
Patient: Ich habe es das erste Mal bemerkt, als ich mit einem ICE schnell in einem Tunnel hineingefahren bin und dann nachher beim Herausfahren aus dem Tunnel.
Arzt: Gibt es noch andere Situationen, bei denen Sie unter diesen Beschwerden leiden?
Patient: Ja, wenn ich auf der Toilette bin und Stuhlgang habe.
Arzt: Wie ist es beim Husten oder Niesen?
Patient: Beim Niesen habe ich manchmal auch kurze Beschwerden und dann hüpfen die Bilder kurz vor meinen Augen.
Arzt: Wie ist denn Ihr Hörvermögen?
Patient: Eigentlich höre ich ganz gut, ich höre fast zu gut: Mir ist aufgefallen, dass ich manchmal sogar meine Augenbewegungen im linken Ohr höre oder beim Auftreten meine Schritte im Ohr.

Patienten mit Syndrom der dritten mobilen Fenster: Odyssee von Arztbesuchen

Arzt: Bei wie vielen Ärzten waren Sie denn bisher wegen dieser Beschwerden?
Patient: Hausarzt, zwei HNO-Ärzte, zwei Neurologen, einer davon sogar ein Schwindelexperte, einem Orthopäden, keiner hat eine Diagnose gestellt. Zuletzt hieß es, es sei psychisch nach dem Unfall.

4.2 Arbeitsdiagnose

Basierend auf der Anamnese ergibt sich die Arbeitsdiagnose Syndrom der dritten mobilen Fenster.

Konsistente Befunde erforderlich

4.3 Klinischer Befund

Durchgeführt werden Provokationsmanöver mit Änderungen des intrakraniellen Drucks und des Mittelohrdruckes zur Auslösung der Schwindelepisoden, Oszillopsien und einem Nystagmus (in der Ebene des betroffenen Bogengangs). Die pathologischen Befunde sind folgende:

1. Druckänderungen im Bereich des linken äußeren Gehörgangs durch Tragus-Druckversuch und Politzer Ballon für mindestens 30 sec: vertikal-torsioneller Nystagmus; damit ausgehend vom linken anterioren Bogengang
2. Valsalva-Manöver: intrakranielle Druckänderung durch Bauchpresse bei geschlossener Stimmritze: ebenfalls vertikal-torsioneller Nystagmus (▶ Video 4.1).

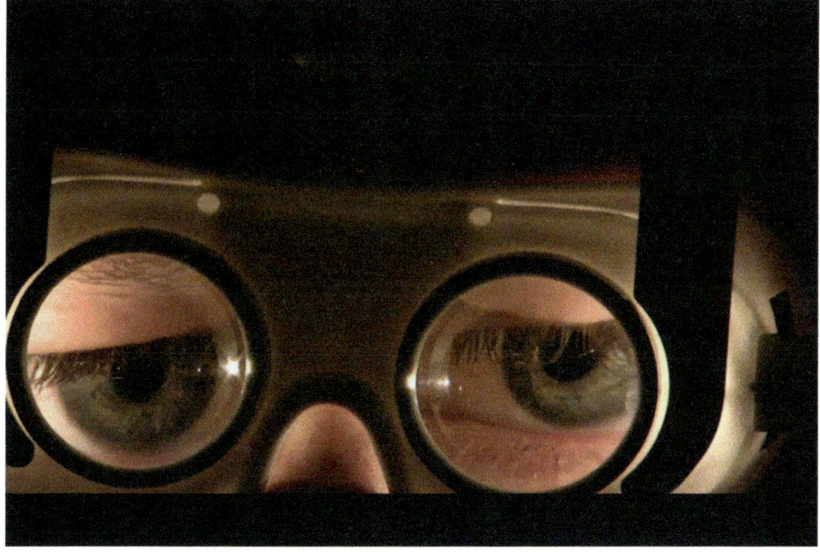

Video 4.1: Valsalva-Manöver

Videobeschreibung: Pressen gegen die geschlossene Nase löst einen vertikal nach unten schlagenden Nystagmus mit torsioneller Komponente aus.

Dies stützt die Diagnose eines »Superior canal dehiscence syndrome« (SCDS).

4.4 Zusatzdiagnostik

1. Vestibulär evozierte Potenziale (VEMP): erhöhte Amplitude der okulären VEMP für den linken Utriculus (▶ Abb. 4.1)
2. Reintonaudiogramm: negative Knochenleitung (von 10 bis 20 dB) im niedrigen Frequenzbereich (< 500 Hz) (▶ Abb. 4.2)
3. Bildgebung: hochauflösendes Dünnschicht-CT (≤ 0.6 mm) des Felsenbeins mit 3D-Rekonstruktion: knöcherner Defekt des linken anterioren Bogengangs (▶ Abb. 4.3)

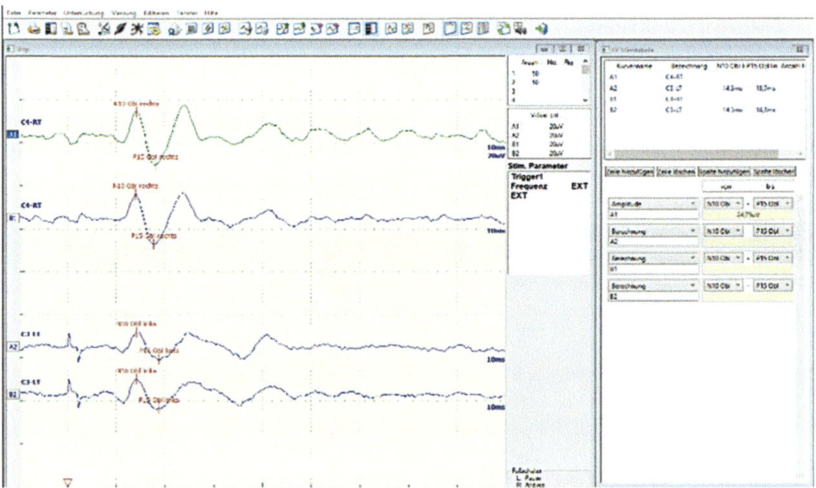

Abb. 4.1: Vestibulär evozierte Potenziale (VEMP)

Bildbeschreibung: Erhöhte Amplitude der okulären VEMP für den linken Utriculus (24,8 µV; Antwort gekreuzt, d. h. Ableitung vom rechten M. obliquus inferior) bei normaler Amplitude für den rechten Utriculus (12.8 µV).

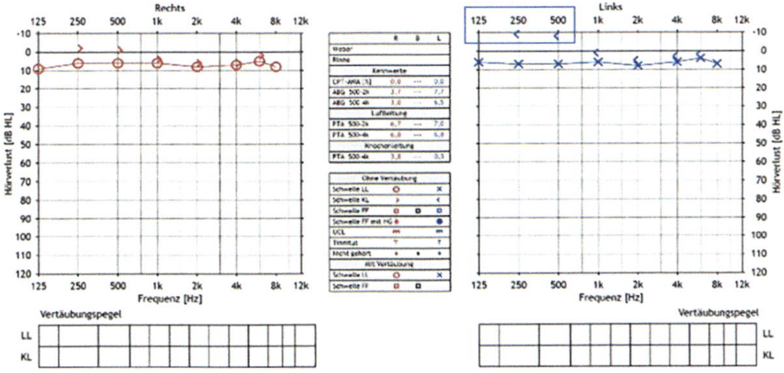

Abb. 4.2: Reintonaudiogramm

Bildbeschreibung: Linksseitig negative Knochenleitung (von 10 dB, blaue Häkchen bei 250 und 500 Hz) im niedrigen Frequenzbereich (< 1 KHz, blaues Rechteck), d. h. tiefe Töne werden über Knochenleitung verstärkt gehört als Äquivalent der Autophonie.

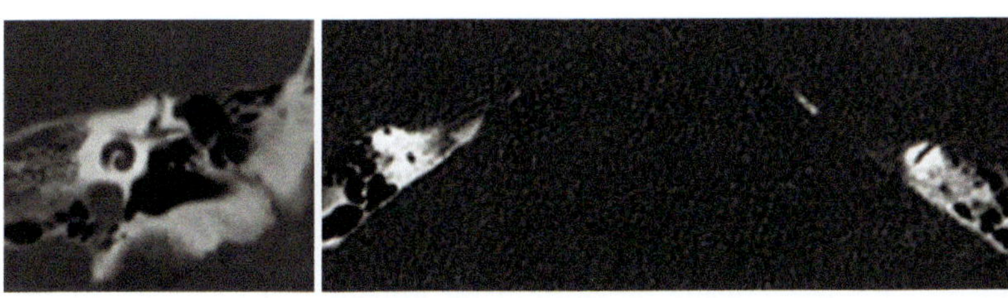

Abb. 4.3: Hochauflösendes Dünnschicht-CT (≤ 0.6 mm) des Felsenbeins mit 3D-Rekonstruktion: knöcherner Defekt des linken anterioren Bogengangs

4.5 Diagnose und diagnostische Kriterien

Bei dem Patienten bestätigt sich die Diagnose des Syndroms der dritten mobilen Fenster, hier Dehiszens des linken anterioren Bogengangs, posttraumatisch.

Die diagnostischen Kriterien des »Superior canal dehiscence syndrome« (SCDS) lauten wie folgt (https://www.thebaranysociety.org/icvd-consensus-documents/ [Ward et al. 2021]; Übersetzung durch den Verfasser):

Diagnostische Kriterien des SCDS

A) Mindestens eines der folgenden Symptome:
   1. Hyperakusis über Knochenleitung (Autophonie)
   2. Pulssynchroner Tinnitus

   3. Durch Druckänderungen ausgelöste Schwindelepisoden und/oder Oszillopsien
   4. Durch bestimmte Töne ausgelöste Schwindelepisoden und/oder Oszillopsien

B) Mindestens eines der folgenden klinischen Zeichen oder apparativen Befunde:
   1. Durch Druckänderungen im Bereich des Mittelohres (Hennebertsches Zeichen), intrakranielle Druckänderungen oder bestimmte Töne (Tullio-Phänomen) ausgelöster Nystagmus in der Ebene des anterioren Bogengangs
   2. Im Reintonaudiogramm erniedrigte Knochenleitung im niedrigen Frequenzbereich (als Äquivalent der Autophonie)
   3. Erhöhte vestibulär evozierte myogene Potenziale (VEMP), d. h. erhöhte Amplitude der oVEMP oder erniedrigte Schwelle der cVEMP auf dem betroffenen Ohr

C) Im hochaufgelösten CT des Felsenbeins (≤ 0,6 mm Schichtdicke) mit 3D-Rekonstruktion Nachweis eines knöchernen Defektes des anterioren Bogengangs

D) Symptome nicht besser erklärt durch eine andere Erkrankung.

Leitsymptom sind rezidivierende, durch Druckänderungen und/oder bestimmte Töne ausgelöste, kurze Schwindelepisoden, die mit Oszillopsien einhergehen können. Daneben hören viele Patienten Geräusche, auch körpereigene wie Atemgeräusche, auf dem betroffenen Ohr lauter (Autophonie), was zu erheblichen Beeinträchtigungen führen kann und oft als funktionelle Störung fehlgedeutet wird.

Wichtig: Ein sog. erweiterter vestibulärer Aquädukt (EVA) kann zu den gleichen Symptomen führen und sollte bildgebend nicht übersehen werden.

Acht Formen des Syndroms der dritten mobilen Fenster

Der neue Terminus »Syndrom der dritten mobilen Fenster« (Plural!) ist der Überbegriff für verschiedene Unterformen, die auf einer pathologischen Druckübertragung auf das Innenohr aufgrund eines knöchernen Defektes beruhen, der zu einem »dritten mobilen Fenster« führt, das unterschiedliche Lokalisationen haben kann und sich inzwischen gut etabliert hat. Insgesamt lassen sich acht Unterformen unterscheiden (Khandalavala et al. 2023): Dehiszenz des anterioren (superioren) Bogengangs (»Superior canal dehiscence syndrome«, s. u.), horizontalen (lateralen) und posterioren Bogengangs, Defekte zwischen Karotis-Kanal und Cochlea, Fazialis-Kanal und Cochlea, Canalis auditorius internus und Cochlea, Labyrinth-Erosionen durch Tumor des Saccus endolympathicus und der »enlarged vestibular aqueduct (EVA)«. Die häufigste Form ist das »Superior canal dehiscence syndrome« (SCDS); selten kann auch der horizontale oder posteriore Bogengang betroffen sein. Die Diagnose lässt sich auch durch die Richtung des induzierten Nystagmus ableiten.

Entsprechend der o. g. Kriterien beruht die Diagnosestellung auf der Kombination verschiedener Untersuchungsverfahren (aktuelle Übersicht in Suzuki et al. 2024). Bei einem systematischen diagnostischen Vorgehen (s. o.) und Konsistenz der Befunde ist die Diagnosesicherheit hoch.

Bei knapp der Hälfte der Patienten mit einem »Syndrom der dritten mobilen Fenster« geht der Erstmanifestation ein »Trauma« voraus, wie Schädel-Hirn-Trauma (SHT), Druckänderungen durch Schnäuzen, Niesen, Heben schwerer Lasten oder Fliegen, sodass bei Patienten mit »posttraumatischem« Schwindel an diese Entität zu denken ist.

4.6 Differenzialdiagnosen

(in alphabetischer Reihenfolge)

- Bilaterales Syndrom der dritten mobilen Fenster
- Bilaterale Vestibulopathie
- Funktioneller Schwindel
- Morbus Menière
- Panikattacken
- Peripherer Lageschwindel
- Zervikaler Schwindel inkl. »Vertebral artery compression syndrome«
- Vestibularisparoxysmie
- Vestibuläre Migräne
- Zentraler Lageschwindel

4.7 Therapie und Verlauf

Der Patient wird über Art und Ursache der Erkrankung sorgfältig aufgeklärt. Zunächst wird ihm ein konservatives Vorgehen empfohlen: die Vermeidung von Druckänderungen.

Bei der Verlaufskontrolle nach drei Monaten zeigt sich keine Besserung der Symptomatik. Bei starker Beeinträchtigung im privaten und beruflichen Bereich erfolgt nach sorgfältiger Aufklärung eine operative Behandlung durch einen auf diesem Gebiet sehr erfahrenen Kollegen mittels des sog. Canal-pluggings (Verschluss des betroffenen linken anterioren Bogengangs). Bei komplikationslosem Verlauf stellt sich der Patient nach weiteren vier Wochen ambulant vor und berichtet, dass es zu keinen weiteren, durch Druckänderungen ausgelösten Schwindelepisoden komme.

Allerdings bemerke er jetzt leichten bewegungsabhängigen Schwankschwindel (durch Verlust der Funktion des linken anterioren Bogengangs).

Operative Behandlung nur durch erfahrene Chirurgen

Bei Patienten, die leicht betroffen sind, reicht es meist aus, den Mechanismus der Erkrankung zu erklären und Druckänderungen zu vermeiden. Bei starker Beeinträchtigung kann eine operative Behandlung diskutiert werden. Heutzutage wird ein »Canal plugging« oder »resurfacing« mit einem transmastoidalen Zugang oder über die mittlere Schädelgrube empfohlen, die alle zu guten funktionellen Ergebnissen führen. Wichtig ist dabei unserer Einschätzung nach, dass das Zentrum und der Operateur über sehr viel Erfahrung mit dem jeweiligen Verfahren verfügt.

4.8 Literatur

Khandalavala, K. R., Dornhoffer, J. R., Farnsworth, P. J. et al. (2023). Third window lesions of the inner ear: A pictorial review. *Am. J. Otolaryngol, 45,* 104192. https://doi.org/10.1016/j.amjoto.2023.104192

Suzuki, M., Ota, Y., Takanami, T. et al. (2024). Superior canal dehiscence syndrome: A review. *Auris Nasus Larynx, 51,* 113–119. https://doi.org/10.1016/j.anl.2023.08.004

Ward, B. K., van de Berg, R., Van, R. et al. (2021). Superior semicircular canal dehiscence syndrome: Diagnostic criteria consensus document of the committee for the classification of vestibular disorders of the Barany Society. *J Vestib. Res, 31,* 131–141. https://doi.org/10.3233/VES-200004

5 Kopflageabhängige Schwindelepisoden: Peripherer Lageschwindel

Ein Hinweis vorneweg: In Zukunft sollte man den Begriff »gutartig« nicht mehr verwenden, da diese Form des Schwindels für die Betroffenen oft in keiner Weise gutartig ist (s. u.). Darüber hinaus steht bei der Kupulolithiasis ein Dauerdrehschwindel im Vordergrund. Schließlich löst die Lageänderung an sich nicht die Beschwerden aus, sondern die andere Lage des Kopfes relativ zum Schwerkraftvektor. Deshalb schlagen wir für diese häufigste Form eines peripheren vestibulären Schwindels den Terminus *Peripherer Lageschwindel* oder im Englischen *Peripheral Positional Vertigo* (PPV) vor; nicht zu verwechseln mit PPPD.

Zutreffenderer Terminus als »Benigner peripherer paroxysmaler Lageschwindel (BPPV)«: Peripherer Lageschwindel (Peripheral Positional Vertigo (PPV))

Anhand von vier Kasuistiken sollen verschiedene Präsentationsformen des PPV und deren aktuelle Behandlung illustriert werden. Am Ende des Kapitels findet sich eine systematische Übersicht zu dieser häufigsten peripheren vestibulären Schwindelform.

Beschwerden durch die Lage relativ zum Schwerkraftvektor, nicht durch die Lagerung per se ausgelöst

5.1 Fall 1

5.1.1 Anamnese

Eine 64-jährige ansonsten gesunde Patientin stellt sich wegen Schwankschwindel ambulant vor.

Arzt:	Wegen welcher Beschwerden kommen Sie zu uns?
Patientin:	Seit vier Wochen leide ich unter Schwankschwindel und Gangunsicherheit. Insbesondere morgens fühle ich mich sehr unsicher.
Arzt:	Bemerken Sie auch Schwindel beim Hinlegen oder Aufrichten oder beim Umdrehen im Bett?
Patient:	Nein, da habe ich keine Beschwerden. Lege mich aber immer langsam und vorsichtig hin.
Arzt:	Gibt es noch andere Beschwerden?
Patientin:	Ja, manchmal habe ich Übelkeit.
Arzt:	Wie fühlen Sie sich im Liegen?
Patientin:	Da habe ich keine Beschwerden.
Arzt:	Wie ist es im Sitzen?

Patientin: Auch keine Beschwerden.
Arzt: Wie ist es im Stehen?
Patientin: Da habe ich leichten Schwankschwindel.
Arzt: Wie ist es beim Gehen?
Patientin: Da fühle ich mich sehr unsicher und habe manchmal das Gefühl, dass ich stürzen muss.
Arzt: Gab es solche Phasen mit Schwindel schon einmal in der Vergangenheit?
Patientin: Ja, vor einem Jahr und vor fünf Jahren hatte ich auch über einige Wochen Schwankschwindel und Gangunsicherheit.

Nur Bericht von Schwankschwindel, weil Lageänderungen vermieden werden

Arzt: Wurde damals eine Diagnose gestellt?
Patientin: Ich war bei verschiedenen Ärzten, aber niemand hat eine Diagnose gestellt.
Arzt: Wurden Sie da auch hin und her gelagert?
Patientin: Soweit ich mich erinnere, wurde da nichts Derartiges gemacht

5.1.2 Arbeitsdiagnose

Das Leitsymptom ist hier Schwankschwindel und Gangunsicherheit, wobei bisher drei Episoden über vier Wochen auftraten. Außer der Übelkeit sind keine weiteren Begleitsymptome eruierbar. Die Diagnose ist zu diesem Zeitpunkt unklar.

5.1.3 Weiteres Vorgehen

Es sollte eine sorgfältige systematische körperliche Untersuchung vorgenommen werden, insbesondere des vestibulären und okulomotorischen sowie zerebellären und extrapyramidalen Systems, da bei dem Leitsymptom Schwankschwindel und Gangunsicherheit sowohl periphere als auch als zentrale und funktionelle Störungen sowie internistische Erkrankungen wie Diabetes, Blutdruckschwankungen, andere kardiale Erkrankungen oder unerwünschte Wirkungen von Medikamenten infrage kommen.

Bei Schwindel immer lagern

Zurück zur Kasuistik: Die Diagnose war bei dieser Patientin sehr einfach und illustriert einen »atypischen typischen Fall« eines PPV. Mithilfe der diagnostischen Lagemanöver ließ sich die Diagnose in Sekunden stellen (s. u.). Wichtig ist die Reihenfolge der Untersuchungen: erst horizontaler, dann posteriorer und anschließend anteriorer Bogengang; wenn die betroffene Seite aus der Anamnese unklar ist, sollte man jeweils mit der rechten Seite beginnen.

Für den posterioren Bogengang wurde das sogenannte diagnostische Semont-plus-Manöver eingesetzt. Hier zeigte sich ein typischer PPV des rechten posterioren Bogengangs (▶ Video 5.1). Nachdem die Diagnose gestellt worden war, hat die Patientin die therapeutischen Semont-plus-Manöver (► Video 5.2, ► Video 5.3) dreimal morgens, dreimal mittags und dreimal abends für drei Tage durchgeführt und war beschwerdefrei.

Wichtig: Die Patienten müssen die Befreiungsmanöver gezeigt bekommen, und der Arzt muss sich davon überzeugen, dass der Patient diese auch korrekt durchführt, entweder allein oder, falls Angehörige dabei sind, beide zusammen. Hilfreich ist dabei die kostenlose »Lageschwindel-App«.

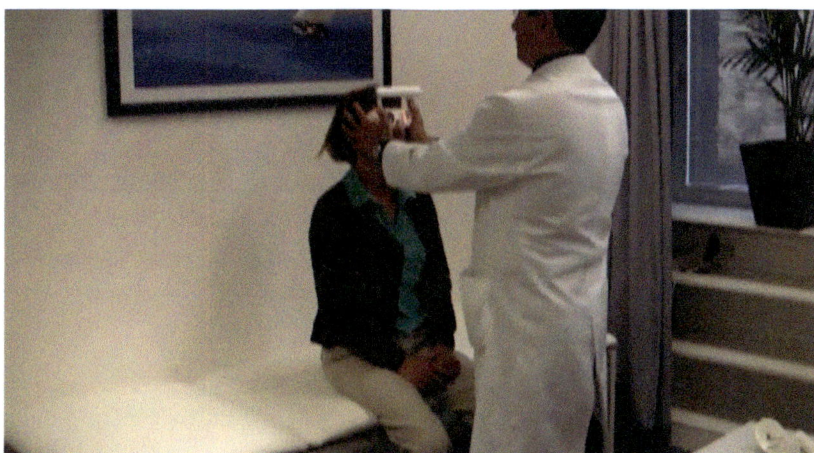

Video 5.1: Diagnostisches Semont-Manöver

Videobeschreibung: In Rechtsseitenlagerung zeigt sich ein vertikal torsioneller (oberer Pol des Auges schlägt zum rechten Ohr) Lagenystagmus: Periphere Lageschwindel (PPV) des rechten posterioren Bogengangs.

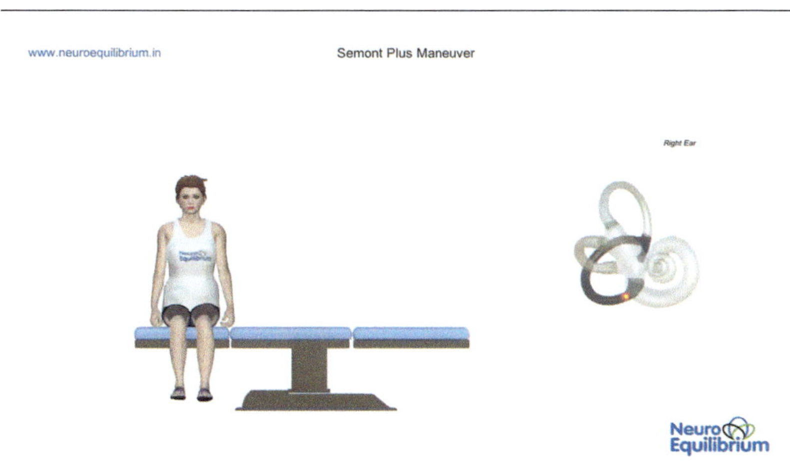

Video 5.2: Simulation des therapeutischen Semont-plus-Manövers für den rechten posterioren Bogengang

Video 5.3: Durchführung des therapeutischen Semont-plus-Manövers

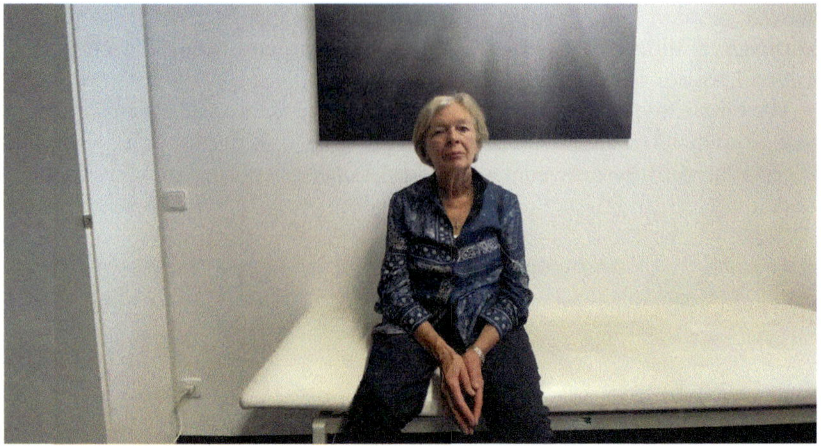

Videobeschreibung: Durchführung des therapeutischen Semont-plus-Manövers für den rechten posterioren Bogengang; jede Position muss 60 sec eingehalten werden.

Eine Verlaufskontrolle erfolgte nach zwei Wochen, um den Therapieeffekt zu beurteilen. Es ließ sich weder ein Lageschwindel noch ein Lagenystagmus auslösen.

Postrepositionsotolithen-Schwindel als »erwünschte unerwünschte« Wirkung

Typischerweise berichtete die Patientin über verstärkten Schwankschwindel mit Gangunsicherheit nach erfolgreicher Durchführung der Befreiungsmanöver. Dies ist eine typische »erwünschte unerwünschte« Wirkung der erfolgreichen Befreiungsmanöver.

Wichtig: Die Patienten müssen vor Durchführung der therapeutischen Manöver auf diese »erwünschte unerwünschte« Wirkung hingewiesen werden, damit die Betroffenen diese als positiv und gutes Zeichen werten, weil es anzeigt, dass die Kristalle wieder dahin zurückfallen, wo sie herkamen und hingehören (auf den Utriculus) und damit einen Postrepositionsotolithen-Schwindel auslösen. Werden die Patienten darauf nicht hingewiesen, so ist sicherlich das Risiko eines sekundären funktionellen Schwindels höher.

5.1.4 Essenz des vorliegenden Falles

1. Patienten mit einem PPV, insbesondere ältere, klagen oft über Schwankschwindel und Gangunsicherheit als führendes Symptom. Dies beruht auf zwei Faktoren: Erstens, Patienten vermeiden die auslösenden Manöver für die Drehschwindelepisoden, d. h. rasches Hinlegen, Aufrichten oder Umdrehen im Bett, und zweitens, Patienten können – wie oben dargestellt – vorwiegend unter einem fluktuierenden Postrepositionsotolithen-Schwindel leiden.

2. Jeder Patient mit Schwindel, unabhängig von der Anamnese, muss mittels diagnostischer Manöver auf einen PPV untersucht werden. Dies gilt insbesondere für ältere Patienten, Patienten nach einem SHT und Patienten, die an jedweder anderen Innenohrerkrankung leiden, weil hier das Risiko eines PPV noch größer ist.

5.2 Fall 2

5.2.1 Anamnese

Eine ansonsten gesunde 25-jährige Studentin, die sich ambulant vorstellt, litt vor einem Jahr unter einem PPV des linken posterioren Bogengangs, der erfolgreich behandelt worden war. Jetzt berichtet sie über einen seit zwei Wochen bestehenden fluktuierenden Dauerdrehschwindel, der von der Kopfposition abhängig sei. Wenn Sie sich hinlege, umdrehe im Bett, aufrichte, gehe und stehe, sei dieser praktisch immer vorhanden. Er nehme zu, wenn sie den Kopf nach vorne und in den Nacken nehme.

Arzt:	Wie ist der Drehschwindel, wenn Sie den Kopf etwas nach vorne nehmen?
Patientin:	Dann klingt er nach wenigen Sekunden ab.
Arzt:	Ist der Schwindel stärker, wenn Sie sich im Bett nach rechts oder links legen?
Patientin:	Da habe ich keinen deutlichen Unterschied gespürt.
Arzt:	Gibt es noch weitere Beschwerden?
Patientin:	Ja, ich leide seither praktisch dauernd unter leichter Übelkeit sowie Gangunsicherheit.
Arzt:	Waren Sie jetzt schon in ärztlicher Behandlung?
Patientin:	Ja, ich war in einer Notaufnahme und da hat man mir gesagt, ich habe einen Gleichgewichtsausfall auf der rechten Seite, weil meine Augen nach links schlugen. Die Ärzte waren sich aber nicht ganz sicher und haben mich dann nach zwei Tagen wieder nach Hause geschickt.

5.2.2 Differenzialdiagnosen (basierend auf der Anamnese)

Angenommen wurde eine Akute unilaterale Vestibulopathie/Neuritis vestibularis oder ein zentraler Schwindel, bei der jungen Patientin zum Beispiel als Erstmanifestation einer MS. Wäre der klinische Befund, anders als bei dieser Patientin, regelrecht, könnte man darüber hinaus an einen funktionellen Schwindel denken, allerdings wäre ein Dauerdrehschwindel eine ungewöhnliche Manifestation für eine funktionelle Störung.

5.2.3 Weiteres Vorgehen

Beginn mit den diagnostischen Manövern für die horizontalen Bogengänge

Es sollte eine systematische körperliche Untersuchung erfolgen, insbesondere des vestibulären und okulomotorischen sowie zerebellären Systems.

5.2.4 Pathologische Befunde

Bei der sitzenden Patientin findet sich ein linear horizontaler nach links schlagender Nystagmus. Die Intensität des Nystagmus nimmt zu, wenn die Patientin den Kopf in den Nacken nimmt. Der Nystagmus klingt ab, wenn die Patientin den Kopf circa 30° nach vorne kippt. Der Nystagmus wechselt die Richtung, d. h., er schlägt nach rechts linear horizontal, wenn die Patientin den Kopf weiter nach vorne nimmt.

Bei der Durchführung der diagnostischen Lagemanöver für den horizontalen Bogengang (sogenannter Supine-Roll-Test [SRT]) mit um 25 ° erhöhtem Kopf (um den horizontalen Bogengang in eine vertikale Position zu bringen, sonst sind weder die diagnostischen noch die therapeutischen Manöver wirksam!) zeigt sich in Linksseitenlage ein geringer linear horizontaler ageotroper (zur Decke schlagender) Nystagmus. In Rechtsseitenlage findet sich ebenfalls ein linear horizontaler ageotroper Nystagmus mit etwas stärkerer Intensität. Auf beiden Seiten handelt es sich um einen sehr lang anhaltenden Nystagmus.

Eine apparative Diagnostik ist bei einem eindeutigen Befund wie im vorliegenden Fall nicht nötig.

5.2.5 Diagnose

Bei horizontalem Spontannystagmus an eine Kupulolithiasis eines horizontalen Bogengangs denken

Die Diagnose lautet PPV aufgrund einer Kupulolithiasis des linken horizontalen Bogengangs.

5.2.6 Differenzialdiagnosen

- Akute unilaterale Vestibulopathie (AUVP)/Neuritis vestibularis. Hier tritt oft eine Verwechslung der Diagnosen auf, insbesondere da bei der AUVP auch ein Spontannystagmus besteht. Dieser ist aber typischerweise horizontal torsionell und wechselt nicht kopfpositionsabhängig die Richtung, wobei die Intensität von der Kopfposition relativ zur Schwerkraft abhängen kann. Bei der AUVP wird ferner zur Diagnosestellung ein pathologischer Kopfimpulstest ohne Hinweise für zentrale Störungen aus der Anamnese und bei der körperlichen

Untersuchung, insbesondere des okulomotorischen Systems, gefordert.
- Zentrale Läsion im Sinne eines zentralen Spontannystagmus, der in der Tat linear horizontal sein kann, aber seine Richtung nicht lageabhängig wechselt
- Zentraler Lagenystagmus (Übersicht in Lemos & Strupp, 2022) (siehe dazu ▶ Kap. 15)

5.2.7 Therapie

Kopfschütteln hilft bei der Kupulolithiasis

Für die Behandlung der Kupulolithiasis des horizontalen Bogengangs werden verschiedene Befreiungsmanöver vorgeschlagen. Ziel dieser Übungen ist es, die Kristalle von der Kupula zu lösen. Unserer Auffassung nach ist das theoretisch und praktisch offensichtlich wirksamste Manöver einfaches hochfrequentes Kopfschütteln mit nach vorn geneigtem Kopf, sodass der horizontale Bogengang vertikal steht. Dadurch kommt es zu einer Umwandlung der Kupulolithiasis in eine Kanalolithiasis, die dann entsprechend behandelt werden sollte. Im Fall der oben genannten Patienten führte hochfrequentes Kopfschütteln zur Beschwerdefreiheit innerhalb von zwei Tagen.

5.2.8 Fazit für die klinischen Befunde dieser Patientin

Vorrangiger klinischer Befund des Nystagmus:

- Normale aufrechte Kopfposition: persistierender linear horizontaler Spontannystagmus (zur betroffenen Seite), mit Dauerdrehschwindel
- Nach hinten überstreckter Kopf: persistierender linear horizontaler Spontannystagmus (zur betroffenen Seite) mit Dauerdrehschwindel; hierbei nimmt die Intensität des Nystagmus typischerweise zu
- Kopf um ca. 25 ° vorne beugen: Abklingen von Spontannystagmus und Drehschwindel
- Kopf weiter nach unten beugen: persistierender linear horizontaler Spontannystagmus (zur *nicht* betroffenen Seite) mit Dauerdrehschwindel
- Untersuchung des Patienten mit den diagnostischen Lagemanövern für einen horizontalen PPV, dem »Supine-Roll-Test« mit 25 ° erhobenem Kopf:
  - Bei der Kupulolithiasis findet sich typischerweise ein linear horizontaler ageotroper Nystagmus.
  - Ein weiteres wichtiges Unterscheidungskriterium zwischen Kanalo- und Kupulolithiasis ist die Dauer von Nystagmus und Drehschwindel. Bei der Kupulolithiasis besteht ein langanhaltender Drehschwindel mit langanhaltendem Nystagmus. Letzteres ist ein sehr wichtiges differenzialdiagnostisches Kriterium. Bei der Kanalolithiasis findet

sich ein crescendo-decrescendo-artiger, bis maximal eine Minute anhaltender, teilweise sehr heftiger Drehschwindel und Nystagmus.

Bei V.a. zentralen Spontannystagmus auf zentrale Okulomotorikstörungen untersuchen

Bei Verdacht auf einen **zentralen Spontannystagmus** muss man nach zentralen okulomotorischen Zeichen suchen, insbesondere vertikale Deviation/skew deviation, horizontalem Blickrichtungsnystagmus (entgegen der Richtung der schnellen Phase des Spontannystagmus), sakkadierte Blickfolge, dysmetrische Sakkaden und/oder normalen Kopfimpulstest.

5.3 Fall 3

5.3.1 Anamnese

Ein 12-jähriger Junge fällt zwei Tage vor der notfallmäßigen Aufnahme aus geringer Höhe von einem Apfelbaum. Es kommt weder zu einem Bewusstseinsverlust noch zu äußeren Verletzungen. Er klagt lediglich nach dem Sturz über Schwankschwindel und Gangunsicherheit. Am darauffolgenden Morgen bemerkt er beim Umdrehen im Bett nach rechts und links, beim Aufstehen und beim Hinlegen kurzen Drehschwindel mit leichter Übelkeit und laufenden Bildern vor den Augen. Die Beschwerden klingen nach einigen Sekunden jeweils ab.

Arzt:	Wie geht es dir jetzt?
Patient:	Wenn ich jetzt so hier ruhig sitze, ist alles in Ordnung. Wenn ich den Kopf nach vorne oder in den Nacken nehme, dann dreht sich alles für ein paar Sekunden.
Arzt:	Ist da ein Unterschied in Bezug auf die Stärke des Schwindels, ob du dich im Bett nach rechts oder links drehst?
Patient:	Es dreht sich bei mir, egal ob ich mich nach rechts oder links drehe. Wenn ich den Kopf in der Mitte habe und ruhig halte, klingt alles ab.
Arzt:	Hast du noch andere Beschwerden?
Patient:	Ja, mir ist manchmal übel und wenn ich zur Decke oder zum Boden schaue, hüpfen die Bilder.
Arzt:	Wie ist es beim Gehen?
Patient:	Ich habe das Gefühl, wie auf Watte oder Wolken zu gehen.

5.3.2 Arbeitsdiagnose

Die Arbeitsdiagnose lautet Lageschwindel, am ehesten posttraumatisch, in Kombination mit einem posttraumatischen Otolithenschwindel.

5.3.3 Weiteres Vorgehen

Durchgeführt werden die diagnostischen Lagemanöver, beginnend mit dem horizontalen Bogengang, dann dem posterioren und anschließend dem anterioren Bogengang, falls notwendig.

5.3.4 Klinischer Befund und Diagnose

Bei der Durchführung der diagnostischen Semont-plus-Manöver für den rechten posterioren Bogengang fand sich ein typischer PPV dieses Bogengangs. Nachdem die Diagnose gesichert galt, wurde dem Patienten und seinen Eltern die Durchführung der Befreiungsmanöver gezeigt (Semont-plus). Diese sollten dreimal morgens, dreimal mittags und dreimal abends durchgeführt werden. Eine Verlaufskontrolle erfolgt eine Woche später.

An bilateralen PPV denken, insbesondere nach SHT

5.3.5 Verlauf

Bei der Verlaufskontrolle berichten Patient und Eltern, dass weiterhin lageabhängige Drehschwindelepisoden bestünden, obwohl die therapeutischen Manöver wohl richtig durchgeführt worden seien.

Der junge Patient wird erneut mit den diagnostischen Manövern untersucht. Auf der rechten Seite lässt sich weder Lageschwindel noch Lagenystagmus auslösen. Daraufhin wird der Patient jetzt auch auf einen linksseitigen PPV des posterioren Bogengangs untersucht. Hier zeigt sich ein typischer Befund mit vertikal zur Stirn und torsionell im Uhrzeigersinn zum betroffenen Ohr schlagender Nystagmus.

5.3.6 Essenz des vorliegenden Falles

Alle Patienten, unabhängig von der Anamnese, vor allem aber Patienten mit V.a. einen posttraumatischen PPV, müssen klinisch auch auf einen *beidseitigen* PPV untersucht werden. Der beidseitige PPV ist besonders häufig nach einem SHT und findet sich hier in etwa 10% der Fälle.

In Bezug auf die Therapie empfehlen wir, zunächst die stärker betroffene Seite zu behandeln und dann eine Verlaufskontrolle nach einer Woche durchzuführen, um sicherzustellen, dass diese Seite erfolgreich therapiert ist. Anschließend sollte die andere Seite behandelt werden.

5.4 Fall 4

5.4.1 Anamnese

»Vertigo to the power of x»

Eine 46-jährige Kollegin, die sich schon seit vielen Jahren aufgrund eines rechtsseitigen Morbus Menière und einer zusätzlich bestehenden vestibulären Migräne in ambulanter Behandlung befindet, stellt sich wegen erneuter Beschwerden ambulant vor. Zur Behandlung des Morbus Menière erhält sie seit zwei Jahren eine Kombinationstherapie aus 3 × 48 mg pro Tag Betahistin und 1 mg Rasagilin. Die letzte Schwindelepisode sei vor sechs Monaten aufgetreten und das Hören habe sich im Verlauf gebessert, auch seien sowohl Tinnitus als auch Ohrdruck abgeklungen. Zur prophylaktischen Behandlung der vestibulären Migräne sei Episodenfreiheit durch 16 mg pro Tag Candesartan erreicht worden.

Arzt: Weshalb stellen Sie sich heute in unserer Ambulanz vor?
Patientin: Seit einer Woche habe ich erneut Schwindelbeschwerden und war schon bei zwei Kollegen, die keine Diagnose stellen konnten.
Arzt: Ist das ein Dauerschwindel oder sind es Schwindelepisoden?
Patientin: Es sind Schwindelepisoden.
Arzt: Wie lange halten diese an?
Patientin: Meistens nur wenige Sekunden.
Arzt: Treten diese spontan auf oder werden sie durch irgendetwas ausgelöst?
Patientin: Die Episoden werden durch Umdrehen im Bett, Aufrichten und Hinlegen ausgelöst.
Arzt: Ist das mehr ein Dreh- oder eher ein Schwankschwindel?
Patientin: Beim Umdrehen ist es ein Drehschwindel, beim Gehen merke ich aber auch einen leichten Schwankschwindel mit Gangunsicherheit.
Arzt: Zu welcher Tageszeit sind die Beschwerden am stärksten?
Patientin: Vor allem morgens, wenn ich mich dann im Bett umdrehe und wenn ich aufstehen will.
Arzt: Ist der Schwindel stärker, wenn sie sich nach rechts drehen oder wenn sie sich nach links drehen?
Patientin: Ich glaube, die sind etwas stärker, wenn ich mich nach rechts drehe, das kann ich aber nicht ganz genau sagen.
Arzt: Welche Beschwerden außer dem Drehschwindel haben Sie während dieser Episoden noch?
Patientin: Manchmal leichte Übelkeit und hüpfende Bilder vor den Augen.
Arzt: Gehen die Schwindelbeschwerden auch mit Hörstörungen, Tinnitus oder Ohrdruck einher?
Patientin: Nein.

Arzt: Gehen die Schwindelbeschwerden mit Kopfschmerz, Licht- oder Lärmempfindlichkeit einher, also den Beschwerden, die Sie von ihrer Migräne kennen?
Patientin: Nein.
Arzt: Welche Untersuchungen haben die anderen Ärzte bei Ihnen gemacht?
Patientin: Sie haben meine Augenbewegungen, mein Gleichgewichtsorgan und mein Hörvermögen untersucht.
Arzt: Wurden auch die diagnostischen Lagemanöver gemacht?
Patientin: Daran kann ich mich nicht erinnern. Sie sagten, dass meine Beschwerden wohl vom Morbus Menière oder der Schwindelmigräne kämen.

Mehrere Schwindelerkrankungen gleichzeitig möglich

5.4.2 Arbeitsdiagnose

Die Arbeitsdiagnose lautet PPV basierend auf der Anamnese; diese muss durch den klinischen Befund überprüft werden.

Bei Schwindel immer auf PPV untersuchen

5.4.3 Klinischer Befund

Als Erstes sollten die diagnostischen Lagemanöver durchgeführt werden, zunächst für den horizontalen, dann für den posterioren und abschließend für den anterioren Bogengang, jeweils beginnend mit der rechten Seite und dann die linke Seite.

Bei der klinischen Untersuchung findet sich eine leichte Innenohrschwerhörigkeit rechts, wie vorbeschrieben, darüber hinaus eine leichte zentrale Okulomotorikstörung, die ebenfalls bekannt war. Sämtliche Lagemanöver sind regelrecht.

5.4.4 Weiteres Vorgehen

Der Patientin wird die Durchführung der diagnostischen Lagemanöver für alle drei Bogengänge gezeigt, die sie für zehn Tage jeden Morgen durchführen soll. Kann sie dabei Drehschwindelepisoden auslösen, so kann die Patientin idealerweise ein Video ihrer Augenbewegungen machen, zum Beispiel mit der »EyeStabilizer App«. Dieses sollte sie dem Arzt schicken, sodass in Bezug auf Lageschwindel (ja/nein, welche Seite, welcher Bogengang und welcher Mechanismus) eine präzise Diagnose gestellt werden kann.

5.4.5 Differenzialdiagnosen

Tab. 5.1: Differenzialdiagnosen beim Leitsymptom rezidivierende Schwindelepisoden (modifiziert nach Strupp et al., 2022)

Periphere vestibuläre Erkrankungen	Zentrale Störungen	Andere Erkrankungen	Erkrankungen oder Umstände, die mit einem höheren Risiko für einen PPV einhergehen
• PPV: Posteriorer, horizontaler, anteriorer Bogengang • PPV: bilateral • PPV: mehrere Bogengänge • Syndrom der dritten mobilen Fenster • Vestibularisparoxysmie	• Zentraler Lageschwindel/-nystagmus • Vestibuläre Migräne • TIA • »Vertebral artery compression syndrome« • Paroxysmale Hirnstamm- oder Kleinhirnepisoden	• Orthostatischer Schwindel • Stoffwechselerkrankungen, z. B. Hypoglykämie • Panikeattacken • Medikamente	• SHT • Längere Bettlägerigkeit • Reduzierte körperliche Aktivität • Höheres Alter • Z. n. akuter unilateraler Vestibulopathie • M. Menière • Vestibuläre Migräne • Innenohrschwerhörigkeit

5.4.6 Verlauf

Zwei Tage später schickte die Patientin ein Video ihrer Augenbewegungen während der diagnostischen Lagemanöver. Hier zeigte sich in Rechtsseitenlage ein typischer PPV des rechten posterioren Bogengangs. Die Patientin führte daraufhin die Semont-plus-Manöver mittels der »Lageschwindel-App« durch und war nach zwei Tagen beschwerdefrei; dies wurde durch eine Verlaufskontrolle acht Tage später bestätigt.

5.4.7 Essenz des vorliegenden Falles

1. Alle Patienten mit Schwindel sollten immer und bei jeder Konsultation auf einen PPV untersucht werden.
2. Dies gilt insbesondere für Patienten mit anderen Innenohrerkrankungen oder anderen vestibulären Erkrankungen, da dadurch das Risiko für einen PPV bis zu dreimal so hoch ist.
3. Sollte bei der Untersuchung in der Klinik kein pathologischer Befund erhoben werden, empfehlen wir, dass der Patient eine Anleitung zur Durchführung der diagnostischen Manöver erhält und diese dann zehn Tage lang selbstständig in der Früh durchführt. Lässt sich dabei Lageschwindel auslösen, sollte idealerweise ein Video der Augenbewegungen gemacht werden, um die Diagnose zu stützen. Lässt sich auch nach zehn

Tagen kein Lageschwindel auslösen, so ist anzunehmen, dass der Patient derzeit beschwerdefrei ist und sich offensichtlich selbst geheilt hat.

5.5 Peripherer Lageschwindel: Übersicht und Aktuelles

Leitsymptom des PPV (bitte nicht mit PPPD verwechseln), der häufigsten Ursache peripher vestibulären episodischen Schwindels, sind rezidivierende, durch Kopflageänderungen relativ zur Schwerkraft ausgelöste kurze Drehschwindelepisoden mit gleichzeitigem Lagenystagmus (die Diagnosekriterien finden sich unter https://www.thebaranysociety.org/icvd-consensus-documents/).

Die Prävalenz, insbesondere bei älteren Patienten ist hoch, z. B. liegt sie in einem Kollektiv von »gesunden« 75- bis 78-jährigen Patienten bei 4,5 % (Lindell et al., 2024). Ferner ließ sich bei Personen mit einem erhöhten Sturzrisiko bei 238 von 618 (39 %) ein PPV nachweisen; 26 % davon gaben keinen Schwindel an (Hyland et al., 2024).

Ursache des PPV sind meist freibewegliche Otokonien, die im betroffenen Bogengang bei Lageänderung zu einer Auslenkung der Kupula führen, d. h. Kanalolithiasis, oder selten eine Kupulolithiasis, wenn die Otokonien an der Kupula anhaften.

Diese Erkrankung ist für die meisten Patienten nicht »benigne«, wie viele Studien belegen: z. B. bestehen ein erhöhtes Sturzrisiko und eine deutlich reduzierte Lebensqualität (Pauwels et al., 2023, Lopez-Escamez et al., 2005, Bhattacharyya et al., 2017, Madrigal et al., 2024, Pauwels et al., 2024), kognitive Beeinträchtigungen (Bhattacharyya et al., 2024), anschließender Schwankschwindel (Özgirgin et al., 2024) und eine hohe kumulative Rezidivrate von 50 % (Brandt et al., 2006). Gerade bei älteren Menschen wird PPV oft nicht diagnostiziert (Balatsouras et al., 2018), was zu einer langen Krankheitsdauer führt. Deshalb wird vorgeschlagen, die Terminologie anzupassen (ein entsprechende Publikation wurde eingereicht).

Der PPV geht am häufigsten vom posterioren Bogengang (pc-PPV), seltener vom horizontalen (hc-PPV) und sehr selten vom anterioren/superioren Bogengang (ac-PPV) aus; diese unterschiedliche Verteilung hat anatomische Gründe, u. a. da der posteriore Bogengang der relativ niedrigste und der superiore Bogengang der relativ höchstgelegene ist.

Beginnt man – wie heutzutage empfohlen – mit der Testung der horizontalen Kanäle, wird der sog. Supine-Roll-Test (SRT) mit um 25 ° erhöhtem Kopf durchgeführt – somit liegt der Anteil von Patienten mit einem hc-PPV deutlich höher, bei bis zu 45 % (Bhandari et al. 2023). Wichtig: Manchmal sind mehrere Bogengänge betroffen, insbesondere nach einem SHT, sodass immer alle Bogengänge untersucht werden sollten (diagnostische Manöver siehe weiter unten). Auch ist der Einsatz von Smartphones mit der Aufzeichnung von Augenbewegungen sehr hilfreich, da die Patienten die diagnostischen Manöver durchführen können, wenn sie symptomatisch sind und sich dadurch die Diagnosesicherheit verbessern lässt.

Leider zeigt die klinische Praxis aber, dass die meisten Patienten mit Schwindel überhaupt keine diagnostischen Manöver erhalten und dass, selbst wenn ein PPV diagnostiziert wird, dieser nicht adäquat behandelt wird. Deshalb lautet die klare Empfehlung, alle Patienten, insbesondere ältere, mit Schwindel, Gangstörungen und Stürzen auf einen PPV zu untersuchen und konsequent zu behandeln mit Verlaufskontrollen zur Überprüfung des Therapieeffektes und der Frage, ob es einen Übergang in einen anderen Bogengang gegeben hat (Strupp et al., 2023a).

Bei der apparativen Testung von Patienten mit »idiopathischem PPV« finden sich typischerweise keine vestibulären Defizite, weder der Bogengänge noch der Otolithen-Organe; Patienten mit einem Postrepositionsotolithen-Schwindel können Otolithen-Funktionsstörungen aufweisen (Ismail et al., 2024).

Bis zu 70% aller Patienten mit PPV aus einer Studie mit 201 Patienten hatten »residuelle Symptome« nach erfolgreicher Therapie (Acle-Cervera et al., 2025); diese hängen auch von der Zeitspanne zwischen Symptombeginn und Diagnosestellung ab, wie eine Studie an 193 Patienten gezeigt hat (Yan et al., 2025). Auch deshalb ist eine frühe Diagnosestellung erforderlich.

5.5.1 Fazit

PPV wird immer noch übersehen

Der PPV wird immer noch zu oft übersehen, insbesondere bei älteren Menschen. Deshalb sollten alle Patienten mit Schwindel, Gangunsicherheit und Stürzen mittels Lagemanöver untersucht werden. Dabei ist es wichtig, mit der Untersuchung des horizontalen Bogengangs zu beginnen. Meist bleibt die Ätiologie unklar. Häufigste nachweisbare Ursache ist ein SHT, wobei schon ein leichtes ausreichend ist. Häufigste unerwünschte Wirkung der Befreiungsmanöver ist ein »Postrepositionsotolithen-Schwindel«, auf den die Patienten vor Beginn der Behandlung proaktiv hingewiesen werden sollten und der sich durch Physiotherapie bessern lässt.

5.5.2 Peripherer Lageschwindel des posterioren Bogengangs (pc-PPV)

5.5.2.1 Diagnostik

Die diagnostischen Kriterien des pc-PPV lauten wie folgt (Kriterien unter https://www.thebaranysociety.org/icvd-consensus-documents/ [von Brevern et al., 2015]; Übersetzung durch den Autor):

Diagnostische Kriterien

A) Rezidivierende Episoden mit Lageschwindel, hervorgerufen durch Hinlegen oder Umdrehen in der Rückenlage
B) Dauer der Episoden < 1 Min.
C) Lagenystagmus, der nach einer Latenz von einer oder wenigen Sekunden durch das seitliche Lagemanöver (diagnostisches Semont-Manöver) oder das Dix-Hallpike-Manöver entsteht. Der Nystagmus ist eine Kombination aus einem torsionellen Nystagmus (oberer Pol der Augen schlägt zum untenliegenden Ohr) und einem vertikalen Nystagmus, der nach oben (in Richtung der Stirn) schlägt und typischerweise < 1 min dauert
D) Nicht auf eine andere Erkrankung zurückzuführen.

5.5.2.2 Therapie

Wirksamste Therapie: das neue Semont-plus-Manöver

Wichtig beim Semont-Manöver (korrekte Rechtschreibung ohne »accent aigu«) ist eine korrekte Drehung des Kopfes um 45 ° zur Frontalebene, um den betroffenen Bogengang in die Lageebene zu bringen. Mittels eines in-vitro-Modells eines Bogengangs wurde gezeigt, dass die Manöver nur bei einem Winkel von 45 ° ± 20 ° wirksam sind. Ferner: Je weiter man sich von 45 ° entfernt, umso länger muss die Position eingehalten werden. Beides ist für die tägliche Praxis wichtig zu wissen.

Eine Modifikation des Semont-Manövers ist das sog. Semont-plus-Manöver, das auf den Ergebnissen an einem mechanischen Modell des PPV basiert (Obrist et al., 2016): Beim ersten Wurf wird der (um 45 ° zur nicht betroffenen Seite gedrehte) Kopf des Patienten nicht nur um 90 °, sondern mindestens um 150 ° zur betroffenen Seite geworfen, wodurch sich die Otokonien schon sehr viel weiter in die gewünschte Richtung bewegen. Damit konnte in einer tri-nationalen Studie mit 194 Patienten die mittlere Zeit bis zur Beschwerdefreiheit gegenüber dem Semont-Manöver signifikant von 3,6 auf 1,8 Tage reduziert werden. In einer analogen Studie zeigte sich, dass das Semont-plus-Manöver (mittlere Zeit bis zur Beschwerdefreiheit 1,9 Tage) auch dem Epley-Manöver (3,3 Tage) signifikant überlegen ist (Strupp et al., 2023b). Wichtig ist, dass die Übungen dreimal morgens, dreimal mittags und dreimal abends erfolgen und jede Position 60 s beibehalten wird. Darüber hinaus sind Kontrollen des Therapieeffektes nach einer Woche indiziert.

5.5.2.3 Fazit

Bei der Durchführung des Semont-Manövers für den pc-PPV ist auf eine korrekte Kopfdrehung um 45° zu achten, weil sonst weder die diagnostischen noch die therapeutischen Manöver erfolgreich sind. Das Semont-plus-Manöver ist wirksamer als das normale Semont-Manöver und als das Epley-Manöver, sodass wir das Semont-plus-Manöver empfehlen.

5.5.3 Peripherer Lageschwindel des horizontalen Bogengangs (hc-PPV)

5.5.3.1 Diagnostik

Die **Kanalolithiasis** des hcPPV (hc-PPV-Ka) ist wie folgt definiert (Kriterien unter https://www.thebaranysociety.org/icvd-consensus-documents/ [von Brevern et al., 2015]; Übersetzung durch den Verfasser):

Diagnostische Kriterien

A) Rezidivierende Episoden mit Lageschwindel, hervorgerufen durch Hinlegen oder Umdrehen in der Rückenlage
B) Dauer der Episoden < 1 Min.
C) Lagenystagmus, der nach keiner oder nach kurzer Latenz beim Umdrehen in Rückenlage nach rechts und links auftritt und linear horizontal zum jeweils untenliegenden Ohr schlägt (**geotrop**); Dauer des Nystagmus < 1 Min.
D) Nicht auf eine andere Erkrankung zurückzuführen.

Die seltenere **Kupulolithiasis** des hc-PPV (hc-PPV-Ku) ist wie folgt definiert (Kriterien unter https://www.thebaranysociety.org/icvd-consensus-documents/ [von Brevern et al., 2015]; Übersetzung durch den Verfasser):

Diagnostische Kriterien

A) Rezidivierende Episoden mit Lageschwindel, hervorgerufen durch Hinlegen oder Umdrehen in der Rückenlage
B) Lagenystagmus, der nach keiner oder nach kurzer Latenz beim Umdrehen in Rückenlage nach rechts und links auftritt und horizontal zum jeweils obenliegenden Ohr schlägt (**ageotrop**); Dauer > 1 Min.
C) Nicht auf eine andere Erkrankung zurückzuführen.

Basierend auf detaillierten Simulationen der Bewegung der Otokonien und des Lagenystagmus bei Kanalolithiasis des horizontalen Bogengangs wird empfohlen, mit dem SRT vor den diagnostischen Manövern für den pc-PPV zu beginnen (Bhandari et al., 2022), wobei es keinen Unterschied macht, ob man nur den Kopf oder den ganzen Körper dreht (Lee et al., 2024). Ferner konnte erklärt werden, dass die teilweise verwirrenden Befunde in Bezug auf die Richtung und die Intensität des Nystagmus von der initialen Position der Otokonien und dem Winkel der Kopfrotationen abhängen. Schließlich ist es auch wichtig, dass der Kopf des Patienten um 25 % angehoben wird, um den horizontalen Bogengang in eine vertikale Position zu bringen. Etwa 20 % der Patienten mit einem hc-PPV, vor allem der Kupulolithiasis, haben einen »peripheren vestibulären Pseudonystagmus«, der zu der Fehldiagnose einer AUVP führen kann.

5.5.3.2 Therapie

Wirksamste Therapie: modifiziertes Roll-Manöver

Zur Behandlung der hc-PPV-Ka und der hc-PPV-Ku wurden verschiedene Manöver entwickelt; für die Kanalolithiasis (geotroper Nystagmus) z. B. das modifizierte Roll-Manöver (▸ Video 5.4), welches wir bevorzugen, das Gufoni-Manöver, das modifizierte Zuma-Manöver sowie zwölfstündiges Liegen auf der nicht betroffenen Seite. 3D-Simulationen von sechs Manövern für die Kanalolithiasis zeigen, dass nur das modifizierte Roll-Manöver mit zuerst 90 °-Drehung zur betroffenen Seite und das Zuma-Manöver für alle Formen theoretisch wirksam sind (Bhandari et al., 2021). Bei der Kupulolithiasis (apogeotroper Nystagmus) werden das Kopfschüttel-, das modifizierte Gufoni-, das Otokonienrepositions- oder das Zuma-Manöver eingesetzt.

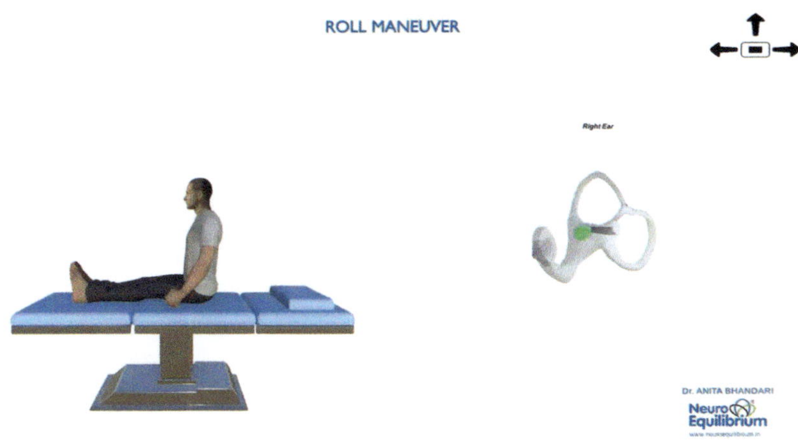

Video 5.4: Therapeutisches Manöver für eine Kanalolithiasis des rechten horizontalen Bogengangs

Für die Therapie der hc-PPV-Ku zeigten sich keine signifikanten Unterschiede zwischen Kopfschüttel-, Gufoni-Appiani und dem sog. Otokonienrepositions-Manöver, sodass wir auch weiterhin das einfache Kopfschüttelmanöver empfehlen; anschließendes Liegen auf der nicht betroffenen Seite verbessert den Therapieerfolg (Han et al., 2024).

5.5.3.3 Fazit

Der PPV des horizontalen Bogengangs wird immer noch übersehen. Deshalb sollte mit den diagnostischen Manövern für diesen Bogengang begonnen werden. Wichtig für die diagnostischen und therapeutischen Manöver ist es, den Kopf um 25 ° zu erhöhen, um den horizontalen Bogengang in eine vertikale Position zu bringen. Ferner sollte bei einem linear horizontalen Spontannystagmus an eine Kupulolithiasis gedacht werden. Die Therapie der Wahl für die Kanalolithiasis eines horizontalen Bogengangs ist das modifizierte Roll-Manöver.

5.5.4 Peripherer Lageschwindel des anterioren Bogengangs (ac-PPV)

5.5.4.1 Diagnostik

Der aufgrund seiner anatomischen Orientierung seltene ac-PPV ist bei Lagerung in Kopfhängelage durch einen vertikal nach unten schlagenden Nystagmus mit torsioneller Komponente, die von der Blickposition abhängt, charakterisiert (diagnostische Kriterien unter https://www.thebaranysociety.org/icvd-consensus-documents/); die wichtigste Differenzialdiagnose ist ein zentraler Lagenystagmus.

5.5.4.2 Therapie

Das modifizierte Yacovino-Manöver einsetzen

Mittels Simulation wurde nachgewiesen, dass eine **Modifikation** des Yacovino-Manövers mit Kopf in aufrechter Position nach dem Aufrichten die Wirksamkeit theoretisch erhöht und das ursprünglich vorgeschlagene Manöver zu einem Übergang in einen pc-PPV führen kann (Bhandari et al., 2021).

5.5.4.3 Fazit

Es wird empfohlen, mit den diagnostischen Manövern für den horizontalen Bogengang zu beginnen, vor den Manövern für den posterioren und anterioren Bogengang. Patienten mit einem hc-PPV-Ku haben einen peripheren horizontalen Pseudospontannystagmus, der zu einer Verwechselung mit einer AUVP führen kann. Auf der Basis von 3D-Simulationen wird zur Therapie der hc-PPV-Ku mittels modifiziertem Roll-Manöver zunächst eine Drehung zur betroffenen Seite und dann Drehungen in 90 °-Schritten zur nicht betroffenen Seite empfohlen. Für die hc-PPV-Ku ist das Kopfschüttelmanöver wirksam. Zur Therapie des ac-PPV empfehlen wir eine vereinfachte Modifikation des Yacovino-Manövers.

5.6 Literatur

Acle-Cervera, L., Carballo-Lahoz, L., Esteban-Sánchez, J. et al. (2025). Life after benign paroxysmal positional vertigo: one-year analysis of recurrence, headaches, neck pain, falls, and functional vestibular symptoms. *Eur Arch Otorhinolaryngol.* https://doi.org/10.1007/s00405-024-09094-x

Balatsouras, D. G., Koukoutsis, G., Fassolis, A. et al. (2018). Benign paroxysmal positional vertigo in the elderly: current insights. *Clin Interv Aging, 13*, 2251–2266. https://doi.org/10.2147/cia.s144134

Bhandari, R., Bhandari, A., Hsieh, Y. H. et al. (2023). Prevalence of Horizontal Canal Variant in 3,975 Patients With Benign Paroxysmal Positional Vertigo: A Cross-sectional Study. *Neurol. Clin. Pract, 13*, e200191. https://doi.org/10.1212/cpj.0000000000200191

Bhandari A, Bhandari R, Kingma H, Strupp M. Modified Interpretations of the Supine Roll Test in Horizontal Canal BPPV Based on Simulations: How the Initial Position of the Debris in the Canal and the Sequence of Testing Affects the Direction of the Nystagmus and the Diagnosis. Front Neurol 2022;13:881156.

Bhandari A, Bhandari R, Kingma H, Maia Ze, Strupp M. Three-dimensional simulations of six treatment maneuvers for horizontal canal benign paroxysmal positional vertigo canalithiasis. Eur J Neurol 2021;28(12):4178–4183.

Bhandari A, Bhandari R, Kingma H, Strupp M. Diagnostic and Therapeutic Maneuvers for Anterior Canal BPPV Canalithiasis: Three-Dimensional Simulations. Front Neurol 2021;12:740599.

Bhattacharyya, N., Gubbels, S. P., Schwartz, S. R. et al. (2017). Clinical Practice Guideline: Benign Paroxysmal Positional Vertigo (Update). *Otolaryngol. Head Neck Surg, 156*, S1-S47. https://doi.org/10.1177/0194599816689667

Bhattacharyya, R., Barman, A., Antony, F. (2024). Influence of BPPV and Meniere's Disease on Cognitive Abilities: A Questionnaire-Based Study. *J Otol, 19*, 10–18. https://doi.org/10.1016/j.joto.2023.11.001

Brandt, T., Dietrich, M., Strupp, M. (2023a). *Vertigo and dizziness – common complaints.* SpringerNature.

Brandt, T., Huppert, D., Hecht, J. et al. (2006). Benign paroxysmal positioning vertigo: a long-term follow-up (6–17 years) of 125 patients. *Acta Otolaryngol, 126*, 160–163. https://doi.org/10.1080/00016480500280140

Han, K., Lee, J., Shin, J. E. et al. (2024) Treatment Efficacy of Forced Prolonged Position After Cupulolith Repositioning Maneuver in Apogeotropic HSCC BPPV. *Ear Nose Throat J, 103*, Np234-np240. https://doi.org/10.1177/01455613211038274

Hyland, S., Hawke, L. J., Taylor, N. F. (2024). Benign paroxysmal positional vertigo without dizziness is common in people presenting to falls clinics. *Disabil Rehabil, 46*, 6108–6113. https://doi.org/10.1080/09638288.2024.2320271

Ismail, N. M., Kabil, S. E., Abdel-Hamid, E. F. (2024). Otolithic functions in patients with residual dizziness after successful repositioning manoeuvres for unilateral posterior canal BPPV. *J Int Med Res, 52*, 3000605241249095. https://doi.org/10.1177/03000605241249095

Lee, H. J., Yang, Y. J., Yoo, S. G. et al. (2024). Diagnostic efficacy of body roll test for lateral canal BPPV: A randomized controlled study. *Clin Exp Otorhinolaryngol.* https://doi.org/10.21053/ceo.2024.00296

Lemos, J., Strupp, M. (2022). Central positional nystagmus: an update. *J Neurol, 269*, 1851–1860. https://doi.org/10.1007/s00415-021-10852-8

Lindell, E., Finizia, C., Davidsson, H. et al. (2024). Prevalence of benign paroxysmal positional vertigo in a population-based setting among 75-year-olds. *J Vestib Res, 34*, 195–204. https://doi.org/10.3233/ves-240027

Lopez-Escamez, J. A., Gamiz, M. J., Fernandez-Perez, A. et al. (2005). Long-term outcome and health-related quality of life in benign paroxysmal positional vertigo.

Eur. Arch. Otorhinolaryngol, 262, 507–511. https://doi.org/10.1007/s00405-004-0841-x

Madrigal, J., Manzari, L., Figueroa, J. J. et al. (2024). Understanding Benign Paroxysmal Positional Vertigo (BPPV) and Its Impact on Quality of Life: A Systematic Review. *Cureus, 16*, e63039. https://doi.org/10.7759/cureus.63039

Obrist D, Nienhaus A, Zamaro E, Kalla R, Mantokoudis G, Strupp M. Determinants for a Successful Semont Maneuver: An In vitro Study with a Semicircular Canal Model. Front Neurol 2016;7:150

Özgirgin, O. N., Kingma, H., Manzari, L. et al. (2024). Residual dizziness after BPPV management: exploring pathophysiology and treatment beyond canalith repositioning maneuvers. *Front Neurol, 15*, 1382196. https://doi.org/10.3389/fneur.2024.1382196

Pauwels, S., Casters, L., Lemkens, N. et al. (2023). Gait and Falls in Benign Paroxysmal Positional Vertigo: A Systematic Review and Meta-analysis. *J. Neurol. Phys. Ther, 47*, 127–138. https://doi.org/10.1097/npt.0000000000000438

Pauwels, S., Casters, L., Meyns, P. et al. (2024). Several components of postural control are affected by benign paroxysmal positional vertigo but improve after particle-repositioning maneuvers: A systematic review and meta-analysis. *Clin Rehabil*, 2692155241292662.

Strupp, M., Brandt, T., Dieterich, M. (2022). *Vertigo – Leitsymptom Schwindel.* Springer.

Strupp, M., Mandala, M., Vinck, A. S. et al. (2023b). The Semont-plus Maneuver or the Epley Maneuver in Posterior Canal Benign Paroxysmal Positional Vertigo: A Randomized Clinical Study. *JAMA Neurol, 80*, 798–804. https://doi.org/10.1001/jamaneurol.2023.1408

von Brevern, M., Bertholon, P., Brandt, T. et al. (2015). Benign paroxysmal positional vertigo: Diagnostic criteria. *J Vestib. Res, 25*, 105–117. https://doi.org/10.3233/ves-150553

Yan, S., Li, Z., Chen, P. et al. (2025). Influencing Factors for Residual Symptoms Following Canalith Repositioning Maneuver in Patients with Benign Paroxysmal Positional Vertigo. *Ear Nose Throat J*, 1455613241304913. https://doi.org/10.1177/01455613241304913

6 Persistierender bewegungsabhängiger Schwankschwindel und Gangunsicherheit

6.1 Fall 1

6.1.1 Anamnese

Eine 73-jährige Patientin wird wegen einer schweren Endokarditis intensivmedizinisch über drei Wochen behandelt. Die infektiologischen Probleme lassen sich mittels Antibiotika-Therapie erfolgreich lösen, sodass sie in guten Zustand nach Hause entlassen werden kann. Vier Wochen nach der Entlassung stellt sie sich wegen zunehmendem Schwankschwindel und Gangunsicherheit elektiv ambulant vor.

Iatrogener Schwindel

Arzt: Weshalb kommen Sie zu uns?
Patientin: Seit 1 bis 2 Wochen bemerke ich zunehmenden Schwankschwindel und Gangunsicherheit.
Arzt: Wie geht es Ihnen im Liegen?
Patientin: Da habe ich keine Probleme.
Arzt: Wie geht es Ihnen im Sitzen?
Patientin: Da habe ich auch keine Probleme.
Arzt: Wie ist es beim Stehen?
Patientin: Da merke ich leichtes Schwanken, vor allem, wenn ich die Augen zumache oder den Kopf schnell nach links oder rechts drehe, um nach jemandem zu schauen.
Arzt: Wie geht es Ihnen beim Gehen?
Patientin: Oh, da werde ich zunehmend unsicherer. Ich wäre auch schon beinahe gestürzt.
Arzt: Wie ist es beim Gehen im Dunkeln oder auf einem unebenen Untergrund?
Patientin: Vor allem im Dunkeln wird alles sehr viel schlechter, da bin ich sehr unsicher und nachts muss ich unbedingt Licht einschalten, wenn ich zur Toilette muss.
Arzt: Wenn Sie auf der Straße gehen und versuchen, ein Schild zu lesen oder ein Gesicht zu erkennen, sind die Bilder scharf oder hüpfen die auf und ab?
Patientin: Jetzt, wo Sie es sagen: Ja, das habe ich auch schon gemerkt, alles ist beim Gehen unscharf vor meinen Augen und ich muss stehen bleiben, um scharf sehen zu können.

Arzt: Sie waren ja auch auf einer Intensivstation wegen Ihrer Herzprobleme, haben Sie da auch Antibiotika über Infusionen bekommen?

Patientin: Ja, ich habe viele Infusionen bekommen, aber ich weiß nicht mehr genau, was in diesen drin war.

6.1.2 Klinischer Befund

In Bezug auf die pathologischen Befunde findet sich ein beidseits pathologischer horizontaler Kopfimpulstest. Zudem zeigt sich ein pathologischer Tandem-Romberg-Test nach Augenschluss mit Sturzgefahr, außerdem ein etwas breitbasiges Gangbild, das nach Augenschluss sehr unsicher wird.

6.1.3 Zusatzdiagnostik

Der Video-Kopfimpulstest zeigt einen beidseits deutlich reduzierten Verstärkungsfaktor des VOR im Sinne einer bilateralen Vestibulopathie (► Abb. 6.1; Grafik A); auch die ergänzende kalorische Testung zeigt den beidseitigen Ausfall des VOR (im tiefen Frequenzbereich) (Abbildung 6.1; Grafik B).

A)

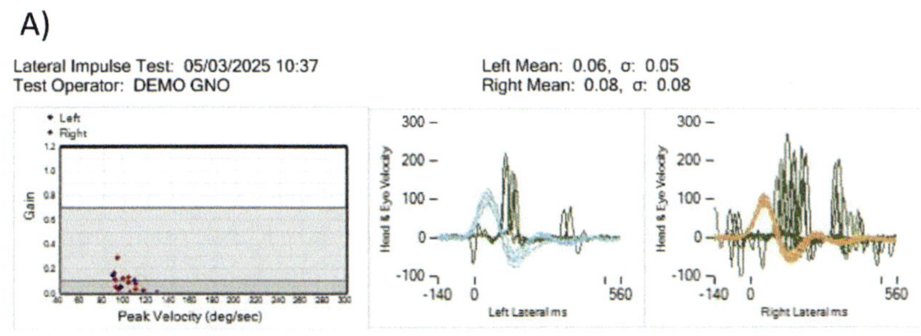

B)

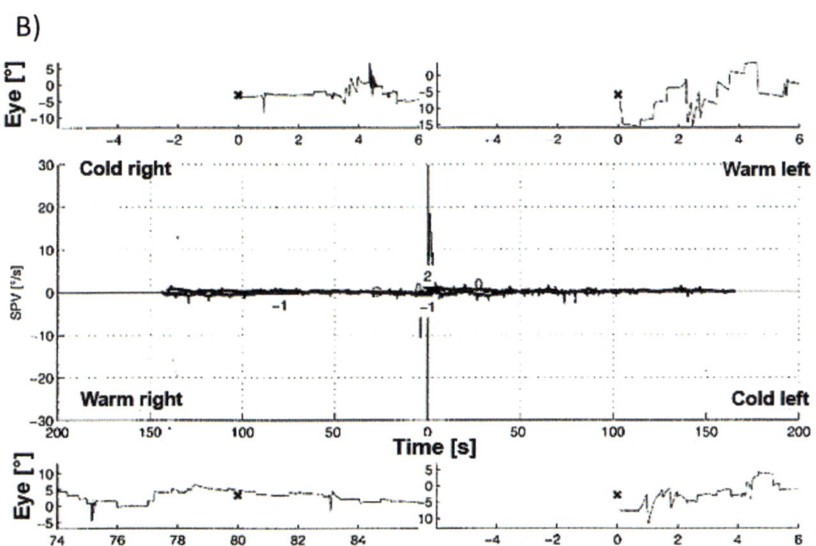

Abb. 6.1: (A) Video-Kopfimpulstest, (B) Kalorische Testung

Bildbeschreibung: **(A):** Simultane Messung der Augen- und Kopfwinkelgeschwindigkeit. Der Verstärkungsfaktor (gain) des vestibulo-okulären Reflexes (Quotient aus dem Integral der Augen- und Kopfwinkelgeschwindigkeit, VOR-gain) ist beidseits deutlich reduziert (Referenzbereich > 0.7). Dies stützt die Diagnose einer bilateralen Vestibulopathie (VOR-gain bds. < 0.6). **(B):** Kalorische Testung mit warmem und kühlem Wasser: kompletter beidseitiger Ausfall des VOR auch im niedrigen Frequenzbereich.

6.1.4 Diagnose und Ätiologie

Die Diagnose lautet bilaterale Vestibulopathie (diagnostische Kriterien s. u.). Nach Durchsicht der Akten und Nachweis einer Behandlung mit Gentamicin kann die Ätiologie als Aminoglykosid-induzierte bilaterale Vestibulopathie gestellt werden.

6.1.5 Besonderheiten

Symptome setzen mit Latenz von Wochen ein

Es ist typisch für die Aminoglykosid-induzierte bilaterale Vestibulopathie, dass sie sich erst mit einer Latenz von Wochen entwickelt (Ursache: Akkumulation der Aminoglykoside in vestibulären Haarzellen und toxische Degeneration mit Latenz). Somit verlassen die Patienten in Bezug auf ihre Schwindelbeschwerden meist die initial betreuende Klinik noch ohne Beschwerden, erst nach vielen Tagen bis Wochen entwickelt sich dann ein zunehmender Schwankschwindel mit Gangunsicherheit.

6.1.6 Therapie und Verlauf

Gleichgewichtstraining: täglich und lebensbegleitend

Therapeutische Empfehlung ist ein lebensbegleitendes tägliches Gleichgewichtstraining von mindestens 20 Minuten. Wichtig: Ein positiver Therapieeffekt wird häufig erst nach acht bis zwölf Wochen bemerkt. Dies muss man den Patienten von Anfang mitteilen, da diese sonst nach einigen Tagen mit den Übungen oft aufhören, weil sie noch keine Besserung bemerken.

Nach drei Monaten erfolgt eine Kontrolle mit Video-Kopfimpulstest, wobei sich keine Verbesserung der vestibulären Funktion zeigt. Der Tandem-Romberg-Test ist unverändert pathologisch nach Augenschluss. Dank des intensiven Gleichgewichtstrainings kam die Patientin jedoch im Alltag besser zurecht; dazu beigetragen hat auch die sorgfältige Aufklärung der Patientin über Art und Ursache der Beschwerden, was in der Regel zu einer Symptomreduktion führt.

Periphere Funktion erholt sich meistens nicht

Eine weitere Kontrolle erfolgt nach zwölf Monaten mit Video-Kopfimpulstest: die bilaterale Vestibulopathie zeigt sich unverändert. Der Romberg-Test hat sich im Vergleich zur initialen Untersuchung gebessert, der Zustand ist stabil. Die Patientin soll die Übungen lebensbegleitend fortführen.

6.2 Fall 2

Übergang von episodischem zu persistierendem Schwindel

6.2.1 Anamnese

Ein 29-jähriger Patient stellt sich wegen rezidivierender kurzer Schwindelepisoden und im Verlauf zunehmendem bewegungsabhängigem Schwankschwindel und Gangunsicherheit elektiv vor.

Arzt: Wegen welcher Beschwerden kommen Sie zu uns?
Patient: Das ist ein bisschen schwer zu beschreiben. Ab und zu habe ich kurze Schwindelepisoden, wie Karussell fahren. Dann

ist mir aufgefallen, dass ich seit Monaten beim Gehen und Stehen zunehmend unsicherer werde.

Arzt: Fangen wir mit den Schwindelepisoden an. Wie lange halten diese etwa an?

Patient: Meistens einige Minuten.

Arzt: Seit wie vielen Wochen, Monaten oder Jahren haben Sie diese bemerkt?

Patient: Die erste hatte ich so vor zwei Jahren.

Arzt: Wie viele von diesen Episoden haben Sie denn pro Monat?

Patient: Am Anfang zwei bis drei pro Monat, jetzt nur noch einmal pro Monat oder so.

Arzt: Seit wann haben Sie denn jetzt den Schwankschwindel?

Patient: Der hat sich langsam entwickelt, so richtig deutlich habe ich den jetzt seit einem halben Jahr.

Arzt: Wie geht es Ihnen im Liegen und Sitzen?

Patient: Da merke ich gar nichts.

Arzt: Wie ist es im Stehen und Gehen?

Patient: Da schwanke ich, besonders im Dunkeln.

Arzt: Wie ist es beim Gehen und Laufen auf unebenem Untergrund?

Patient: Oh, da muss ich wirklich aufpassen, ich bin öfter schon beinahe gestürzt, obwohl ich eigentlich sehr sportlich bin.

Arzt: Wenn Sie gehen und laufen, sind die Bilder vor Ihren Augen stabil oder hüpfen sie?

Patient: Da habe ich eigentlich keine Probleme.

Arzt: Waren Sie schon bei anderen Ärzten wegen Ihrer Beschwerden?

Patient: Ja, ich war schon bei meinem Hausarzt, der hat nichts gefunden, die Laboruntersuchungen waren auch normal. Auch eine Kernspintomografie des Kopfes war normal.

Arzt: Mit Kontrastmittel?

Patient: Ja, ich habe die Bilder und den Befund dabei.

Arzt: Leiden Sie unter anderen Erkrankungen?

Patient: Nein, sonst bin ich gesund und Tabletten nehme ich auch keine.

6.2.2 Klinischer Befund

Als pathologischer Befund zeigt sich ein beidseits fraglich pathologischer horizontaler Kopfimpulstest. Auf einem Bein stehen mit geschlossenen Augen ist für zwei Sekunden möglich, damit ist der Romberg-Test pathologisch.

6.2.3 Zusatzdiagnostik

Hier ist eine quantitative Testung der Funktion des VOR indiziert. Der Video-Kopfimpulstest zeigt einen beidseits mäßig reduzierten Verstärkungsfaktor des VOR. Damit erfüllt der Patient die formalen Kriterien einer bilateralen Vestibulopathie.

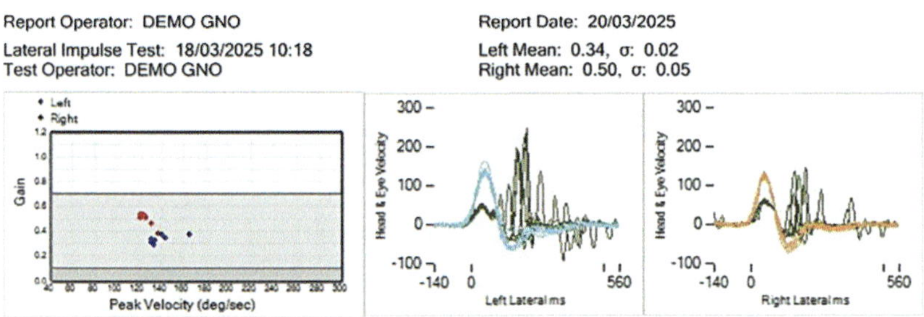

Abb. 6.2: Video-Kopfimpulstest

Bildbeschreibung: Simultane Messung der Augen- und Kopfwinkelgeschwindigkeit. Der Verstärkungsfaktor (gain) des vestibulo-okulären Reflexes (Quotient aus dem Integral der Augen- und Kopfwinkelgeschwindigkeit, sog. VOR-gain) ist beidseits mäßig reduziert (Referenzbereich > 0.7). Dies stützt die Diagnose einer bilateralen Vestibulopathie (VOR-gain bds. < 0.6).

6.2.4 Arbeitsdiagnose

Die Ergebnisse der klinischen und apparativen Untersuchungen führen zu der Arbeitsdiagnose bilaterale Vestibulopathie (BVP).

6.2.5 Ätiologie

Wegen der vorangegangenen kurzen Schwindelepisoden im Sinne einer sogenannten sequenziellen bilateralen Vestibulopathie ist eine autoimmunologische Innenohrerkrankung denkbar. Laborchemische Untersuchungen im Blut ergaben keine Hinweise für derartige systemische Erkrankungen.

6.2.6 Diagnostik

Die aktuellen diagnostischen Kriterien für die BVP sind wie folgt (Kriterien unter https://www.thebaranysociety.org/icvd-consensus-documents/ [Strupp et al., 2017], Übersetzung durch den Verfasser):

Bilaterale Vestibulopathie

A) Chronisches vestibuläres Syndrom mit mindestens zwei der folgenden Symptome:
   1. Unsicherheit beim Gehen oder Stehen
   2. Bewegungsinduziertes unscharfes Sehen oder Oszillopsien beim Gehen oder bei schnellen Kopfbewegungen
   3. Verschlechterung des Schwankschwindels in Dunkelheit und/oder auf unebenem Boden.

B) Keine Symptome beim Sitzen oder Liegen unter statischen Bedingungen.

C) Bilateral reduzierte/fehlende Funktion des VOR dokumentiert durch
   - bilateralen pathologischen horizontalen Video-HIT (Verstärkungsfaktor des VOR bds. < 0,6) und
   - bilateral reduzierte kalorische Erregbarkeit (Summe der Geschwindigkeit des kalorisch induzierten Nystagmus für Kalt- und Warmspülung bds. < 6 °/s).

D) Nicht besser erklärbar durch eine andere Krankheit.

Wahrscheinliche bilaterale Vestibulopathie

- A, B, D: Wie oben.
- C: Bds. pathologischer horizontaler »Bedside-Kopfimpulstest«.

Der Terminus »bilaterale Vestibulopathie« ist inzwischen international gut etabliert. Ebenso wie für die AUVP wird auch für die BVP die Rolle des Video-HIT als erstes vestibuläres diagnostisches Verfahren durch eine Reihe von Studien hervorgehoben, mit dem sich die meisten der Patienten korrekt einordnen lassen. Ist der Video-HIT nicht pathologisch, sollte eine kalorische Testung erfolgen; dies ist besonders relevant für Patienten mit Morbus Menière, die typischerweise eine Dissoziation zwischen einem (falsch-)normalen Video-HIT und einer kalorischen Untererregbarkeit (Mavrodiev et al. 2024) zeigen.

Neben den bekannten Störungen der räumlichen Navigation mit selektiven Defiziten bei der Kombination neuer Wege führt die BVP insbesondere zu Beeinträchtigungen exekutiver Funktionen (Schöne et al., 2024).

6.2.7 Differenzialdiagnosen

- »Extrapyramidaler Schwindel/Basalganglien-Schwindel« wie bei Morbus Parkinson Multisystematrophien und progressive supranukleäre Blickparese (PSP), die sich oft initial mit Schwankschwindel, Gangunsicherheit und Stürzen manifestieren

- Funktioneller Schwindel
- Downbeatnystagmus-Syndrom, ohne weitere Hinweise für eine Ataxie
- Intoxikationen, z. B. Benzodiazepine, chronischer C2-Abusus
- Normaldruckhydrozephalus, subkortikale vaskuläre Enzephalopathie, wenn Gangstörungen und kognitive Einschränkungen im Vordergrund stehen
- Orthostatischer Schwindel
- Polyneuropathien mit sensorischen Defiziten
- Sehstörungen, z. B. durch einen Nystagmus, wenn Oszillopsien im Vordergrund stehen
- Syndrome der dritten mobilen Fenster (meist Bogengangsdehiszenzen), die auch mit Oszillopsien einhergehen können
- Unilaterales persistierendes vestibuläres Defizit
- Zerebelläre Ataxien mit und/oder ohne bilaterale Vestibulopathie, mit und/oder ohne zerebelläre Ataxie bis hin zu »Cerebellar ataxia, neuronopathy, vestibular areflexia syndrome« (CANVAS)
- »Zerebellärer Schwindel« (Feil et al., 2019), typischerweise mit zerebellären Okulomotorikstörungen, z. B. deutlich sakkadierter Blickfolge, allseitigem Blickhaltedefizit oder Downbeat-Nystagmus

6.2.8 Therapie und Verlauf

Unter der oben genannten Annahme einer autoimmunen Genese erfolgt eine Behandlung mit Cortison. Wir geben 100 mg für drei Tage, dann 80 mg für drei Tage usw., mit einer vorläufigen Erhaltungsdosis von 5 mg pro Tag.

Zusätzlich soll der Patient nach mitgegebenen Übungsanleitungen täglich Gleichgewichtstraining durchführen mit einer Dauer von mindestens 20 Minuten.

Der Patient stellt sich nach drei Monaten zur Verlaufskontrolle vor. Der Video-Kopfimpulstest zeigt einen unveränderten Befund, deshalb wird die Cortisonbehandlung weiter reduziert und abgesetzt. Im Romberg-Test kann der Patient jetzt auf einem Bein mit geschlossenen Augen für knapp vier Sekunden stehen. Das Gleichgewichtstraining sollte unverändert fortgeführt werden.

Eine weitere Verlaufskontrolle erfolgt nach sechs Monaten. Der Befund ist unverändert.

6.3 Ätiologie und Genetik

Immer mehr Formen genetisch bedingt

Zur Ätiologie der bilateralen Vestibulopathie liegen zahlreiche Studien vor. In etwa 30–40 % der Fälle bleibt die Ursache auch weiterhin unklar. In den letzten Jahren haben sich bei genetischen Studien zwei Genorte als besonders relevant für die BVP gezeigt: Replication Factor C Subunit 1 (RFC1) und Fibroblast Growth Factor 14 (FGF14). Die bislang nachgewiesenen Mutationen hängen auch von den jeweiligen Komorbiditäten ab. Die häufigsten Komorbiditäten der BVP sind zerebelläre Ataxien und Polyneuropathien, die bei Kombination dieser drei klinischen Zeichen phänotypisch als »Cerebellar Ataxia, Neuronopathy, Vestibular Areflexia-Syndrom (CANVAS)« bezeichnet werden. Es zeigen sich dabei drei wesentliche Aspekte, und zwar in Bezug auf den Phänotyp und verschiedene zugrunde liegende Mutationen, und umgekehrt in Bezug auf einen bestimmten Genotyp mit unterschiedlichen Phänotypen:

1. In zwei Drittel der Fälle ist das CANVAS-Syndrom durch Mutationen im »Replication Factor C1« (RFC1, »biallelic intronic AAGGG repeat expansion, 4p14; DNA polymerase accessory protein: synthesis and repair«) verursacht. Die Schwere der Erkrankung korreliert mit der Zahl der »Repeats« (Currò et al., 2024).
2. Mutationen in diesem RFC1-Gen können zu anderen Phänotypen wie »ataxia with chronic cough« – was auch von allgemeinmedizinischer Bedeutung ist – und dem Phänotyp einer MSA-C führen oder einer rein sensorischen Neuropathie und erst im weiteren Verlauf zu einem Vollbild des CANVAS übergehen.
3. Mutationen in anderen Genen, insbesondere »FGF14 GAA repeat expansions«, können den gleichen Phänotyp verursachen (Pellerin et al., 2024) oder zu einer »late-onset cerebellar ataxia« führen: SCA 27b (Pellerin et al., 2023).

Aus »Sicht« der beiden Genorte ergeben sich die folgenden Befunde:

- »Regulator Factor C1 (RFC1) GAA Repeat Expansions«: »Biallelic RFC1 expansions« – welche auch eine wichtige Rolle beim Downbeat-Nystagmus spielen (siehe unten) – wurden in 10 von 127 Patienten (8 %) mit isolierter BVP nachgewiesen; sie stellen damit die häufigste monogene Ursache der BVP dar (Traschütz et al., 2023).
- »Fibroblast growth factor 14 (FGF14)«: Dieser Locus wurde bei 45 Patienten mit der Kombination zerebelläre Ataxie ohne und/oder mit Polyneuropathie und/oder mit BVP (diese waren negativ für die o. g. biallelischen »RFC1 expansions«) genotypisiert. Die Häufigkeit von »FGF14 expansions« lag bei 38 % (17/45) in der Gesamtkohorte, 38 % (5/13) in der Untergruppe zerebelläre Ataxie plus Polyneuropathie, 43 % (9/21) in der Untergruppe zerebelläre Ataxie plus BVP und 27 % (3/11) bei Patienten mit allen drei Diagnosen. Insgesamt wurde eine BVP in 75 %

(12/16) der GAA-FGF14-positiven Patienten gefunden (Pellerin et al., 2024).

Ätiologien einer BVP und assoziierte Erkrankungen:

- Idiopathisch (30–50 %)
- Ototoxisch: Gentamicin und andere Aminoglykoside, Zytostatika, Schleifendiuretika, Aspirin (hochdosiert), Amiodaron
- Bilateraler Morbus Menière
- Kombination mit zerebellären Erkrankungen (genetisch): zerebelläre Ataxie und/oder zerebelläre Okulomotorikstörungen, insbesondere Downbeat-Nystagmus (häufig), CANVAS (zerebelläre Ataxie, Neuropathie und vestibuläres Areflexie-Syndrom), spinozerebelläre Ataxie (z. B. SCA3, SCA6, SCA27B)
- Meningitis oder Labyrinthitis
- Tumoren: Neurofibromatose Typ II (bilaterale Vestibularisschwannome), Meningeosis carcinomatosa, Tumorinfiltration der Schädelbasis
- Autoimmunerkrankungen: Cogan-Syndrom (siehe seltene periphere Schwindelsyndrome), Vaskulitis, Wegener-Granulomatose
- Neuropathien: Vitamin-B_{12}-Mangel, Vitamin-B_6-Mangel, hereditäre sensorische und motorische Neuropathien (HSMN IV)
- Rezidivierende, sequenzielle Vestibulopathie
- Kongenitale Fehlbildungen: Usher-Syndrom und andere seltene erbliche Erkrankungen
- Andere Ursachen: superfizielle Siderose, Contusio labyrinthi, Felsenbeinfraktur

6.4 Therapie der bilateralen Vestibulopathie

Tägliches lebensbegleitendes Gleichgewichtstraining

Die Therapie der BVP basiert auf vier Prinzipien:

1. Erklärung der Ursache der Symptome
2. Primärprophylaxe, d. h. insbesondere restriktiver Umgang mit ototoxischen/vestibulotoxischen Substanzen (vor allem Aminoglykoside, Amiodaron, bestimmte Diuretika)
3. Therapie zugrunde liegender Erkrankungen, z. B. Meningitis, Morbus Menière
4. Physiotherapie mit täglichem lebensbegleitendem Gleichgewichtstraining. Wichtig: Die Wirkung des Gleichgewichtstrainings wird erst nach Monaten vom Patienten bemerkt.

Wirkung des Gleichgewichtstrainings erst nach Monaten

Am Horizont: neuere Therapieverfahren wie die »noisy galvanic stimulation«, sog. vibrotaktile Verfahren (»vibration belt«) und – in absehbarer Zeit – das vestibuläre Implantat.

6.5 Literatur

Currò, R., Dominik, N., Facchini, S. et al. (2024). Role of the repeat expansion size in predicting age of onset and severity in RFC1 disease. *Brain, 147,* 1887–1898. https://doi.org/10.1093/brain/awad436

Feil, K., Strobl, R., Schindler, A. et al. (2019). What Is Behind Cerebellar Vertigo and Dizziness? *Cerebellum, 18,* 320–332. https://doi.org/10.1007/s12311-018-0992-8

Mavrodiev, V., Strupp, M., Vinck, A. S. et al. (2024). The dissociation between pathological caloric testing and a normal video head impulse test helps differentiate between Menière's disease, vestibular migraine, and other vestibular disorders: a confirmatory study in a large cohort of 2,101 patients. *Front Neurol, 15,* 1449261. https://doi.org/10.3389/fneur.2024.1449261

Pellerin, D., Danzi, M. C., Wilke, C. et al. (2023). Deep Intronic FGF14 GAA Repeat Expansion in Late-Onset Cerebellar Ataxia. *N. Engl. J. Med, 388,* 128–141. https://doi.org/10.1056/nejmoa2207406

Pellerin, D., Wilke, C., Traschütz, A. et al. (2024). Intronic FGF14 GAA repeat expansions are a common cause of ataxia syndromes with neuropathy and bilateral vestibulopathy. *J Neurol Neurosurg Psychiatry, 95,* 175–179. https://doi.org/10.1136/jnnp-2023-331490

Schöne, C. G., Vibert, D., Mast, F. W. (2024). Executive functions in patients with bilateral and unilateral peripheral vestibular dysfunction. *J Neurol, 271,* 3291–3308. https://doi.org/10.1007/s00415-024-12267-7

Strupp, M., Kim, J. S., Murofushi, T. et al. (2017). Bilateral vestibulopathy: Diagnostic criteria Consensus document of the Classification Committee of the Barany Society. *J. Vestib. Res, 27,* 177–189. https://doi.org/10.3233/VES-170619

Traschütz, A., Heindl, F., Bilal, M. et al. (2023). Frequency and Phenotype of RFC1 Repeat Expansions in Bilateral Vestibulopathy. *Neurology, 101,* e1001-e1013. https://doi.org/10.1212/wnl.0000000000207553

7 Seltene Schwindelsyndrome: Schwindel, Hörstörungen, Augenschmerzen

7.1 Anamnese

Eine 23-jährige Patientin mit bekanntem Morbus Crohn stellt sich wegen Schwindel, Hörstörungen, Ohrdruck und Tinnitus vor.

Peripherer Notfall: rasche Diagnose und Therapie, sonst persistierende Defizite

Arzt: Seit wann bestehen diese Beschwerden?
Patientin: Jetzt schon seit drei Wochen.
Arzt: Wie hat das Ganze begonnen?
Patientin: Ich habe plötzlich unter starkem Drehschwindel mit einer Fallneigung nach rechts gelitten, am selben Tag kam es dann noch zu einem Druck auf dem rechten Ohr und ich habe auch auf dem rechten Ohr im Laufe des Tages immer weniger gehört.
Arzt: Wie ist es dann weitergegangen?
Patientin: Es kam im Laufe der nächsten Tage immer wieder zu Schwindelbeschwerden, Gangunsicherheit, und nach drei, vier Tagen hatte ich auch Probleme auf dem linken Ohr.
Arzt: Und was haben Sie jetzt für Beschwerden?
Patientin: Jetzt habe ich vor allem Dingen Schwankschwindel und die Gangunsicherheit, auch ist mein Hören immer schlechter geworden und zwar auf beiden Ohren, der Tinnitus ist manchmal unerträglich.
Arzt: Hatten Sie auch Probleme mit den Augen?
Patientin: Ja, die waren am Anfang ganz rot und haben wehgetan, beide, das war dann mal besser, mal schlechter.

7.2 Klinischer Befund

Es findet sich eine Rötung beider Augen. Der Kopfimpulstest ist nach links pathologisch, nach rechts fraglich pathologisch. Es besteht zudem ein Kopfschüttelnystagmus nach rechts. Das Hörvermögen ist beidseits eingeschränkt, im Sinne einer Schallempfindungsstörung. Weiterhin zeigt sich ein pathologischer Tandem-Romberg-Test nach Augenschluss.

7.2.1 Weitere Diagnostik

In den Laborwerten zeigt sich eine deutlich erhöhte Blutsenkungsgeschwindigkeit, ein stark erhöhtes CRP und eine deutliche Leukozytose. Im Video-HIT wird ein bds. reduzierter VOR gain festgestellt (▶ Abb. 7.1). Das Reintonaudiogramm zeigt bds. mäßiggradige Innenohrschwerhörigkeit (▶ Abb. 7.2).

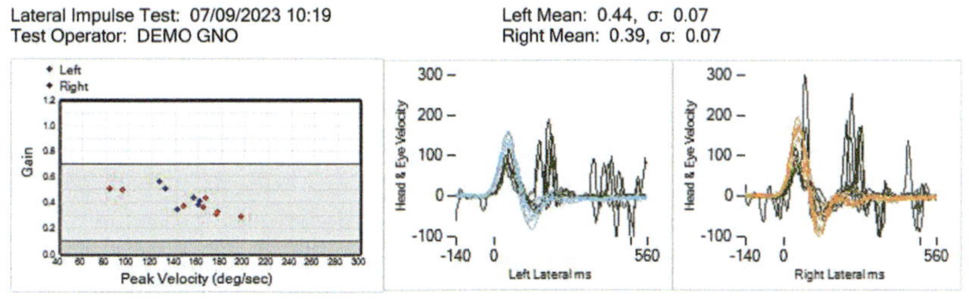

Abb. 7.1: Video-HIT: bds. reduzierter VOR gain

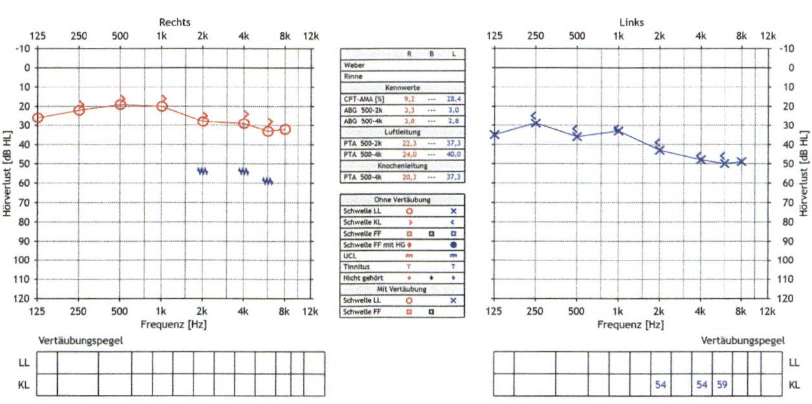

Abb. 7.2: Reintonaudiogramm: bds. mäßiggradige Innenohrschwerhörigkeit

7.3 Arbeitsdiagnose

Es liegt ein akutes Cogan-Syndrom vor. Dieses ist einer der wenigen »peripheren vestibulären Notfälle«, die eine rasche Diagnose und Therapie erfordern. Der Verdacht reicht bereits aus, um eine hochdosierte Therapie mit Steroiden zu beginnen.

Bei kombinierten Symptomen von Augen, Gleichgewicht und Hören: Cogan-Syndrom

7.4 Weiteres Vorgehen

Cogan-Syndrom schon bei Verdacht aggressiv behandeln

Es sollte sofort eine hochdosierte Behandlung mit Methylprednisolon i. v., 1 g pro Tag für fünf Tage, erfolgen; dann mit einem oralen Ausschleichschema mit 100 mg Methylprednisolon pro Tag weiterführen, jeweils ab dem vierten Tag um 20 mg reduziert.

7.4.1 Zusatzdiagnostik

Die augenärztliche Untersuchung zeigt eine interstitielle Keratitis beidseits, das Audiogramm eine beidseitige pantonale Innenohrschwerhörigkeit von mindestens 30 dB. Der Video-Kopfimpulstest weist auf einen beidseits reduzierten Verstärkungsfaktor des VOR im Sinne einer bilateralen Vestibulopathie hin. Das CT-Thorax und -Abdomen mit Kontrastmittel zeigt keine Hinweise für eine Vaskulitis.

7.4.2 Verlaufskontrolle nach einer Woche

Nach einer Woche zeigt sich eine Normalisierung der oben genannten pathologischen Laborparameter bis auf eine leichte Leukozytose (Cortison-induziert).

Bei Kontrolle der vestibulären und audiologischen Funktion nach vier Wochen findet sich eine Besserung; nach einem oralen Ausschleichschema wird eine niedrig-dosierte Behandlung mit 10 mg/d Methylprednisolon fortgeführt. Darunter zeigt sich ein stabiler Befund. Wichtig: Verlaufskontrollen sollten alle drei bis sechs Monaten mit Labor sowie vestibulärer und audiologischer Testung durchgeführt werden. Bei Hinweisen für ein Rezidiv sollte die Cortisondosis erhöht und ggf. Azathioprin ergänzt werden.

7.5 Diagnose

Die Diagnose lautet Cogan-Syndrom, mit Auftreten der typischen doppelten Trias:

- Schwindel, Hörminderung/Tinnitus, »rote Augen«,
- sowie peripher vestibuläre Läsion, Hypakusis und interstitielle Keratitis

(Gluth et al., 2006; Orsoni et al., 2002).

7.6 Therapie

Schon allein bei begründetem Verdacht hochdosierte i.v.-Steroidtherapie, weil sonst Gefahr der BVP und/oder Taubheit besteht. Regelmäßige Verlaufskontrollen sind notwendig, um frühzeitig Rezidive zu erkennen. Viele Patienten benötigen eine langdauernde immunsuppressive Therapie (Girasoli et al., 2018; Marrero-Gonzalez et al., 2025; Arnaud et al., 2025).

Oft langfristige immunsuppressive Therapie erforderlich

7.7 Literatur

Arnaud, L., Audemard-Verger, A., Belot, A. et al. (2025). French protocol for diagnosis and management of Cogan's syndrome. *Rev Med Interne, 46,* 74–88. https://doi.org/10.1016/j.revmed.2024.09.007

Girasoli, L., Cazzador, D., Padoan, R. et al. (2018). Update on Vertigo in Autoimmune Disorders, from Diagnosis to Treatment. *J Immunol. Res,* 5072582. https://doi.org/10.1155/2018/5072582

Gluth, M. B., Baratz, K. H., Matteson, E. L. et al. (2006). Cogan syndrome: a retrospective review of 60 patients throughout a half century. *Mayo Clin. Proc, 81,* 483–488. https://doi.org/10.4065/81.4.483

Marrero-Gonzalez, A. R., Ward, C., Nguyen, S. A. et al. (2025). Audiovestibular outcomes in adult patients with cogan syndrome: a systematic review. *Eur Arch Otorhinolaryngol, 282,* 23–35. https://doi.org/10.1007/s00405-024-08878-5

Orsoni, J. G., Zavota, L., Pellistri, I. et al. (2002). Cogan syndrome. *Cornea, 21,* 356–359.

8 Seltene Schwindelsyndrome: Kopfpositionsabhängige Schwindelepisoden

8.1 Anamnese

Nicht jeder kopfpositionsabhängige Schwindel ist ein peripherer Lageschwindel

Ein 68-jähriger Patient stellt sich elektiv in der Ambulanz vor. Er berichtet über immer wieder auftretende kurze Schwindelepisoden.

Arzt: Seit wann bestehen diese Beschwerden?
Patient: Eigentlich schon seit vielen Jahren.
Arzt: Wie hat das ganze angefangen?
Patient: Das weiß ich nicht mehr genau…
Arzt: Kommen die Beschwerden einfach so oder werden diese durch irgendetwas ausgelöst?

Kopfdrehung nach rechts und links und nicht relativ zur Schwerkraft

Patient: Mir geht es normalerweise gut. Wenn ich aber den Kopf nach links drehe, kommt es zu Schwindel. Es dreht sich dann alles, das kann ich dann nur kurz aushalten. Ich muss sofort den Kopf wieder zurückdrehen.
Arzt: Wie lange können Sie das aushalten?
Patient: Nur ein paar Sekunden.
Arzt: Wie ist es beim Umdrehen des Körpers oder beim Hinlegen ins Bett?
Patient: Da merke ich nichts.
Arzt: Während dieser Phasen, haben Sie da noch etwas anderes bemerkt?
Patient: Ja, manchmal höre ich dann ein Brummen im rechten Ohr…
Arzt: Waren Sie wegen dieser Beschwerden schon bei anderen Ärzten?
Patient: Ja und ob, schon bei vielen: Hausarzt, HNO-Arzt, Neurologen. Die haben nichts gefunden, auch beim Hin- und Herwerfen waren alles normal.
Arzt: Wurden auch schon Bilder vom Kopf gemacht?
Patient: Ja, da war alles normal.

8.2 Klinischer Befund

Als pathologischer Befund zeigt sich bei Kopfdrehung nach links innerhalb von wenigen Sekunden ein horizontal nach rechts schlagender Nystagmus mit einer torsionellen Komponente entgegen dem Uhrzeigersinn, verbunden mit dem berichteten Drehschwindel und Brummen im rechten Ohr.

8.3 Arbeitsdiagnose

Die Arbeitsdiagnose lautet Kopfrotationsabhängiges Kompressionssyndrom der Art. vertebralis.

8.4 Zusatzdiagnostik

Bei der CT-Angiografie findet sich eine blind in der PICA endende linke Art. vertebralis (▶ Abb. 8.1). Die dynamische digitale Subtraktionsangiografie zeigt bei Kopfrotation nach links eine Kompression der rechten deutlich dominanten A. vertebralis auf Höhe des Atlantoaxial-Gelenkes (▶ Abb. 8.2).

Zur Diagnosesicherung umfangreiche apparative Diagnostik mit konsistenten Befunden

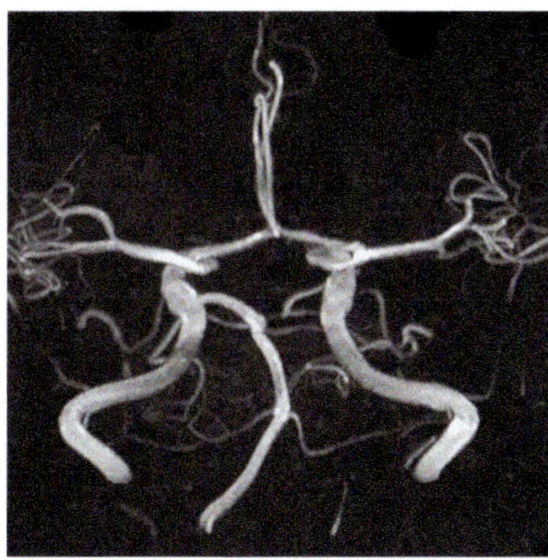

Abb. 8.1: Links blind endende Art. cerebelli posterior inferior (PICA) bei dominanter rechter Art. vertebralis

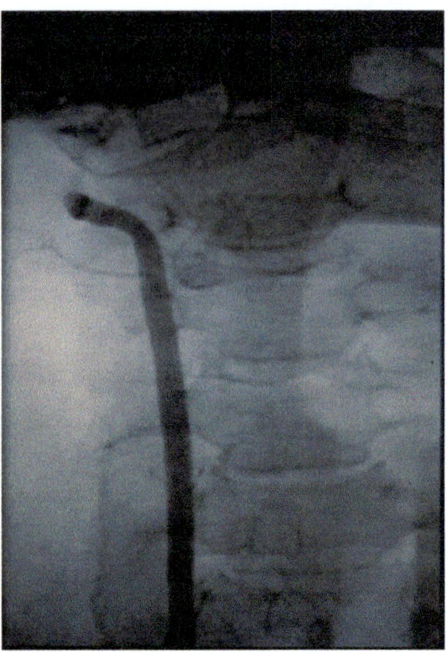

Abb. 8.2: Dynamische Angiografie

Bildbeschreibung: Bei Kopfdrehung nach links kommt es zur Kompression der rechten A. vertebralis und somit zu einer Unterbrechung des Blutkreislaufs über die A. vertebralis.

8.5 Diagnose

In der Zusammenschau der Befunde lässt sich die Diagnose: kopfpositionsabhängiges Kompressionssyndrom der A. vertebralis rechts aufgrund »blind« endender A. vertebralis links stellen. Der beobachtete Nystagmus beruht auf einer Exzitation des rechten Labyrinths (Strupp et al., 2000), ebenso das »Brummen« im rechten Ohr. Wichtig: Die Kopfpositionsänderung ist im Gegensatz zum peripheren Lageschwindel nicht relativ zur Schwerkraft.

Die diagnostischen Kriterien des kopfrotationsabhängigen Kompressionssyndroms (https://www.thebaranysociety.org/icvd-consensus-documents/ [Kim et al., 2022]; Übersetzung durch den Verfasser) lauten wie folgt:

Diagnostische Kriterien des kopfrotationsabhängigen Kompressionssyndroms

Die Kriterien A bis D sollten erfüllt sein, um die Diagnose zu stellen.

A) Schwindel mit oder ohne Tinnitus, provoziert durch eine anhaltende exzentrische Kopfdrehung, insbesondere in einer aufrechten Körperhaltung
B) Vorhandensein von Nystagmus mit den Symptomen während einer Episode
C) Entweder 1. oder 2. während der provozierenden Kopfbewegung:
   1. Dokumentation der Kompression der A. vertebralis mittels dynamischer Angiografie
   2. Nachweis einer verminderten Durchblutung des hinteren Kreislaufs mittels transkranieller Dopplersonografie
D) Nicht besser durch eine andere Krankheit oder Störung erklärt.

8.6 Differenzialdiagnosen

Die Differenzialdiagnosen entsprechen denen des peripheren Lageschwindels (siehe ▶ Kap. 5).

8.7 Therapie und Verlauf

Diagnose und Therapie: fächerübergreifend

Der Patient wird in der wöchentlichen Neurovaskulären Konferenz besprochen. Es besteht eine OP-Indikation. Neurochirurgisch erfolgt eine Erweiterung des Atlantoaxial-Gelenkes auf Höhe der durch die Kopfrotation ausgelösten Kompression. Nach komplikationsfreiem Verlauf und auf Grund von bei Kopfrotation nach links nicht mehr auslösbaren Beschwerden kann der Patient als erfolgreich therapiert entlassen werden.

8.8 Literatur

Kim, J. S., Newman-Toker, D. E., Kerber, K. A. et al. (2022). Vascular vertigo and dizziness: Diagnostic criteria. *J Vestib Res.*, *32*, 205–222. https://doi.org/10.3233/ves-210169

Strupp, M., Planck, J. H., Arbusow, V. et al. (2000). Rotational vertebral artery occlusion syndrome with vertigo due to »labyrinthine excitation«. *Neurology*, *54*, 1376–1379. https://doi.org/10.1212/wnl.54.6.1376

II Zentrale vestibuläre Syndrome und andere Ursachen

Einführung: Zentrale vestibuläre Syndrome

Zentrale vestibuläre Syndrome können durch eine große Bandbreite an unterschiedlichen Ursachen bedingt sein und sind dementsprechend vielschichtig in ihrer klinischen Präsentation und ihrem Verlauf. Sie lassen sich nach verschiedenen Gesichtspunkten einteilen, auschlaggebend kann sowohl der zeitliche Verlauf oder die zugrunde liegende Pathophysiologie wie auch das Vorhandensein von begünstigenden oder auslösenden Faktoren sein. Bei bis zu 25 % aller Patienten, welche sich mit Schwindel in einer Notfallaufnahme vorstellen, lässt sich eine zentrale vestibuläre Erkrankung als Ursache feststellen (Brandt & Dieterich, 2017). Zu differenzieren sind akute, episodische und persistierende zentrale vestibuläre Syndrome; strukturelle Ursachen sind von genetischen/degenerativen, metabolisch-toxischen, funktionellen und anderen Entitäten abzugrenzen:

1) Zur Gruppe des akuten vaskulären Schwindels (Kim et al., 2022) gehört z. B. das **Wallenberg-Syndrom**, d. h. die akute Ischämie in der dorsolateralen Medulla oblongata.
2) Der **akute Vitamin-B1(Thiamin)-Mangel** – auch als Wernicke-Enzephalopathie bezeichnet (Kattah, 2017) – und **akute Medikamentenintoxikationen** (wie z. B. mit Phenytoin, Carbamazepin oder Lithium) zählen zu den akuten metabolisch-toxischen (d. h. nicht strukturellen) Ursachen.
3) Zu den wichtigsten episodischen zentralen vestibulären Syndromen gehören die **vestibuläre Migräne** (Lempert et al., 2022), aber auch hereditäre Erkrankungen wie z. B. die **episodische Ataxie Typ 2**.
4) Ein seltenes, aber in der Abgrenzung zum peripheren Lageschwindel wichtiges, getriggertes, episodisches vestibuläres Syndrom stellt der **zentrale positionsabhängige Schwindel** dar (Lemos & Strupp, 2022), meist durch umschriebene Hirnstamm- oder Kleinhirnischämien oder durch Tumore im Bereich des 4. Ventrikels bedingt.
5) Zu den persistierenden zentralen Syndromen gehören **hereditäre Ursachen** wie z. B. das CANVAS-Syndrom (zerebelläre Ataxie, Neuronopathie, vestibuläres Areflexie-Syndrom) (Szmulewicz et al., 2016) oder das Downbeatnystagmus-Syndrom, das ebenfalls häufig genetisch bedingt ist (Pellerin et al., 2024; Strupp et al., 2020).

Epidemiologie: Die Prävalenz zentraler vestibulärer Syndrome variiert erheblich. Zu den häufigsten Ursachen zählen die vestibuläre Migräne (1-Jahres-Prävalenz von 270 pro 100.000 Einwohner) und der ischämische

Schlaganfall im vertebrobasilären Stromgebiet (1-Jahres-Prävalenz von 30 pro 100.000 Einwohner), wohingegen z. B. malnutritive Ursachen wie die Wernicke-Enzephalopathie deutlich seltener sind (Prävalenz von 4–13 pro 100.000 Einwohner). Die 1-Jahres-Prävalenz für akute zentrale vestibuläre Syndrome wird auf 40 pro 100.000 Einwohner geschätzt, die Lebenszeitprävalenz von hereditären zerebellären Ataxien beträgt ca. 5–8 pro 100.000 Einwohner.

In den folgenden Kapiteln werden wichtige Entitäten zentral vestibulärer Syndrome vorgestellt und die diagnostische Vorgehensweise wie auch differenzialdiagnostische und therapeutische Überlegungen diskutiert.

Literatur zu Kap. »Einführung: Zentrale vestibuläre Syndrome«

Brandt, T., Dieterich, M. (2017). The dizzy Patient: don't forget disorders of the central vestibular system. *Nat Rev Neurol*, *13*(6), 352–362. https://doi.org/10.1038/nrneurol.2017.58

Kattah, J. C. (2017). The Spectrum of Vestibular and Ocular Motor Abnormalities in Thiamine Deficiency. *Curr Neurol Neurosci Rep*, *17*(5), 40. https://doi.org/10.1007/s11910-017-0747-9

Kim, J. S., Newman-Toker, D. E., Kerber, K. A. et al. (2022). Vascular vertigo and dizziness: Diagnostic criteria. *J Vestib Res*, *32*(3), 205–222. https://doi.org/10.3233/VES-210169

Lemos, J., Strupp, M. (2022). Central positional nystagmus: an update. *J Neurol*, *269*(4), 1851–1860. https://doi.org/10.1007/s00415-021-10852-8

Lempert, T., Olesen, J., Furman, J. et al. (2022). Vestibular migraine: Diagnostic criteria. *J Vestib Res*, *32*(1), 1–6. https://doi.org/10.3233/VES-201644

Pellerin, D., Heindl, F., Wilke, C. et al. (2024). GAA-FGF14 disease: defining its frequency, molecular basis, and 4-aminopyridine response in a large downbeat nystagmus cohort. *EBioMedicine*, *102*, 105076. https://doi.org/10.1016/j.ebiom.2024.105076

Strupp, M., Maul, S., Konte, B. et al. (2020). A Variation in FGF14 Is Associated with Downbeat Nystagmus in a Genome-Wide Association Study. *Cerebellum*, *19*(3), 348–357. https://doi.org/10.1007/s12311-020-01113-x

Szmulewicz, D. J., Roberts, L., McLean, C. A. et al. (2016). Proposed diagnostic criteria for cerebellar ataxia with neuropathy and vestibular areflexia syndrome (CANVAS). *Neurol Clin Pract*, *6*(1), 61–68. https://doi.org/10.1212/CPJ.0000000000000215

9 Akutes zentrales vestibuläres Syndrom: Dorsolaterale medulläre Ischämie (Wallenberg-Syndrom)

9.1 Anamnese

Notfallmäßige Vorstellung mit akutem Schwindel, Gangunsicherheit mit Fallneigung und Kopfschmerzen

Ein 75-jähriger, männlicher Patient stellte sich mit einem ca. zwei Stunden zuvor aufgetretenen, neuartigen Schwankschwindel, ausgeprägter Gangunsicherheit mit Fallneigung nach links, einem Kribbeln im linken Arm sowie sehr starker, linksseitiger, stechender und frontalbetonter Kopfschmerzen in der Notaufnahme vor. Aufgrund der immobilisierenden Gangunsicherheit und des Schwindels erfolgte die Einweisung mittels Ambulanz. Bei Eintreffen berichtete der Patient zudem über eine Ungeschicklichkeit des linken Beines sowie eine deutlich verwaschene Sprache. Doppelbilder oder eine Schluckstörung wurden vom Patienten verneint. Eine hartnäckige Bronchitis mit heftigem Reizhusten wurde bereits seit ca. zwei Wochen antibiotisch behandelt. An vaskulären Risikofaktoren bestand eine arterielle Hypertonie, eine Dyslipidämie und ein persistierender Nikotinabusus.

9.2 Klinischer Befund

Nachweis einer Dysarthrie, Ataxie sowie Okulomotorikstörung

Im Rahmen der initialen klinisch-neurologischen Untersuchung zeigte sich eine moderate Dysarthrie ohne Hinweise für eine motorische oder sensorische Aphasie, eine leichtgradige Mundastschwäche links und eine Ataxie des linken Beines. Die Pupillomotorik war unauffällig, insbesondere bestand keine Anisokorie. An den Extremitäten zeigten sich keine manifesten Paresen oder Hypästhesien. Die »National Institutes of Health Stroke Scale (NIHSS)«, welche zur Beurteilung der Schwere eines möglichen Schlaganfalles verwendet wird, betrug 2/42 Punkte (Dysarthrie [1 Punkt], Mundastschwäche links [1 Punkt]).

Bei Prüfung der Okulomotorik fand sich ein horizontaler, nach rechts schlagender Spontannystagmus mit Zunahme bei Fixationssuppression sowie ein asymmetrischer horizontaler Blickrichtungsnystagmus im Seitblick (bei Blick nach rechts deutlich ausgeprägter vorhanden als bei Blick nach links). Der horizontale Kopfimpulstest war auf beiden Seiten unauffällig, der alternierende Abdecktest ergab keine vertikalen Einstellsakkaden.

Deutliche okuläre Deviation nach links mit ruckartigen Rückstellbewegungen der Augen zur Mitte

Bei Prüfung der okulären Stabilität fand sich nach Augenschluss für ca. fünf Sekunden (und vorheriger Fixation geradeaus) eine deutliche okuläre laterale Deviation nach links. Es zeigten sich mehrere Sakkaden nach rechts zur Korrektur (siehe ▸ Video 9.1) bei erneutem Öffnen der Augen. Die Stand- und Gangprüfung ergab eine schwere Rumpfataxie mit einer Fallneigung im Sitzen nach links (kein freies Sitzen und Stehen möglich). Die horizontalen und vertikalen Sakkaden waren allseits leicht hypometrisch, es fanden sich keine Blickparesen.

Video 9.1: Prüfung der okulären Stabilität

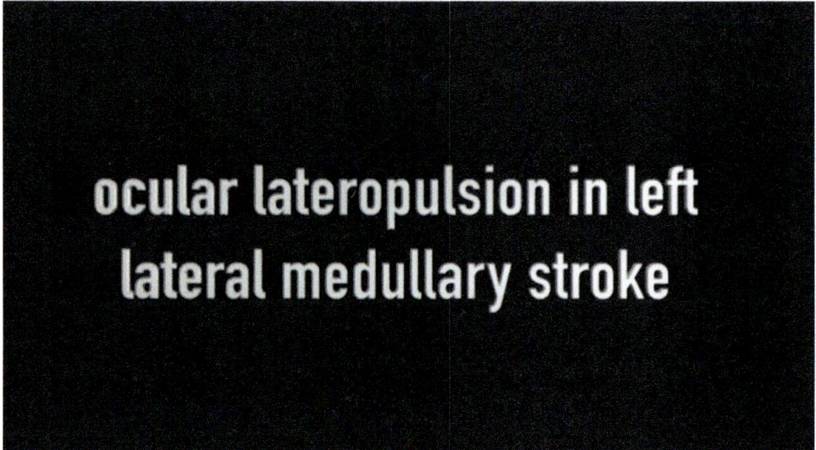

Videobeschreibung: Nachweis einer kompletten ipsiläsionellen, nach links abweichenden okulären lateralen Deviation (OLD) nach kurzem Augenschluss im Akutsetting (Sequenz 1). Nach Öffnen der Augen wird die Abweichung nach links mit einer Reihe hypometrischer Sakkaden nach rechts (Richtung Primärposition) korrigiert. Bei erneuter Überprüfung zehn Tage nach Symptombeginn (Sequenz 2) lässt sich die OLD kaum mehr nachweisen (Video übernommen aus Spiegelberg, M., Morel, C., Beer, J. H., Dietmaier, A., Tarnutzer, A. A. [2021]. Ocular Lateral Deviation in Severe Gait Imbalance Pointing to Lateral Medullary Stroke. *Neurohospitalist*, *11*(4), 375–376. https://doi.org/10.1177/19418744211000953, mit freundlicher Genehmigung von Sage Publications).

9.3 Zusatzdiagnostik

Es erfolgte aufgrund der Vernichtungskopfschmerzen sowie der fokalen Neurologie die notfallmäßige zerebrale Bildgebung mittels CT und CT-Angiografie. Dabei zeigten sich in der Nativ-CT-Untersuchung keine Anhaltspunkte für eine Subarachnoidalblutung oder eine intraparenchymatöse Blutung. Auch bestanden keine frischen Hypodensitäten. Die CT-Perfusion ergab keine Hinweise für eine verzögerte zerebrale Perfusion. In der CT-Angiografie fand sich eine flaue und teilweise fehlende Kontrastierung der A. vertebralis links im V0- bis V2-Abschnitt. Die rechte A. vertebralis sowie die A. basilaris zeigten sich unauffällig.

9.4 Beurteilung

Verdachtsdiagnose einer vertebrobasilären Ischämie bei zentralen subtilen okulomotorischen Zeichen

Es erfolgte die Beurteilung der subtilen okulomotorischen Zeichen mittels Prüfung des horizontalen Kopfimpulstests, der exzentrischen Blickhaltefunktion und der vertikalen Stabilität der Augen (als HINTS zusammengefasst – Head-Impulse, Nystagmus, Test of Skew). Die HINTS-Zeichen erlauben eine Unterscheidung zwischen peripheren und zentralen Ursachen eines akuten prolongierten Schwindels mit Nystagmus mit hoher diagnostischer Sicherheit. Der vorliegende horizontale Blickrichtungsnystagmus sowie ein beidseits intakter horizontaler Kopfimpulstest sprachen dabei für eine zentrale Ursache. Aufgrund der klinischen Präsentation mit akut aufgetretenem Schwindel, schwerer Rumpfataxie und zentralen HINTS-Zeichen sowie dem (sub-)totalen Verschluss der A. vertebralis links wurde die Verdachtsdiagnose eines ischämischen Schlaganfalles im vertebrobasilären Stromgebiet gestellt. Dabei entsprach das klinische Bild demjenigen eines zentralen akuten vestibulären Syndroms (AVS). Bei zusätzlich vorliegenden neuartigen, linksseitigen Vernichtungskopfschmerzen ohne Hinweise für eine Subarachnoidalblutung wurde eine Vertebralisdissektion links als mögliche Ursache des Schlaganfalles postuliert und eine Lokalisation in der Medulla oblongata favorisiert (Wallenberg-Syndrom).

Aufgrund der akut aufgetretenen, klinisch relevanten fokal-neurologischen Defizite sowie einer Symptomdauer von ca. 2,5 Stunden wurde dem Patienten die intravenöse Thrombolyse mittels Alteplase empfohlen. Nach ausführlicher Aufklärung und Abwägen des potenziellen Nutzens und möglicher Risiken entschied sich der Patient gegen eine intravenöse Thrombolyse. Bei bereits bestehender Einnahme von Acetylsalicylsäure (100 mg/d) erfolgte die duale Thrombozytenaggregationshemmung für 14 Tage (mit Aufsättigung von Clopidogrel 300 mg an Tag 1) sowie der

Wechsel von Simvastatin 10 mg/d auf Atorvastatin 80 mg/d. Der Patient wurde auf die Stroke Unit zur weiteren Überwachung und Diagnostik verlegt. Eine gleichentags durchgeführte neuroangiologische Untersuchung mittels Doppler-/Duplexsonografie ergab eine höchstgradige Stenose (Differenzialdiagnose: langstreckiger Verschluss) der A. vertebralis links (V0- bis V2-Segment) mit retrograder Reperfusion ab dem V3-Segment.

Ischämie der lateralen Medulla oblongata sowie Dissektion der A. vertebralis links

Am Folgetag zeigte sich in der cMRT in der diffusionsgewichteten Sequenz (DWI) eine frische Ischämie in der lateralen Medulla oblongata links mit begleitender radiologischer okulärer lateraler Deviation nach links (siehe ▶ Abb. 9.1 für Befunde bei einem ähnlich gelagerten Fall).

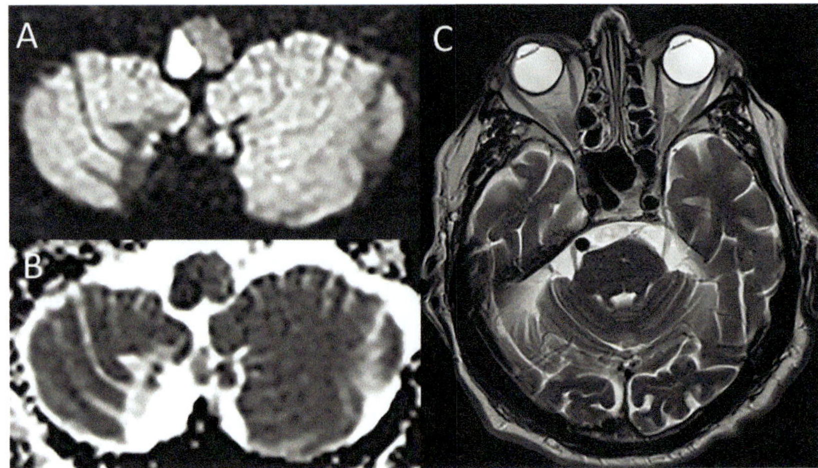

Abb. 9.1: In der MRT zeigt sich ein akuter ischämischer Schlaganfall im Bereich der rechten lateralen Medulla oblongata.

Bildbeschreibung: Diese Abbildung stammt von einem **anderen** Patienten, welcher sich ebenfalls mit einem akuten Wallenberg-Syndrom präsentierte, im Gegensatz zum Fallbeispiel aber die rechte Seite betreffend. Der Schlaganfall zeigt sich sowohl in der diffusionsgewichteten Sequenz (DWI) (**A**) wie auch in der ADC(Apparent Diffusion Coefficient)-Karte (**B**). Eine radiologische okuläre laterale Deviation nach rechts zeigte sich auch im cMRT, wie auf dem hier abgebildeten T2-gewichteten, axialen MR-Bild (**C**) (Quelle: Radiologie, Kantonsspital Baden, Schweiz).

In der MR-Angiografie fand sich eine langstreckige Wandunregelmäßigkeit im V2-Segment der linken A. vertebralis, einem Wandhämatom entsprechend. Bei filiformer Kontrastierung der A. vertebralis ergab sich kein Anhalt für einen kompletten Verschluss des Gefäßes.

Im weiteren Verlauf kam es zu einer stetigen Besserung der Symptomatik, die okuläre laterale Deviation nach links war nach zehn Tagen kaum mehr vorhanden (▶ Video 9.1, Sequenz 2). Gleichzeitig wurde neu ein Singultus beobachtet, welcher mittels Metoclopramid behandelt wurde. Bei Übertritt in die Neurorehabilitation nach 17 Tagen bestanden noch eine moderate Stand- und Gangataxie sowie eine leichte Ataxie des linken Beines, einem NIHSS von 1/42 Punkten entsprechend.

Tritt akuter Schwindel erstmals auf, so kann dies sowohl ein einmaliges Ereignis (z. B. einen Schlaganfall) darstellen als auch die erste Episode eines wiederkehrenden Schwindels (z. B. einer vestibulären Migräne – für die Diagnosestellung dieser sind aber fünf Episoden erforderlich) sein. Bei akutem Schwindel gilt es, primär gefährliche, potenziell lebensbedrohliche Erkrankungen von benignen, selbstlimitierenden Ursachen zu unterscheiden.

9.5 Pathogenese

Der ischämische Schlaganfall im vertebrobasilären Stromgebiet stellt die häufigste Ursache des zentralen AVS dar. Bei dem hier vorgestellten Patienten betraf es mit der lateralen Medulla oblongata ein Hirnstammareal, welches meist durch einen Ast der posterioren inferioren zerebellären Arterie (PICA) versorgt wird und in einem charakteristischen klinischen Bild (*Wallenberg-Syndrom*) resultiert.

Klärung der Ursachen bei Schlaganfall

Die Ursachenabklärung nach stattgehabtem Schlaganfall im vertebrobasilären Stromgebiet entspricht derjenigen bei Schlaganfällen im anterioren Stromgebiet und zielt v. a. auf eine ursachengerechte Sekundärprophylaxe ab. Die Suche nach einer Emboliequelle, respektive nach der Ursache der lokalen Thrombusbildung, steht dabei im Zentrum (Kleindorfer et al., 2021). Eine kardioembolische Ursache im Sinne eines (neu detektierten) Vorhofflimmerns, einer höhergradigen Stenose eines hirnversorgenden Gefäßes oder einer umschriebenen Mikroangiopathie stellen häufige Ursachen dar, in ca. 35 % der Fälle bleibt die Ursache aber offen. Beim Wallenberg-Syndrom ist in ca. 80 % der Fälle ein (meist atherosklerotischer) Verschluss der A. vertebralis ursächlich verantwortlich. Es kommt konsekutiv zu Embolien, welche in die PICA oder einzelne medulläre Äste derselben gelangen und dort zu Ischämien führen.

Eine spontane oder traumatische Dissektion der A. vertebralis gehört bei jüngeren Patienten zu den häufigsten Ursachen einer vertebrobasilären Ischämie (Gottesman et al., 2012). Bindegewebserkrankungen (Marfan-Syndrom, Ehlers-Danlos-Syndrom, fibromuskuläre Dysplasie) bilden eine weitere mögliche Ursache einer Vertebralisdissektion (Lui et al., 2024). Durch die Dissektion dringt Blut in die Gefäßwand ein, es entsteht ein zweites, falsches Lumen, wodurch es zu einer Einengung oder gar zu einem Verschluss des wahren Gefäßlumens kommt. Dies war bei unserem Patienten ebenfalls der Fall; die langstreckig flaue bis fehlende Darstellung der A. vertebralis sowie der Nachweis des Wandhämatoms im MRT bestätigt diesen Pathomechanismus. Eine (unbehandelte) arterielle Hypertonie, ein Nikotinabusus und ein Diabetes mellitus sowie eine Dyslipidämie stellen wichtige vaskuläre Risikofaktoren für das Auftreten eines (vertebrobasilären) Schlaganfalles dar.

9.6 Epidemiologie

Bei etwa 3–5 % aller Patienten mit akutem Schwindel wird schließlich ein ischämischer Schlaganfall diagnostiziert (Newman-Toker & Edlow, 2015).

Ca. 25 % aller akuten vestibulären Syndrome zentral bedingt

Dieser Anteil steigt auf etwa 25 % für die Untergruppe derjenigen Patienten, die ein akutes vestibuläres Syndrom (AVS) aufweisen (Tarnutzer et al., 2011), d. h. über akuten und anhaltenden Schwindel begleitet von Übelkeit/Erbrechen, Bewegungsintoleranz und Gangunsicherheit und häufig auch Nystagmus berichten (*ICD-11: Mortality and Morbidity Statistics*). Dabei gilt das Wallenberg-Syndrom als eines der häufigsten ischämischen Syndrome des vertebrobasilären Stromgebietes mit geschätzten 60.000 neuen Fällen pro Jahr in den USA (von insgesamt ca. 800.000 ischämischen Schlaganfällen pro Jahr in den USA) (Lui et al., 2024; Venti, 2012).

9.7 Diagnostik

Bei Patienten mit AVS steht die Ursachenabklärung im Vordergrund, insbesondere die Abgrenzung zwischen zentralen, gefährlichen und potenziell lebensbedrohlichen Ursachen und peripheren, benignen und selbstlimitierenden Ursachen.

Schwindel, Kopfschmerzen und Nackenschmerzen häufigste Symptome bei Vertebralisdissektion

Meist sind die von den Patienten berichteten Symptome bei Vertebralisdissektion unspezifisch, Dreh- oder Schwankschwindel (58 %), Kopfschmerzen (51 %) und Nackenschmerzen (46 %) stellen die häufigsten Beschwerden dar (Gottesman et al., 2012). Das Wallenberg-Syndrom zeichnet sich durch eine charakteristische Kombination an fokal-neurologischen Defiziten aus, häufig steht dabei ein akuter Schwindel und eine (ausgeprägte) Stand- und Gangunsicherheit im Vordergrund (Lee et al., 2015). In den allermeisten Fällen finden sich weitere, fokal-neurologische Defizite wie z. B. ein Horner-Syndrom, eine Dysphagie und ein Kulissenphänomen, eine Hemiataxie oder eine dissoziierte Sensibilitätsstörung (Lui et al., 2024).

Im Rahmen der initialen neurologischen Beurteilung ist die gezielte Suche nach subtilen okulomotorischen Zeichen (gemäß dem TiTraTE-Schema;

Newman-Toker & Edlow, 2015) und nach einer Stand- und Gangstörung von großer Bedeutung, um das Risiko einer Fehldiagnose oder verpassten Diagnose zu minimieren. Die weitaus häufigste zentrale strukturelle Ursache eines AVS stellt eine vertebrobasiläre Ischämie (ca. 80 % der Fälle) dar. Die wichtigsten Befunde und ihre Einordnung sind in ▶ Tab. 9.1 aufgeführt.

Tab. 9.1: Essenzielle klinisch-neurologische Untersuchungen bei akutem oder episodischem Schwindel

Untersuchung	Wann indiziert?	Interpretation eines pathologischen Befundes
Suche nach fokal-neurologischen Defiziten	Bei allen Patienten	Starker Hinweis für eine zentrale Ursache.
Suche nach einem Spontannystagmus mit/ohne Fixation	Bei allen Patienten	Sofern horizontal, mit Torsion und/oder Abnahme bei Fixation → eher peripher Sofern rein vertikal, rein torsionell, vertikal-horizontal oder vertikal-torsionell und ohne Abnahme bei Fixation → eher zentral
Suche nach subtilen okulomotorischen Zeichen (HINTS plus)	Bei akutem prolongiertem Schwindel und Nystagmus	Siehe Tabelle 9.2.
Suche nach einer Rumpfataxie mittels Graduierung einer Gangstörung und Rumpfinstabilität	Bei allen Patienten	Freies Sitzen ohne Abstützen nicht möglich → zentral Freies Stehen (im Tandemstand) und freies Gehen möglich → peripher oder zentral-vestibulär
Provokationsmanöver für die posterioren und lateralen Bogengänge	Bei typischen Provokationsfaktoren	Torsionell-geotroper Nystagmus in diagnostischen Lagemanövern → PPV des posterioren Bogenganges Horizontaler (geotroper oder apogeotroper) Nystagmus im Supine-Roll Test → PPV des lateralen Bogenganges

Tabellenbeschreibung: Abkürzungen: HINTS = Head-Impulse, Nystagmus, Test of Skew. PPV = Peripherer Lageschwindel.

Ein neuartiger, akut aufgetretener nuchaler Kopfschmerz sollte an eine vertebrobasiläre Ischämie denken lassen, auch unabhängig von einer Vertebralisdissektion. Bei prospektiver Erhebung finden sich in bis zu 50 % der Schlaganfallpatienten neuartige Kopfschmerzen.

Akutes vestibuläres Syndrom in bis zu zwei Drittel der Fälle isoliert

Liegen fokal-neurologische Defizite vor, so ist die Zuordnung einfach. Es gilt jedoch zu berücksichtigen, dass Schwindel auch bei Vorliegen einer zentralen Ursache in bis zu zwei Drittel der Fälle isoliert, d.h. ohne offensichtliche fokal-neurologische Defizite auftreten kann (Tarnutzer & Edlow, 2023). Es wird dann von einem isolierten zentralen AVS gesprochen. Hierbei hat sich die gezielte Suche nach subtilen okulomotorischen Zeichen als sehr hilfreich erwiesen. Diese Testung beinhaltet vier Komponenten, dauert ca. fünf Minuten und kann am Patientenbett/in der Notaufnahme zuverlässig durchgeführt werden.

Die einzelnen Komponenten der HINTS plus

Es erfolgt die Prüfung des vestibulo-okulären Reflexes mittels Kopfimpulstest (»**H**ead **I**mpulse«), der horizontalen exzentrischen Blickhaltefunktion (»**N**ystagmus«) und der vertikalen Blickstabilität (»**T**est of **S**kew«), was abgekürzt das Akronym **HINTS** ergibt (Kattah et al., 2009) und durch die Prüfung des Gehörs (ggf. mittels einer entsprechenden Smartphone-App) erweitert werden kann (**HINTS plus**) (Newman-Toker et al., 2013) (siehe ▸ Tab. 9.2). Diese Testbatterie kann beim Patienten mit akutem prolongiertem Schwindel im Vergleich zur frühen (d.h. innerhalb von 24–48 h erhobenen) cMRT inkl. diffusionsgewichteten Sequenzen einen Schlaganfall mit höherer Sensitivität (95 % vs. 80 %) nachweisen (Tarnutzer et al., 2023) und ist in ▸ Tab. 9.2 detailliert beschrieben. Ist die frühe (d.h. in den ersten 24–48 h erhobene) zerebrale MR-gestützte Diagnostik inkl. DWI-Sequenzen negativ und besteht der klinische Verdacht auf eine zerebrovaskulär-ischämische Ursache, so sollte die cMRT, inklusive DWI nach drei bis zehn Tagen wiederholt werden.

Tab. 9.2: HINTS plus (Newman-Toker et al., 2013)

Test	Geprüfte Funktion	Praktische Durchführung	Befund bei peripherer Ursache	Befund bei zentraler Ursache
Horizontaler Kopfimpulstest (Head Impulse)	Vestibulo-okulärer Reflex	Rasche Kopfdrehung zur Seite (5–15 °) während Fixation	Verzögerte, pathologische Korrektursakkade	Normalbefund, außer bei Schädigung der Vestibulariskerne (»pseudoperipheres Muster, Pseudoneuritis vestibularis«)
Horizontaler Blickrichtungs-nystagmus (Nystagmus)	Horizontale exzentrische Blickhaltefunktion	Fixation eines Objektes bei seitlicher Blickwendung (~ 20 °)	Stabile exzentrische Blickhaltefunktion	Instabile exzentrische Blickhaltefunktion mit zentrifugalem (blickrichtungsabhängigem) Nystagmus.
Alternierender Abdecktest (»Test of Skew)	Vertikale Deviation der Augen	Alternierendes Abdecken beider Augen bei Fixation	Vertikale Stabilität der Augen	Vertikale Einstellbewegungen der Augen

Tab. 9.2: HINTS plus (Newman-Toker et al., 2013) – Fortsetzung

Test	Geprüfte Funktion	Praktische Durchführung	Befund bei peripherer Ursache	Befund bei zentraler Ursache
Neu aufgetretene einseitige Hörminderung (plus)	Gehör	Fingerreiben oder Flüsterzahlen im Seitenvergleich	Normale Hörfunktion	Hörminderung auf der Seite mit dem abnormen Kopfimpulstest (»Pseudolabyrinthitis«)

* Instruktionsvideos zu finden unter: http://novel.utah.edu/Newman-Toker/collection.php

Die wichtigsten Bestandteile der neuro-otologischen Untersuchung

Jede neuro-otologische Untersuchung bei akutem Schwindel sollte zumindest die Prüfung der HINTS plus, eines Spontan- und Kopfschüttelnystagmus sowie die Gang- und diagnostischen Lageproben sowie eine Testung des Hörvermögens und ggf. Ohrinspektion mittels Otoskop umfassen, da damit die häufigsten peripher- und zentral-vestibulären Ursachen (Schlaganfall, akute unilaterale Vestibulopathie, peripherer Lageschwindel (PPV)) erfasst werden. Liegt beim Patienten mit akutem prolongiertem Schwindel kein Spontan- oder Blickrichtungsnystagmus vor, so ist die Aussagekraft der HINTS (plus) geringer; auch sollte unbedingt eine graduierte Prüfung der Stand- und Gangfunktion erfolgen (Tarnutzer & Edlow, 2023). Dabei lassen sich verschiedene Schweregrade einer Stand- und Gangstörung unterscheiden (Grad 0–3). Kann ein Patient mit akutem Schwindel/Gangunsicherheit nicht mehr selbständig stehen oder sitzen, so entspricht dies einer schweren (Grad 3) Stand- und Gangataxie und ist suggestiv für eine zentrale Ursache (Spezifität 99 %; Martinez et al., 2024). Eine weiterführende bildgebende Abklärung wird dann dringlich empfohlen. Kann der Patient nicht mehr selbstständig gehen, aber selbständig stehen/sitzen, so entspricht dies einer Stand- und Gangataxie Grad 2, was sowohl peripher als auch zentral bedingt sein kann. Das Vorliegen eines Spontannystagmus kann ebenfalls diagnostisch hilfreich sein. So spricht das Vorliegen eines rein vertikalen, rein torsionellen, vertikal-torsionellen oder horizontal-vertikalen Spontannystagmus für eine zentrale Ursache (Wuthrich et al., 2023). Eine vergleichende Darstellung der diagnostischen Treffsicherheit verschiedener klinischer wie apparativer Tests und Scores findet sich in ▸ Abb. 9.2.

Abb. 9.2: Zusammenfassende Analyse der Receiver-Operating-Characteristic-Kurve (SROC)

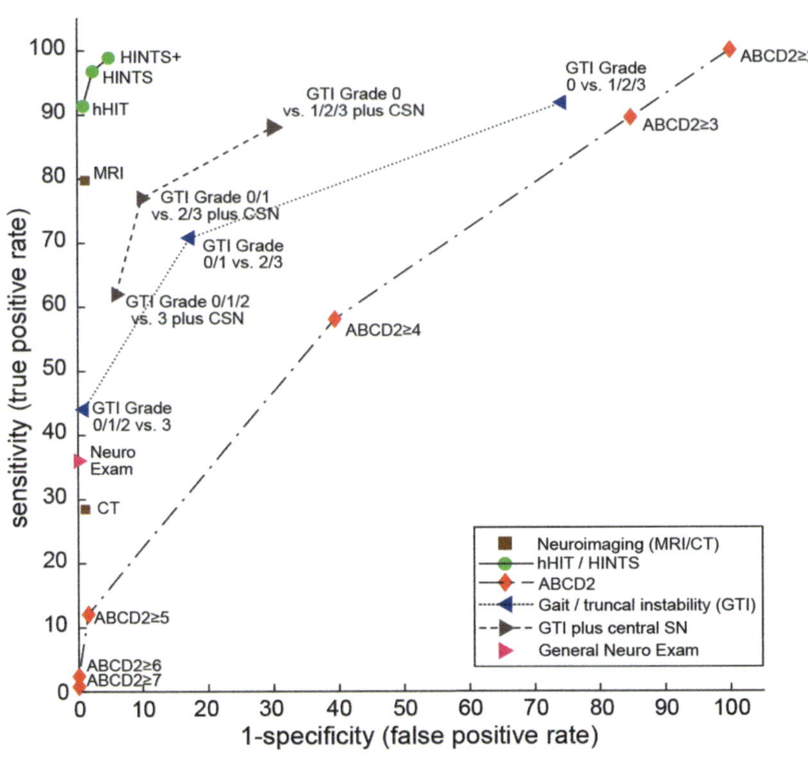

Bildbeschreibung: Darstellung der SROC-Analyse für die Bewertungen der abgestuften Gang-/Standinstabilität (GTI) (mit oder ohne zusätzlichen spontanen/evozierten Nystagmus vom zentralen Typ im Vergleich zur »HINTS(Head Impulse, Nystagmus, Test of Skew)-Familie«, zerebraler Bildgebung (Computertomografie [CT] oder Magnetresonanztomografie mit diffusionsgewichteten Sequenzen [MRI-DWI], Werte wie von Shah et al. [2022] veröffentlicht), allgemeine neurologische Untersuchung und vaskuläre Risikostratifizierung mittels ABCD2-Score (Alter, Blutdruck, klinische Merkmale, Dauer der Symptome, Diabetes) (Daten aus einer einzigen Studie [Newman-Toker et al., 2013]) zur Erkennung von Schlaganfällen bei Patienten mit akutem vestibulärem Syndrom (modifiziert nach Newman-Toker et al. [2015]).

Die SROC-Kurven sind für sechs verschiedene diagnostische Ansätze zur Erkennung eines Schlaganfalls bei akutem vestibulärem Syndrom dargestellt. Ein perfekter Test oder eine perfekte Entscheidungsregel hat Schwellenwerte in der oberen linken Ecke (100 % Sensitivität, 100 % Spezifität) und eine Fläche unter der Kurve (AUC) von 1.0. Man beachte, dass die Gang-/Standinstabilitätsbewertungen den ABCD2-Score und die allgemeine neurologische Untersuchung übertreffen, aber im Vergleich zu den Augenbewegungstests der HINTS-Familie unterlegen sind. Dies gilt auch, wenn der GTI-Wert um den Spontannystagmus vom zentralen Typ ergänzt

wird (d. h. ein rein torsioneller, rein vertikaler, kombiniert torsionell-vertikaler oder horizontal-vertikaler Spontannystagmus). Sowohl die HINTS als auch die HINTS plus (HINTS plus neuer Hörverlust, der durch Fingerreiben o. Ä. festgestellt wird) weisen eine höhere diagnostische Genauigkeit zum Ausschluss eines Schlaganfalls auf als die MRT einschließlich DWI in der akuten Phase (Abbildung übernommen aus Martinez et al., 2024).
Abkürzungen: CSN = zentral-bedingter Spontannystagmus; hHIT = horizontaler Kopfimpulstest

---

Gezielte Suche nach einer okulären lateralen Deviation

Ebenso sollte bei allen AVS-Patienten gezielt nach einer okulären lateralen Deviation (OLD) gesucht werden. Die OLD ist ein zentrales Zeichen und meist mit medullären oder seltener lateral-pontinen Infarkten vergesellschaftet. Die Prüfung der OLD erfolgt durch einen kurzen (3–5 s Dauer) Lidschluss nach vormaliger Fixation eines Objektes geradeaus und anschließendem Öffnen der Augen. Zeigt sich eine vollständige Abweichung der Augen zu einer Seite, welche durch eine Reihe hypometrischer Korrektursakkaden wieder ausgeglichen wird, so liegt ein OLD vor. Während die Sensitivität des OLD gering ist, da eine OLD nur in ca. 12 % aller zentralen AVS beobachtet werden kann, ist die Spezifität sehr hoch. Wird nur die Patientengruppe mit Wallenberg-Syndrom betrachtet, so findet sich bei jedem dritten Patienten eine OLD (Kattah et al., 2020). Eine OLD zeigt sich meist nur transient, wie im hier vorgestellten Patienten. Während zu Beginn die OLD deutlich sichtbar war (▸ Video 9.1, Sequenz 1), konnte diese zehn Tage nach Symptombeginn kaum mehr nachgewiesen werden (▸ Video 9.1, Sequenz 2). Werden die Augen deutlich länger (über Minuten) geschlossen gehalten, kann auch bei peripherem AVS eine OLD beobachtet werden, wie dies z. B. in der CT- oder MRT-gestützten Bildgebung (siehe ▸ Abb. 9.1; Grafik C) exemplarisch dargestellt ist.

9.8 Differenzialdiagnosen

Ca. 9 % aller Schlaganfälle werden in der Notaufnahme nicht erkannt

Die Differenzialdiagnose des akuten Schwindels ist sehr breit und erstreckt sich über verschiedenste Fachgebiete, wobei keine einzelne Diagnose für mehr als 5–10 % aller Ursachen verantwortlich ist (Newman-Toker et al., 2008). Schätzungen gehen davon aus, dass etwa 9 % aller zerebrovaskulären Ereignisse bei der Erstvorstellung in der Notaufnahme übersehen werden (Tarnutzer et al., 2017). Das Risiko einer Fehldiagnose ist wesentlich größer, wenn die neurologischen Beschwerden leicht, unspezifisch oder vorübergehend sind. Bei unspezifischen Symptomen (Schwindel vs. motorische Befunde) stieg in einer Metaanalyse die falsch-negative Rate auf 39,4 % vs. 4,4 %, während bei vorübergehenden Symptomen (transitorische ischämische Attacke [TIA] vs. ischämischer Schlaganfall) die Falscherkennungsrate 59,7 % vs. 11,7 % betrug (Tarnutzer et al., 2017). Dies spiegelt sich auch in einer bevölkerungsbasierten Studie wider, die zeigt, dass Fehldiagnosen bei vertebrobasilären Schlaganfällen, die mit akutem Schwindel einhergehen, häufig sind und in etwa 35 % der Fälle auftreten (Kerber et al., 2006).

Häufigste Ursachen eines akuten vestibulären Syndroms: Schlaganfall und akute unilaterale Vestibulopathie

Die häufigsten Ursachen eines AVS sind in ▶ Tab. 9.3 dargestellt. Dabei sind einzelne Ursachen deutlich häufiger zu beobachten als andere. Im klinischen Alltag spielt die Unterscheidung zwischen einer vertebrobasilären Ischämie und einer akuten unilateralen Vestibulopathie die größte Rolle. Aber auch eine Hirnstamm- oder Kleinhirnblutung, eine akute demyelinisierende Läsion im Kleinhirn oder Hirnstamm oder eine Wernicke-Enzephalopathie stellen wichtige Differenzialdiagnosen eines zentralen AVS dar.

Tab. 9.3: Differenzialdiagnose des AVS (Tarnutzer et al., 2011)

Nicht-gefährliche* und weniger dringliche Ursachen	Gefährliche* und dringlichere Ursachen
Häufige Ursachen (> 1 % aller AVS) • Akute unilaterale Vestibulopathie • Multiple Sklerose Seltenere Ursachen oder Frequenz des Auftretens nicht bekannt • Virale Labyrinthitis • Herpes Zoster oticus (Ramsey Hunt) • Akute traumatische Vestibulopathie • Medikamentös-ototoxisch (z. B. Aminoglykoside) • Akute disseminierte Encephalomyelitis (ADEM) • ZNS-Nebenwirkungen (z. B. anfallssupprimierende Substanzen) • Prolongierte Episode eines Morbus Menière • Prolongierte Episode einer vestibulären Migräne • Attacke im Rahmen einer episodischen Ataxie Vermutlich mögliche Ursachen ‡ • Atypische Infektionen (Otosyphillis, Neuroborreliose) • Degenerative zerebelläre Ataxie • Raumforderungen im Kleinhirnbrückenwinkel (Vestibularisschwannom, Metastasen) • Intoxikation mit Alkohol, Drogen	Häufige Ursachen (> 1 % aller AVS) • Hirnstammischämien oder Kleinhirnischämien • Hirnstamm- oder Kleinhirnblutungen Seltenere Ursachen oder Frequenz des Auftretens nicht bekannt • Labyrinthischämie † • Bakterielle Labyrinthitis, Mastoiditis • Wernicke-Enzephalopathie (Vitamin-B1-Mangel) • Miller-Fisher-Syndrom • Hirnstammenzephalitis (z. B. Listerien, Herpes simplex/zoster, paraneoplastisch) Vermutlich mögliche Ursachen ‡ • Höhenschwindel/Höhenangst • Basale Meningitis (z. B. bei Tuberkulose) • Zerebrale (supratentorielle) Ischämie oder Blutung § • Medikamentenintoxikation (z. B. Lithium, Carbamazepin, Oxcarbazepin) • Dekompression • Dyselektrolytämie (z. B. Hyponatriämie) • Endokrinologische Erkrankungen (z. B. akute Nebennieren-Insuffizienz) • Umweltgifte (z. B. Kohlenmonoxid) • Subarachnoidalblutung

Tabellenbeschreibung: * Jede Erkrankung, welche Schwindel verursacht, kann als »gefährliches« medizinisches Problem betrachtet werden, sofern die Beschwerden in Gefahrensituationen (z. B. während des Autofahrens oder beim Klettern) auftreten. Ebenso kann eine durch eine ausgeprägte vestibuläre Reizung bedingte vagale Stimulation in prädisponierten Patienten zu Bradyarrhythmien führen. Jedoch führen Erkrankungen, welche hier als benigne oder weniger dringlich taxiert werden, sehr selten zu irreversibler Morbidität oder gar Mortalität (im Gegensatz zu Diagnosen in der Kategorie »gefährlich und dringlich«).
† Die Häufigkeit von Infarkten der Arteria labyrinthi ist schwer abzuschätzen, da der derzeitige Standardtest zur Bestätigung der Diagnose (Autopsie mit Schläfenbeinhistologie) nur selten durchgeführt wird. Jüngere Studien deuten jedoch darauf hin, dass Patienten mit plötzlicher Taubheit, mit oder ohne Schwindel, ein erhöhtes Schlaganfallrisiko haben, was auf einen möglichen vaskulären Mechanismus hindeutet.
‡ Es ist bekannt, dass diese Erkrankungen akuten Schwindel verursachen können, aber es ist nicht bekannt, ob sie ein klinisch vollständiges oder ein klinisch vorherrschendes Bild eines akuten vestibulären Syndroms zeigen können.
§ Eine supratentorielle Infarzierung kann ebenfalls in seltenen Fällen (48/1301 [3,7 %] in einer Fallserie [Park et al., 2023]) zu einem akuten vestibulären Syndrom führen.

Neben der gezielten, neuro-otologischen Untersuchung am Patientenbett spielt auch die Anamneseerhebung beim Patienten mit AVS eine wichtige Rolle. Im Gegensatz zur häufigsten peripheren Ursache eines AVS – der akuten unilateralen Vestibulopathie – ist der Beginn beim zentralen AVS häufig abrupt und kann von wiederholten prodromalen Schwindelepisoden begleitet sein (Tarnutzer et al., 2011). Kopf- oder Nackenschmerzen sind per se unspezifisch und können sowohl bei einer vestibulären Migräne als auch einer zerebellären Blutung mit raumforderndem Effekt auftreten. Sind sie jedoch mit einem Kopf- oder Nackentrauma verbunden, so ist an eine vertebrobasiläre Dissektion mit entsprechender Ischämie als Ursache eines AVS zu denken. Während das Vorliegen von vaskulären Risikofaktoren eher für eine zerebrovaskulär-ischämische Ursache spricht, schließt deren Fehlen eine solche nicht aus. Dies gilt insbesondere für Patienten unter 50 Jahren, bei welchen die Rate an verpassten zentralen AVS deutlich höher ist, mitunter aufgrund von Dissektionen und zerebellären Ischämien, welche im Schnitt in jüngerem Alter auftreten.

Ist die neurologische und neuro-otologische Untersuchung unergiebig, so sind gezielt nicht-neurologische Ursachen der akuten Schwindelsymptomatik zu suchen. Zu den häufigsten internistischen Ursachen von akutem Schwindel auf der Notaufnahme überhaupt zählen Störungen des Elektrolyt- oder Wasserhaushaltes (5,6 %), vasovagale Synkopen (6,6 %), kardiale Arrhythmien (3,2 %), Anämien (1,6 %) und Hypoglykämien (1,4 %) (Newman-Toker et al., 2008).

9.9 Therapie und Prognose

Akuttherapie gemäß den aktuellen Schlaganfall-Behandlungsrichtlinien

Die Therapie des AVS richtet sich primär nach der zugrunde liegenden Ursache. Besteht ein Verdacht auf eine vertebrobasiläre Ischämie und stellt sich der Patient im (per-)akuten Stadium vor, so ist über eine geeignete Rekanalisationstherapie zu entscheiden. Während die intravenöse Thrombolyse (IVT) basierend auf dem Nativ-CT für eine Symptomdauer von bis zu 4,5 Stunden zugelassen und wirksam ist (Emberson et al., 2014), kann mittels erweiterter Bildgebung (entweder perfusionsgestützt im CT oder cMRT [Ma et al., 2019] oder basierend auf einem DWI-FLAIR Mismatch in der cMRT [Thomalla et al., 2018]) in ausgewählten Fällen bis zu 9 Stunden nach dem mutmaßlichen Beginn das Behandlungsergebnis verbessert werden. Liegt eine Basilaristhrombose oder ein Baslarisverschluss vor, so ist ohne therapeutische Intervention, insbesondere ohne endovaskuläre Therapie (EVT) im Sinne einer mechanischen Thrombektomie, von einer sehr ungünstigen Prognose mit hoher Morbidität und Mortalität auszugehen. Mittlerweile sind mehrere Studien zur Wirksamkeit einer EVT bei Basilaristhrombose bis zu 24 Stunden nach mutmaßlichem Symptombeginn publiziert worden. In einer Metaanalyse konnte kürzlich die Wirksamkeit der EVT bei Basilaristhrombose bestätigt werden (Nogueira et al., 2024). Insgesamt kann die Wahrscheinlichkeit eines günstigen Outcomes mittels EVT um das ca. 2,5-fache erhöht werden. Eine Wiedereröffnung eines Vertebralisverschlusses (thrombotisch bei Dissektion oder embolisch-bedingt) ist aktuell kein etabliertes Verfahren, respektive es liegen hierzu noch keine ausreichenden Daten vor.

Kaum Daten zur Akuttherapie und zum Behandlungsergebnis

Die vorliegenden Studien zur Akuttherapie bei vertebrobasilären Ischämien gehen kaum auf das AVS ein (Edlow & Tarnutzer, 2025). Gängige Entscheidungskriterien für eine Akuttherapie bei Patienten mit zentralem AVS sind der NIHSS-Score und die Schwere der klinischen Befunde. Eine große Herausforderung stellt die Tatsache dar, dass das Standardinstrument zur klinischen Beurteilung des Schlaganfallpatienten – der NIHSS – Ischämien im vertebrobasilären Stromgebiet nicht ausreichend abdeckt. D.h. ein NIHSS kann 0 Punkte betragen und der Patient kann trotzdem eine klinisch-relevante Hirnstamm-Ischämie aufweisen.

Für die Entscheidung zur Akuttherapie bei Patienten mit zentralem AVS sollte dementsprechend primär auf die Symptomdauer, die Befunde in der erweiterten Bildgebung (CT-Perfusion oder MRT inkl. DWI und FLAIR mit Hinweis auf einen »Mismatch«, d.h. vitales und noch zu rettendes Gewebe [»Penumbra«]) bei Symptomdauer > 4,5 h oder unklarem Symptombeginn, das Vorliegen von Kontraindikationen und die Schwere der klinischen Befunde (Behinderung im Alltag?) geachtet werden. Die vorliegenden Daten weisen darauf hin, dass die Prognose bei zentralem AVS mit und ohne Akuttherapie meist günstig ist (Anteil an Patienten mit Werten von 0 oder 1 in der modifizierten Rankin-Skala [mRS] nach 90 Tagen > 60%) (Edlow & Tarnutzer, 2025).

Nebst der Akuttherapie ist die Sekundärprophylaxe nach stattgehabtem Schlaganfall gemäß gültigen Richtlinien (siehe Kleindorfer et al., 2021) durchzuführen und behandelbare Ursachen wie ein Vorhofflimmern sind entsprechend anzugehen. Liegt ein Verdacht auf eine Wernicke-Enzephalopathie vor, so ist die umgehende, hochdosierte Thiamin-Supplementation essenziell (mind. 3 × 200 bis 500 mg Thiamin als Kurzinfusion pro Tag, mindestens fünf Tage Therapiedauer) (Sechi & Serra, 2007). Besteht eine zerebelläre Blutung oder eine Hirnstammblutung, so sollten die Kollegen der Neurochirurgie zugezogen werden. Im Falle einer Intoxikation (z. B. mit einer anfallssupprimierenden Substanz oder einem Neuroleptikum) ist die entsprechende Medikation zu reduzieren oder ganz zu pausieren und nach Ursachen der Intoxikation (z. B. akzidentelle Überdosierung, Nieren- oder Leberinsuffizienz) zu suchen. Besteht eine akute unilaterale Vestibulopathie (siehe ▶ Kap. 1), so ist über eine entsprechende Akuttherapie zu entscheiden.

An symptomatischen Therapien bietet sich sowohl eine vorübergehende medikamentöse Behandlung mit Antiemetika (z. B. Ondansetron) wie auch die Gabe von Antivertiginosa (z. B. Dimenhydrinat) an. Von großer Bedeutung ist beim AVS die Neurorehabilitation (je nach Fallschwere ambulant oder stationär) mit einem Fokus auf Gleichgewichtstraining. Dies gilt sowohl für zentrale Ursachen wie auch für periphere AVS.

9.10 Literatur

Edlow, J. A., Tarnutzer, A. A. (2025). Intravenous thrombolysis in patients with acute dizziness or imbalance and suspected ischemic stroke-systematic review. *J Neurol*, *272*(1), 91. https://doi.org/10.1007/s00415-024-12782-7

Emberson, J., Lees, K. R., Lyden, P. et al.. (2014). Effect of treatment delay, age, and stroke severity on the effects of intravenous thrombolysis with alteplase for acute ischaemic stroke: a meta-analysis of individual patient data from randomised trials. *Lancet*, *384*(9958), 1929–1935. https://doi.org/10.1016/S0140-6736(14)60584-5

Gottesman, R. F., Sharma, P., Robinson, K. A. et al. (2012). Clinical characteristics of symptomatic vertebral artery dissection: a systematic review. *Neurologist*, *18*(5), 245–254. https://doi.org/10.1097/NRL.0b013e31826754e1

ICD-11. (o. D.). Mortality and Morbidity Statistics. Abgerufen am 20. November 2024, von https://icd.who.int/dev11/l-m/en#/http%3a%2f%2fid.who.int%2ficd%2fentity%2f1462112221

Kattah, J. C., Badihian, S., Pula, J. H. et al. (2020). Ocular lateral deviation with brief removal of visual fixation differentiates central from peripheral vestibular syndrome. *J Neurol*, *267*(12), 3763–3772. https://doi.org/10.1007/s00415-020-10100-5

Kattah, J. C., Talkad, A. V., Wang, D. Z. et al. (2009). HINTS to diagnose stroke in the acute vestibular syndrome: three-step bedside oculomotor examination more sensitive than early MRI diffusion-weighted imaging. *Stroke*, *40*(11), 3504–3510. https://doi.org/10.1161/STROKEAHA.109.551234

Kerber, K. A., Brown, D. L., Lisabeth, L. D. et al. (2006). Stroke among patients with dizziness, vertigo, and imbalance in the emergency department: a population-based study. *Stroke*, *37*(10), 2484–2487. https://doi.org/10.1161/01.STR.0000240329.48263.0d

Kleindorfer, D. O., Towfighi, A., Chaturvedi, S. et al. (2021). 2021 Guideline for the Prevention of Stroke in Patients With Stroke and Transient Ischemic Attack: A Guideline From the American Heart Association/American Stroke Association. *Stroke*, *52*(7), e364-e467. https://doi.org/10.1161/STR.0000000000000375

Lee, S. U., Park, S. H., Park, J. J. et al. (2015). Dorsal Medullary Infarction: Distinct Syndrome of Isolated Central Vestibulopathy. *Stroke*, *46*(11), 3081–3087. https://doi.org/10.1161/STROKEAHA.115.010972

Lui, F., Tadi, P., Anilkumar, A. C. (2024). Wallenberg Syndrome. In *StatPearls*. https://www.ncbi.nlm.nih.gov/pubmed/29262144

Ma, H., Campbell, B. C. V., Parsons, M.W. et al. (2019). Thrombolysis Guided by Perfusion Imaging up to 9 Hours after Onset of Stroke. *N Engl J Med*, *380*(19), 1795–1803. https://doi.org/10.1056/NEJMoa1813046

Martinez, C., Wang, Z., Zalazar, G. et al. (2024). Systematic Review and Meta-Analysis of the Diagnostic Accuracy of a Graded Gait and Truncal Instability Rating in Acutely Dizzy and Ataxic Patients. *Cerebellum*, *23*(6), 2244–2256. https://doi.org/10.1007/s12311-024-01718-6

Newman-Toker, D. E., Curthoys, I. S., Halmagyi, G. M. (2015). Diagnosing Stroke in Acute Vertigo: The HINTS Family of Eye Movement Tests and the Future of the »Eye ECG«. *Semin Neurol*, *35*(5), 506–521. https://doi.org/10.1055/s-0035-1564298

Newman-Toker, D. E., Edlow, J. A. (2015). TiTrATE: A Novel, Evidence-Based Approach to Diagnosing Acute Dizziness and Vertigo. *Neurol Clin*, *33*(3), 577–599, viii. https://doi.org/10.1016/j.ncl.2015.04.011

Newman-Toker, D. E., Hsieh, Y. H., Camargo, C. A. et al. (2008). Spectrum of dizziness visits to US emergency departments: cross-sectional analysis from a nationally representative sample. *Mayo Clin Proc*, *83*(7), 765–775. https://doi.org/10.4065/83.7.765

Newman-Toker, D. E., Kerber, K. A., Hsieh, Y. H. et al. (2013). HINTS outperforms ABCD2 to screen for stroke in acute continuous vertigo and dizziness. *Acad Emerg Med*, *20*(10), 986–996. https://doi.org/10.1111/acem.12223

Nogueira, R. G., Jovin, T. G., Liu, X. et al. (2024). Endovascular therapy for acute vertebrobasilar occlusion (VERITAS): a systematic review and individual patient data meta-analysis. *Lancet.* https://doi.org/10.1016/S0140-6736(24)01820-8

Park, J. Y., Choi, J. H., Kwon, J. H. et al. (2023). Incidence, characteristics, and neuroanatomical substrates of vestibular symptoms in supratentorial stroke. *J Neurol*, *270*(4), 2174–2183. https://doi.org/10.1007/s00415-023-11566-9

Sechi, G., Serra, A. (2007). Wernicke's encephalopathy: new clinical settings and recent advances in diagnosis and management. *Lancet Neurol*, *6*(5), 442–455. https://doi.org/10.1016/s1474-4422(07)70104-7

Shah, V. P., Oliveira, J. E. S. L., Farah, W. et al. (2022). Diagnostic accuracy of neuroimaging in emergency department patients with acute vertigo or dizziness: A systematic review and meta-analysis for the Guidelines for Reasonable and Appropriate Care in the Emergency Department. *Acad Emerg Med.* https://doi.org/10.1111/acem.14561

Spiegelberg, M., Morel, C., Beer, J. H. et al. (2021). Ocular Lateral Deviation in Severe Gait Imbalance Pointing to Lateral Medullary Stroke. *Neurohospitalist*, *11*(4), 375–376. https://doi.org/10.1177/19418744211000953

Tarnutzer, A. A., Berkowitz, A. L., Robinson, K. A. et al. (2011). Does my dizzy patient have a stroke? A systematic review of bedside diagnosis in acute vestibular syndrome. *CMAJ*, *183*(9), E571–592. https://doi.org/cmaj.100174[pii]10.1503/cmaj.100174

Tarnutzer, A. A., Edlow, J. A. (2023). Bedside Testing in Acute Vestibular Syndrome-Evaluating HINTS Plus and Beyond-A Critical Review. *Audiol Res*, *13*(5), 670–685. https://doi.org/10.3390/audiolres13050059

Tarnutzer, A. A., Gold, D., Wang, Z. et al. (2023). Impact of Clinician Training Background and Stroke Location on Bedside Diagnostic Accuracy in the Acute

Vestibular Syndrome – A Meta-Analysis. *Ann Neurol.* https://doi.org/10.1002/ana.26661

Tarnutzer, A. A., Lee, S. H., Robinson, K. A. et al. (2017). ED misdiagnosis of cerebrovascular events in the era of modern neuroimaging: A meta-analysis. *Neurology*, *88*(15), 1468–1477. https://doi.org/10.1212/WNL.0000000000003814

Thomalla, G., Simonsen, C. Z., Boutitie, F. et al. (2018). MRI-Guided Thrombolysis for Stroke with Unknown Time of Onset. *N Engl J Med*, *379*(7), 611–622. https://doi.org/10.1056/NEJMoa1804355

Venti, M. (2012). Cerebellar infarcts and hemorrhages. *Front Neurol Neurosci*, *30*, 171–175. https://doi.org/10.1159/000333635

Wuthrich, M., Wang, Z., Martinez, C. M. et al. (2023). Systematic review and meta-analysis of the diagnostic accuracy of spontaneous nystagmus patterns in acute vestibular syndrome. *Front Neurol*, *14*, 1208902. https://doi.org/10.3389/fneur.2023.1208902

10 Akutes zentrales Imbalance-Syndrom: Wernicke-Enzephalopathie

10.1 Anamnese

Progrediente Gangunsicherheit, Schwindel und Verschwommensehen

Nach 2,5 Monaten Antibiotikatherapie mit Ceftriaxon und Metronidazol wegen eines pyogenen Leberabszesses und einer Bakteriämie mit Escherichia coli stellte sich ein 73-jähriger Mann in der Notaufnahme vor. Er klagte über einen seit einer Woche langsam zunehmenden, Schwankschwindel, eine Gangunsicherheit und ein Verschwommensehen sowie eine Instabilität des Bildes beim Blick zur Seite. Aus infektiologischer Sicht war der Verlauf günstig, aber die langsame Auflösung des Abszesses verlängerte die Therapiedauer.

Wiederholter Wechsel der antibiotischen Therapie aufgrund anhaltender Nausea und Appetitlosigkeit

Komplikationen traten durch eine anhaltende Übelkeit und Appetitlosigkeit auf, was zu zwei Umstellungen der Antibiotikatherapie führte, einmal auf Clindamycin und einmal auf Ertapenem, ohne Besserung bezüglich der gastrointestinalen Beschwerden. Begleitend erfolgte die symptomatische Behandlung der Nausea mit Ondansetron.

Gewichtsverlust von ca. 22 kg über 2–3 Monate

Aufgrund der anhaltenden Übelkeit und der daraus resultierenden stark eingeschränkten Nahrungsaufnahme verlor der Patient in der Folge über einen Zeitraum von 2–3 Monaten ca. 22 kg Körpergewicht. Während er vorher täglich ein Glas Wein getrunken hatte, hörte er mit Beginn der Antibiotikatherapie auf zu trinken. Gleichzeitig erwähnte seine Ehegattin, es sei ihr bei ihrem Partner ein zunehmender Verlust des Interesses an alltäglichen Aktivitäten aufgefallen. Der Patient selbst relativierte dies im Gespräch.

10.2 Klinischer Befund

Horizontaler Blickrichtungsnystagmus, Downbeatnystagmus, bilateral abnormer Kopfimpulstest

Bei der initialen klinisch-neurologischen Untersuchung zeigte sich ein ausgeprägter, symmetrischer horizontaler Blickrichtungsnystagmus bei seitlichem Blick (▶ Video 10.1, Sequenz 1), ein leichter horizontaler Spontannystagmus nach rechts und ein leichter Downbeatnystagmus beim Blick nach unten. Es fanden sich keine Augenmuskelparesen. Bei Durchführung des horizontalen Kopfimpulstestes zur Prüfung des vestibulo-okulären Reflexes (VOR) zeigten sich sowohl für Impulse nach links wie auch für Impulse nach rechts deutliche Korrektursakkaden. Die klinische Untersuchung der Okulomotorik ergab verlangsamte horizontale Sakkaden, die Folgebewegungen waren hingegen intakt. Im Finger-Nase-Test wurde ein leichter Intentionstremor beidseits festgestellt. Im Romberg-Test schwankte der Patient deutlich und sein Gang war leicht breitbeinig und ataktisch, ein selbständiges Gehen/Stehen war aber möglich.

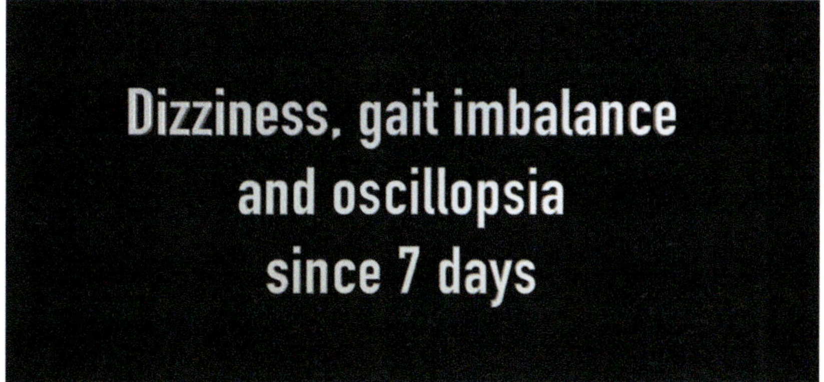

Video 10.1: Wiederholte Prüfung der exzentrischen Blickhaltefunktion

Videobeschreibung: Prüfung der exzentrischen Blickhaltefunktion bei Erstvorstellung in der Nothilfe ca. sieben Tage nach Beginn der Symptomatik (Sequenz 1), sowie erneut zwölf Stunden nach Therapiebeginn mit Thiamin hochdosiert (Sequenz 2) und im Rahmen der ambulanten Verlaufskontrolle nach zwei Wochen (Sequenz 3). Dabei lässt sich eine sukzessive Besserung des initial ausgeprägten horizontalen Blickrichtungsnystagmus erkennen (Video übernommen aus Wiggli, B., Kapitza, S., Ahlhelm, F. et al. [2020]. Early recognition of thiamine deficiency: ocular motor deficits in a patient with nutritional deprivation due to persistent antibiotic-related nausea. *Infection*, *48*, 137–140. https://doi.org/10.1007/s15010-019-01363-w, mit freundlicher Genehmigung von Springer Nature).

Akutes Imbalance-Syndrom und Verdacht auf Wernicke-Enzephalopathie

Aufgrund der okulomotorischen Befunde (beidseitig abnormer Kopfimpulstest, horizontaler Blickrichtungsnystagmus) und zusätzlich vorhandenen subtilen Zeichen einer Enzephalopathie sowie einer Vorgeschichte mit deutlich verminderter Nahrungsaufnahme über 2,5 Monate wurde bei ihm ein möglicher Vitamin-B1-Mangel (Thiaminmangel) diagnostiziert und eine hochdosierte parenterale Thiaminsubstitution (3 × 300 mg pro Tag) eingeleitet. Die Antibiotikabehandlung wurde abgesetzt.

10.3 Zusatzdiagnostik und klinischer Verlauf

Eine am selben Tag durchgeführte MRT-Untersuchung des Gehirns zeigte eine Kontrastmittelanreicherung der Corpora mamillaria beidseitig (▶ Abb. 10.1, Grafik A), was auf eine gestörte Blut-Hirn-Schranke hinweist.

Rasche klinische Besserung nach Thiamingabe

Innerhalb von zwölf Stunden nach Beginn der Thiaminsubstitution und der stationären Aufnahme besserten sich sein Schwankschwindel, seine Gangataxie und sein Verschwommensehen merklich. Bei der klinischen Untersuchung war zudem der horizontale Blickrichtungsnystagmus deutlich rückläufig (▶ Video 10.1, Sequenz 2). Einige Tage später wurde ein Thiaminmangel in der initialen Blutentnahme bestätigt (23 nmol/l, Normalbereich 67–200nmol/l), ebenso ein Mangel an Vitamin D3, Folsäure, Magnesium und Vitamin A.

Bei der klinisch-neurologischen Folgeuntersuchung zwei Wochen später zeigte sich eine weitere klinische Verbesserung der Okulomotorik und der posturalen Stabilität, und es wurde keine Kontrastmittelanreicherung der Corpora mamillaria im MRT mehr festgestellt (▶ Abb. 10.1, Grafik B). Allerdings blieben subtile Anzeichen für vestibuläre und okulomotorische Beeinträchtigungen bestehen. Insbesondere konnte bei Lateralblick ein leichter, asymmetrischer (linksbetonter) horizontaler Blickrichtungsnystagmus weiterhin ausgelöst werden (▶ Video 10.1, Sequenz 3), und bei Anwendung des horizontalen Kopfimpulstests wurden immer noch auf beiden Seiten Korrektursakkaden beobachtet. Der Patient konnte in der Folge wieder nach Hause entlassen werden.

Abb. 10.1: MRT des Gehirns

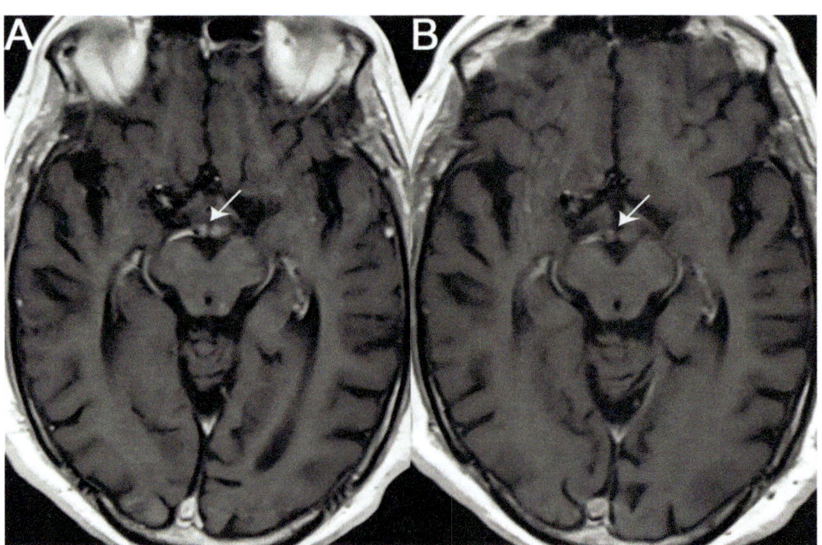

Bildbeschreibung: (**A**) Kontrastmittel-gestützte, axiale T1-gewichtete MR-Aufnahme vor Beginn der Thiaminsupplementation. Dabei zeigt sich eine

Kontrastmittelanreicherung der Corpora mamillaria beidseits (mittels eines weißen Pfeils markiert), hinweisend für eine gestörte Blut-Hirn-Schranke. Es zeigten sich keine Anhaltspunkte für periventrikuläre, thalamische, hypothalamische oder infratentorielle (Hirnstamm/Zerebellum) Läsionen. (**B**) Wiederholung der MRT-Untersuchung nach zwei Wochen. Die vormals bestehende Störung der Blut-Hirn-Schranke im Bereich der Corpora mamillaria war nicht mehr vorhanden (mittels eines weißen Pfeils markiert) (Abbildung übernommen aus Wiggli, B., Kapitza, S., Ahlhelm, F. et al. [2020]. Early recognition of thiamine deficiency: ocular motor deficits in a patient with nutritional deprivation due to persistent antibiotic-related nausea. *Infection*, 48, 137–140. https://doi.org/10.1007/s15010-019-01363-w, mit freundlicher Genehmigung von Springer Nature; Quelle: Radiologie, Kantonsspital Baden, Schweiz).

Nachweis einer bilateralen Vestibulopathie mit Betonung der horizontalen Bogengänge im Video-HIT

Die bilaterale Vestibulopathie wurde ungefähr vier Wochen nach Symptombeginn auch durch einen Video-Kopfimpulstest (vHIT) bestätigt. Dabei zeigte sich ein moderat verminderter Gain-Wert (Verstärkungsfaktor) bei Prüfung beider horizontaler Bogengänge (Gain links = 0.62, rechts = 0.62, Norm > 0.8) mit frühen (covert) Korrektursakkaden beidseits. Die Prüfung der vertikalen Bogengänge ergab normwertige Gain-Werte (> 0.7), jedoch fanden sich bei beiden posterioren Bogengängen vermehrte Korrektursakkaden (► Abb. 10.2). Die Funktion der anterioren Bogengänge war unauffällig ohne Nachweis von Korrektursakkaden. Diese Konstellation spricht für eine überwiegende Störung der horizontalen Bogengänge, wie sie charakteristischerweise bei der Wernicke-Enzephalopathie beobachtet werden kann. Eine vHIT-Verlaufsuntersuchung drei Monate später ergab eine Normalisierung der Gain-Werte der horizontalen Bogengänge (rechts = 0.84, links = 0.83) mit noch frühen (covert) Korrektursakkaden beidseitig. Die posterioren Bogengänge zeigten kaum mehr Korrektursakkaden. Ein MoCA-Test zur Prüfung der kognitiven Funktion während der Akuthospitalisation war mit 23/30 Punkten auffällig. Eine dezidierte neuropsychologische Testung wurde vom Patienten abgelehnt.

Abb. 10.2: Video-Kopfimpulstest (vHIT)

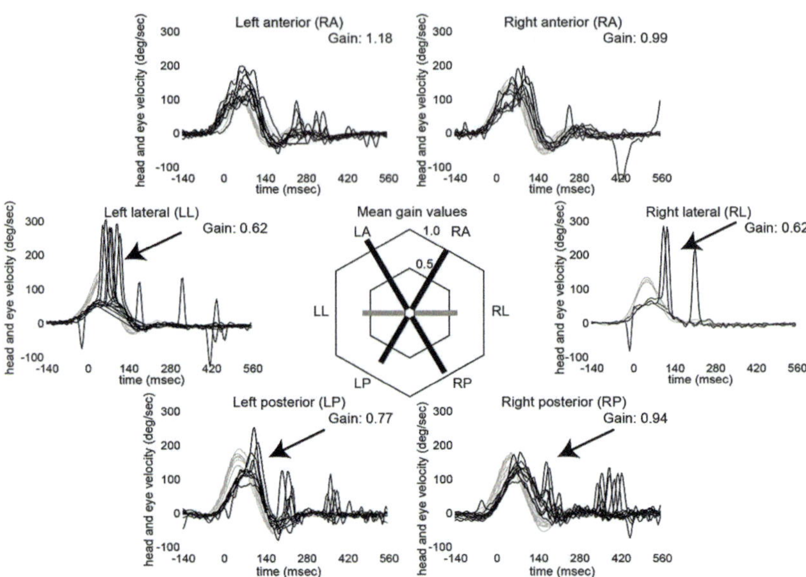

Bildbeschreibung: Gesonderte Darstellung der Augengeschwindigkeit (in schwarz) und der Kopfgeschwindigkeit (in grau) gegen die Zeit für jeden Bogengang einzeln (Aufnahme von je 20 Durchgängen pro Bogengang). Zur besseren visuellen Darstellung und zum Vergleich wurden die Kurven der Augenbewegungen invertiert. Die gemittelten Gain-Werte sind für jeden Bogengang in einer Grafik im Zentrum der Abbildung dargestellt. Gain-Werte unterhalb der unteren Normwertschwelle (d. h. < 0.8 für die horizontalen Bogengänge und < 0.7 für die vertikalen Bogengänge) sind grau gefärbt, während Werte oberhalb des Grenzwertes in schwarz illustriert sind. Der vHIT (Aufnahme ca. vier Wochen nach Symptombeginn) demonstrierte einen moderaten Verlust der Funktion des linken und rechten horizontalen Bogenganges mit vermindertem Gain von 0.62 beidseitig und Korrektursakkaden (markiert mit schwarzen Pfeilen). Die vertikalen Bogengänge waren entweder normwertig (anteriore Bogengänge) oder zeigten nur eine geringe Funktionseinbuße (posteriore Bogengänge, vermehrte Korrektursakkade bei unauffälligem Gain) (Abbildung übernommen aus Wiggli, B., Kapitza, S., Ahlhelm, F. et al. [2020]. Early recognition of thiamine deficiency: ocular motor deficits in a patient with nutritional deprivation due to persistent antibiotic-related nausea. *Infection*, 48, 137–140. https://doi.org/10.1007/s15010-019-01363-w, mit freundlicher Genehmigung von Springer Nature).

Erschwerend kam im Verlauf zur Gangunsicherheit ein zunehmendes Taubheitsgefühl in den Füßen hinzu, initial vom Patienten nicht beschrieben, aber auf Nachfrage hin erstmalig bemerkt zum Zeitpunkt der Diagnosestellung des Thiaminmangels. In einer elektrophysiologischen

Abklärung ca. sieben Monate nach Diagnosestellung des Thiaminmangels ergab sich der Befund einer fortgeschrittenen sensomotorischen, überwiegend axonalen beinbetonten peripheren Polyneuropathie.

10.4 Beurteilung

Aufgrund seines klinischen Erscheinungsbildes erfüllte der Patient die diagnostischen Kriterien für ein akuten Imbalance-Syndroms (Tarnutzer et al., 2011) (siehe dazu auch Fallbeispiel in ▸ Kap. 9). Basierend auf den klinischen Befunden, der Anamnese und der Zusatzdiagnostik (MRT des Gehirns, Labor, vHIT) konnte die Diagnose einer malnutritiv-bedingten, fortgeschrittenen Wernicke-Enzephalopathie bestätigt werden. Die bereits auf der Notfallstation begonnene hochdosierte intravenöse Thiaminsupplementation (initial 3 × 300 mg pro Tag) wurde im Verlauf oralisiert und in einer Dosierung von 300 mg/d weitergeführt. Ebenso erfolgte eine Supplementation von Vitamin D3, Folsäure, Magnesium und einem Vitamin-B-Komplex. Eine ebenfalls etablierte ambulante Physiotherapie (Fokus Gleichgewichtstraining) führte gemäß dem Patienten zu keiner wesentlichen Besserung über die nächsten drei Monate.

Im weiteren Verlauf zeigte sich eine inkomplette Erholung, wie sie oft bei spät diagnostizierten Wernicke-Enzephalopathien zu beobachten ist. So berichtete der Patient ca. 1,5 Jahre nach dem akuten Thiaminmangel über einen Rückgang der Oszillopsien und des Schwindels, auch die Kribbelparästhesien an den Füßen und Unterschenkeln hatten sich deutlich gebessert.

Regrediente Oszillopsien und Schwindel bei persistierender Gangunsicherheit im Verlauf

Es persistierte aber eine Gangunsicherheit, weswegen er für längere Gehstrecken zwei Gehstöcke verwendete. In der klinischen Untersuchung fanden sich weiterhin subtile Zeichen eines kombiniert vestibulären und zerebellären Ausfallssyndroms. So war der Kopfimpulstest zu beiden Seiten weiterhin pathologisch und es fanden sich ein diskreter horizontaler Blickrichtungsnystagmus sowie ein leicht breitbasiges Gangbild mit mäßigem Schwanken im Romberg-Test.

10.5 Pathogenese

Eine länger anhaltende und stark reduzierte Nahrungsaufnahme, z. B. aufgrund von medikamentenbedingter Übelkeit und Erbrechen, Hyperemesis gravidarum, Anorexia nervosa, bariatrischer Chirurgie oder einer Fehlernährung (überwiegend mit Alkohol), stellt ein erhebliches Risiko für

Thiaminspeicher nur für 18 Tage ausreichend

einen Thiaminmangel dar, da die Thiaminspeicher nur für bis zu 18 Tage ausreichen (Tanphaichitr, 1999).

Während früher ein Thiaminmangel überwiegend im Kontext eines chronischen Äthylabusus gesehen wurde, steht heutzutage bei einem erheblichen Anteil der Betroffenen eine andere, nicht Äthyl-assoziierte Ursache im Vordergrund. Thiamin ist ein wichtiger Co-Faktor für verschiedene Schritte des Krebszyklus, ein Thiaminmangel führt zu einer reduzierten ATP-Produktion und einer Akkumulation von toxischen Metaboliten, einschließlich eines Anstieges des Laktatspiegels. Dies beeinträchtigt die Funktion der Nervenzellen erheblich. Ein Hypermetabolismus (z.B. im Rahmen einer Sepsis) kann ebenfalls zu einem akzelerierten Mangel führen.

Besondere Vulnerabilität für einen Thiaminmangel

Als besonders vulnerable Hirnareale für einen Thiaminmangel und eine dementsprechend frühe Symptommanifestation gelten der Nucleus prepositus hypoglossi, die medialen Vestibulariskerne, die Abduzenskerne und der paramediane pontine Trakt (Kattah, 2020). Daher ist es von entscheidender Bedeutung, eine angemessene Thiamin-Supplementierung zu gewährleisten, um klinisch manifeste Mängel zu vermeiden.

10.6 Epidemiologie

Gesicherte Daten zur Epidemiologie der Wernicke-Enzephalopathie sind spärlich und meist älteren Datums. Das Risiko an einer Wernicke-Enzephalopathie zu erkranken, ist bei Männern höher als bei Frauen (Ratio 1.7:1.0) (Sechi & Serra, 2007). Klinische Studien gehen von einer geschätzten Prävalenz von 0.04–0.13 % aus, während in Autopsiestudien eine deutlich höhere Prävalenz (0.4 % bis 2.8 %) beschrieben wurde (Galvin et al., 2010; Manzo et al., 2014; Ogershok et al., 2002; Sechi & Serra, 2007).

Diagnose Wernicke-Enzephalopathie in bis zu 80 % der Patienten ante mortem verpasst

Es ist daher anzunehmen, dass Fehldiagnosen oder verpasste Diagnosen häufig sind und ca. 75–80 % der Patienten mit Wernicke-Enzephalopathie ante mortem nicht korrekt diagnostiziert werden (Harper et al., 1986; Harper et al., 1998; Torvik, 1991). Gerade bei Patienten ohne Alkoholabusus wird oftmals die Diagnose Wernicke-Enzephalopathie nicht oder nur stark verzögert gestellt.

10.7 Diagnostik

Während die klassische Trias der Wernicke-Enzephalopathie (Nystagmus und Ophthalmoplegie, Wesensveränderungen und Gangunsicherheit) nur bei 10–16 % der Patienten zu finden ist (Harper et al., 1986; Sechi & Serra, 2007), können okulomotorische und vestibuläre Befunde frühzeitig Hinweise auf die richtige Diagnose liefern – noch lange bevor Anzeichen einer Enzephalopathie auftreten.

Okulomotorische und vestibuläre Defizite als Frühsymptome einer Wernicke-Enzephalopathie

Insbesondere Anomalien wie eine beidseitige, symmetrische peripher-vestibuläre Unterfunktion und eine eingeschränkte Blickhaltefunktion (entweder bei Blick geradeaus im Sinne eines spontanen, vertikalen Nystagmus oder bei exzentrischer Blickwendung in Form eines meist horizontalen Blickrichtungsnystagmus) sind häufige und charakteristische frühe Anzeichen für einen Thiaminmangel (Kattah, 2017; Victor et al., 1971). In einer großen Fallserie mit 245 Patienten wurde ein horizontaler Blickrichtungsnystagmus bei 97 % aller Patienten mit Nystagmus beschrieben (Victor et al., 1971). Ein Blickrichtungsnystagmus weist auf eine Funktionseinbuße des horizontalen neuronalen Integrators im Hirnstamm (Nucleus prepositus hypoglossi) hin. Typischerweise zeigt sich zudem in der Akutphase ein Upbeatnystagmus, welcher bei Lateralblick und bei Konvergenz in einen Downbeatnystagmus übergehen kann (Kattah et al., 2019).

Charakteristisch: bilaterale Vestibulopathie, horizontaler Blickrichtungsnystagmus und Upbeatnystagmus

Im Verlauf der Zeit kommt es zu einer Umkehr der Schlagrichtung des vertikalen Nystagmus auch in Primärposition (Wechsel eines Upbeatnystagmus in einen Downbeatnystagmus), was möglicherweise auf eine unterschiedliche Vulnerabilität und darauffolgende Erholung (unter Thiaminsubstitution) der betroffenen Kerngebiete zurückgeführt werden kann (Kattah et al., 2018; Kattah et al., 2019). Ebenso können retinale Einblutungen und ein Papillenödem auftreten, was sich in einem Visusverlust bemerkbar machen kann (Isen & Kline, 2020).

Zur verbesserten und standardisierten klinischen Diagnosestellung der Wernicke-Enzephalopathie wurden die *Caine-Kriterien* entwickelt (s nachfolgender Kasten).

Diagnosestellung nach den Caine-Kriterien

Es müssen mindestes zwei der folgenden Kriterien erfüllt sein, damit die Diagnose gestellt werden darf:

- Mangelernährung
- Wesensveränderungen
- Okulomotorische Auffälligkeiten
- Kleinhirnfunktionsstörung

Ist dies der Fall, so lässt sich die Diagnose einer Wernicke Enzephalopathie mit hoher diagnostischer Sicherheit (Sensitivität = 94 %; Spezifität = 9 %) stellen (Caine et al., 1997). Im weiteren Verlauf können auch (bilaterale) Abduzensparesen und schließlich (selten) eine Ophthalmoplegie hinzukommen (Isen & Kline, 2020). Die einzelnen diagnostischen Schritte sind im nachfolgenden Kasten zusammengefasst.

Diagnostische Schritte

Bei Erstkontakt in der Notaufnahme:

- Dezidierte neuro-otologische Untersuchung einschließlich Kopfimpulstest, Prüfung der Blickhaltefunktion in Primärposition und bei exzentrischer Blickwendung, Okulomotorik
- Blutentnahme einschließlich Vitamin B1, B6, B12, Folsäure, Vitamin D3, TSH
- Allfällige Abnahme von Medikamentenspiegeln (Anfallssupprimierende Medikamente, Antibiotika etc.)
- Zerebrale Bildgebung, bevorzugt MRT des Gehirnes mit Kontrastmittel-gestützten Sequenzen.
- Ggf. Lumbalpunktion

Zeitnah im Verlauf:

- Apparativ-vestibuläre Testung, bevorzugt mittels Video-Kopfimpulstest, alternativ mittels Kalorik
- Neuropsychologische Testung bei Anhaltspunkten für eine Enzephalopathie
- Ophthalmologische Mitbeurteilung inkl. Funduskopie und Gesichtsfeldprüfung je nach klinischem Befund

Zentrale Rolle des cMRT in der Diagnose der Wernicke-Enzephalopathie

Die cMRT ist wichtig für die Diagnose der Wernicke-Enzephalopathie und auch für das Staging von Thiaminmangelzuständen. Bei unserem Patienten zeigte die MRT einschließlich der diffusionsgewichteten Bildgebung keine ischämischen Läsionen, wohingegen eine isolierte Kontrastmittelaufnahme der Corpora mamillaria festgestellt wurde. Während Läsionen (hyperintens in der FLAIR-Sequenz und mit Kontrastmittelanreicherung) bevorzugt im Thalamus, den Corpora mamillaria, der Vierhügelplatte und periaquäduktal beobachtet werden (Kattah, 2017; Weidauer et al., 2003), kann auch nur eine isolierte Kontrastmittelaufnahme im Bereich der Corpora mamillaria vorliegen.

Moderate Sensitivität der cMRT bei akutem Thiaminmangel

Die Sensitivität der cMRT bei akutem Thiaminmangel ist begrenzt und liegt basierend auf älteren Daten bei 53 % (Antunez et al., 1998). Durch technische Verbesserungen der MRT dürfte die Sensitivität jedoch zwischenzeitlich zugenommen haben, Studiendaten liegen hierzu allerdings keine vor. Gerade aber in frühen Phasen der Wernicke-Enzephalopathie, d. h. bevor sich neurokognitive und neuropsychiatrische Defizite zeigen, finden sich gehäuft keine bildgeberischen Korrelate. Eine unauffällige MRT schließt in diesem Setting keine Wernicke-Enzephalopathie aus.

Abduzensparese, Ophthalmoplegie und Enzephalopathie als späte Zeichen

Während die bilaterale Vestibulopathie bei der Wernicke-Enzephalopathie mithilfe des horizontalen Kopfimpulstests am Krankenbett leicht erkannt werden kann, ermöglicht der quantitative Video-Kopfimpulstest eine detailliertere Beurteilung des vestibulo-okulären Reflexes. Für die Wernicke-Enzephalopathie wurde ein charakteristisches Muster einer überwiegenden Beeinträchtigung der horizontalen Bogengänge und einer relativen Schonung der vertikalen Bogengänge beschrieben (Kattah et al., 2013; Lee et al., 2018). Dieses Muster wurde mit einer selektiven Anfälligkeit der medialen vestibulären Kerne in Verbindung gebracht (Kattah et al., 2018). Daher sollten okulomotorische Anomalien im Zusammenhang mit einem Nährstoffmangel Anlass für weitere diagnostische Untersuchungen in Richtung eines möglichen Thiaminmangels geben.

10.8 Differenzialdiagnosen

Die Differenzialdiagnostik ist geprägt vom kombinierten Vorliegen peripher-vestibulärer und zentral-vestibulärer Defizite, dies meist bei subakutem bis akutem Auftreten der Symptomatik. Das Spektrum kombinierter vestibulärer Erkrankungen reicht dabei über vertebrobasiläre Ischämien zu Tumoren im Kleinhirnbrückenwinkel. Bei langsam progredienter Symptomatik ist an neurodegenerative Erkrankungen wie z. B. ein CANVAS (Cerebellar ataxia, Neuropathy, Vestibular Areflexia Syndrome) und an eine superfizielle Siderose zu denken (siehe nachfolgender Kasten). In einer retrospektiven monozentrischen Analyse von insgesamt 55 Fällen mit kombiniert peripher- und zentral-vestibulärer Symptomatik nahmen die vertebrobasilären Ischämien (42 %) und Tumoren im Kleinhirnbrückenwinkel (31 %) den größten Teil ein, während eine Wernicke-Enzephalopathie deutlich seltener beschrieben wurde und nur 9 % aller Betroffenen ausmachte (Choi et al., 2016).

Differenzialdiagnose bilaterale Vestibulopathie, zerebelläre Ausfallssymptomatik und Nystagmus

Akut bis subakute Präsentation:

- Vitamin-B1-Mangel (Wernicke-Enzephalopathie)
- Autoimmunologische/paraneoplastische Syndrome
- Intoxikation mit anfallssuprimierenden Substanzen (Phenytoin, Carbamazepin, Oxcarbazepin, Lacosamid etc.)
- Ischämischer Schlaganfall im Stromgebiet der anterioren inferioren zerebellären Arterie (AICA)
- Vitamin-B12-Mangel

Schleichende (chronisch-progrediente) Präsentation:

- Superfizielle Siderose des ZNS
- Hereditäre zerebelläre Ataxien (RFC1-assoziierte Erkrankung, SCA3, SCA6, SCA27b, Friedreich Ataxie u. a. m.)
- (Bilaterale) Vestibuläre Schwannome mit Hirnstammkompression (z. B. bei Neurofibromatose Typ 2)
- Mitochrondriale Erkrankungen
- Creutzfeldt-Jakob-Erkrankung

Thiaminmangel, Mediamentenintoxikation und autoimmunologische/paraneoplastische Syndrome als Ursachen einer akuten bilateralen Vestibulopathie

Das Vorhandensein einer bilateralen Vestibulopathie macht hingegen andere, meist nicht strukturelle Ursachen wahrscheinlicher. Dazu zählen medikamentös-toxische Ursachen (wie eine Phenytoin- oder Carbamazepin-Intoxikation), autoimmunologische/paraneoplastische Syndrome und Ernährungsdefizite (Kattah, 2017). Während in dem hier vorgestellten Fall die Symptome innerhalb weniger Tage nach Beginn der Einnahme von Ondansetron und Ertapenem auftraten, lagen die Blutserumspiegel beider Substanzen bei Erstvorstellung in der Notaufnahme im therapeutischen Bereich. Es ist daher sehr unwahrscheinlich, dass entweder Ertapenem oder Ondansetron die Beschwerden des Patienten verursacht haben. Darüber hinaus kann Metronidazol eine Toxizität im zentralen Nervensystem einschließlich eines Funktionsverlustes des Kleinhirns verursachen (Kuriyama et al., 2011). Sowohl der zeitliche Verlauf des Auftretens der Symptome (eine Woche nach Absetzen von Metronidazol), die Erholung nach Thiaminsupplementation und auch der cMRT-Befund (charakteristisch für Wernicke-Enzephalopathie; ohne Kleinhirnläsionen, wie sie in über 90 % der Fälle mit Metronidazol-induzierter Kleinhirnfunktionsstörung auftreten; Kuriyama et al., 2011) sprechen gegen eine Nebenwirkung von Metronidazol.

10.9 Therapie und Prognose

Sofortige hochdosierte Thiaminsupplementation

Für den weiteren Verlauf von größter Bedeutung ist die umgehende empirische Thiaminsupplementation, sobald auch nur ein Verdacht auf einen Thiaminmangel aufkommt. Dies gilt insbesondere für die Erstversorgung in der Notaufnahme (Donnino et al., 2007).

Dabei sollte gemäß gängigen Richtlinien eine Tagesdosis von mindestens 3 × 200 mg verordnet werden (Galvin et al., 2010), um fortgeschrittenere und potenziell irreversible Symptome und Befunde der Wernicke-Krankheit einschließlich Ophthalmoplegie und Enzephalopathie zu vermeiden (Kattah et al., 2013). Historische Fallserien beschrieben eine Mortalitätsrate von 17 % und irreversible neurokognitive Defizite im Sinne eines Korsakoff-Syndroms (d.h. einer kombiniert anterograden und retrograden Amnesie) in 84% der Überlebenden bei ungenügender/fehlender Thiaminsupplementation (Victor et al., 1971). In einer Kohorte mit Patientinnen mit Hyperemesis gravidarum fanden sich mnestische Defizite und Verwirrtheit in ca. 60% der Fälle, wobei eine vollständige Erholung bei nur knapp einem Drittel der Patienten beobachtet werden konnte (Chiossi et al., 2006).

Sind weitere Mangelzustände vorhanden – wie auch im hier besprochenen Fallbeispiel –, so sollten diese ebenfalls Leitlinien-konform supplementiert werden. Symptomatische Therapien schließen sowohl eine intensive (ambulante oder stationäre) Physiotherapie mit Fokus auf Gleichgewichtstraining sowie ggf. auch Ergotherapie und Logopädie mit ein. Finden sich zudem neurokognitive Störungen, so ist ein Hirnleistungstraining zu erwägen.

Symptomatische Therapie von Oszillopsien und Gangstörung

Bestehen aufgrund eines persistierenden vertikalen Spontannystagmus oder eines Blickrichtungsnystagmus alltagsrelevante Oszillopsien und/oder eine Gangstörung, sollte ein Therapieversuch mit 4-Aminopyridin (4-AP) – idealerweise in retardierter Form (Fampridine) – oder mit Chlorzoxazone oder Acetyl-Leucin mit dem Patienten besprochen und auch auf Limitationen hingewiesen werden. Diese Therapien sind außerhalb der zugelassenen Anwendung dieser Wirksubstanzen, teilweise sind die hier vorgeschlagenen Wirksubstanzen nur im Ausland erhältlich. Dies muss gegenüber dem Patienten vor Therapiebeginn entsprechend kommuniziert werden. Eine Kostenübernahme durch die Krankenkasse muss zudem individuell beantragt werden. Die Dosierung beträgt für nicht retardiertes 4-AP bei zerebellärer Ataxie und/oder Downbeat-/Upbeatnystagmus 3 × 5 mg/d bis 3 × 10 mg/d, für Chlorzoxazone 3 × 250 mg/d bis 3 × 500 mg/d (Feil et al., 2013) und für Fampridin 2 × 10 mg/d (Strupp et al., 2017). Acetyl-Leucin wird in einer Tagesdosis von 3–5 g verabreicht (Strupp et al., 2013), N-Acetyl-L-Leucin ist in Europa noch nicht erhältlich. Das Ansprechen auf 4-AP, Chlorzoxazone und Acetyl-Leucin ist variabel und kann bei dieser Ursache nicht vorausgesagt werden. Bei Vorliegen einer Epilepsie oder einer rhythmogenen Herzkrankheit ist 4-AP kontraindiziert.

10.10 Literatur

Antunez, E., Estruch, R., Cardenal, C. et al. (1998). Usefulness of CT and MR imaging in the diagnosis of acute Wernicke's encephalopathy. *AJR Am J Roentgenol*, *171*(4), 1131–1137. https://doi.org/10.2214/ajr.171.4.9763009

Caine, D., Halliday, G. M., Kril, J. J. et al. (1997). Operational criteria for the classification of chronic alcoholics: identification of Wernicke's encephalopathy. *J Neurol Neurosurg Psychiatry*, *62*(1), 51–60. https://doi.org/10.1136/jnnp.62.1.51

Chiossi, G., Neri, I., Cavazzuti, M. et al. (2006). Hyperemesis gravidarum complicated by Wernicke encephalopathy: background, case report, and review of the literature. *Obstet Gynecol Surv*, *61*(4), 255–268. https://doi.org/10.1097/01.ogx.0000206336.08794.65

Choi, S. Y., Kim, H. J., Kim, J. S. (2016). Chasing dizzy chimera: Diagnosis of combined peripheral and central vestibulopathy. *J Neurol Sci*, *371*, 69–78. https://doi.org/10.1016/j.jns.2016.09.063

Donnino, M.W., Vega, J., Miller, J. et al. (2007). Myths and misconceptions of Wernicke's encephalopathy: what every emergency physician should know. *Ann Emerg Med*, *50*(6), 715–721. https://doi.org/10.1016/j.annemergmed.2007.02.007

Feil, K., Claassen, J., Bardins, S. et al. (2013). Effect of chlorzoxazone in patients with downbeat nystagmus: a pilot trial. *Neurology*, *81*(13), 1152–1158. https://doi.org/10.1212/WNL.0b013e3182a55f6d

Galvin, R., Brathen, G., Ivashynka, A. et al. (2010). EFNS guidelines for diagnosis, therapy and prevention of Wernicke encephalopathy. *Eur J Neurol*, *17*(12), 1408–1418. https://doi.org/10.1111/j.1468-1331.2010.03153.x

Harper, C. G., Giles, M., Finlay-Jones, R. (1986). Clinical signs in the Wernicke-Korsakoff complex: a retrospective analysis of 131 cases diagnosed at necropsy. *J Neurol Neurosurg Psychiatry*, *49*(4), 341–345. https://doi.org/10.1136/jnnp.49.4.341

Harper, C. G., Sheedy, D. L., Lara, A. I. et al. (1998). Prevalence of Wernicke-Korsakoff syndrome in Australia: has thiamine fortification made a difference? *Med J Aust*, *168*(11), 542–545. https://doi.org/10.5694/j.1326-5377.1998.tb139081.x

Isen, D. R., Kline, L. B. (2020). Neuro-ophthalmic Manifestations of Wernicke Encephalopathy. *Eye Brain*, *12*, 49–60. https://doi.org/10.2147/EB.S234078

Kattah, J. C. (2017). The Spectrum of Vestibular and Ocular Motor Abnormalities in Thiamine Deficiency. *Curr Neurol Neurosci Rep*, *17*(5), 40. https://doi.org/10.1007/s11910-017-0747-9

Kattah, J. C. (2020). Early Signs of Thiamine Deficiency: A Case Report. *Ann Intern Med*, *173*(1), 72–73. https://doi.org/10.7326/L19-0836

Kattah, J. C., Dhanani, S. S., Pula, J. H. et al. (2013). Vestibular signs of thiamine deficiency during the early phase of suspected Wernicke encephalopathy. *Neurol Clin Pract*, *3*(6), 460–468.

Kattah, J. C., Guede, C., Hassanzadeh, B. (2018). The medial vestibular nuclei, a vulnerable target in thiamine deficiency. *J Neurol*, *265*(1), 213–215. https://doi.org/10.1007/s00415-017-8670-1

Kattah, J. C., McClelland, C., Zee, D. S. (2019). Vertical nystagmus in Wernicke's encephalopathy: pathogenesis and role of central processing of information from the otoliths. *J Neurol*, *266*(Suppl 1), 139–145. https://doi.org/10.1007/s00415-019-09326-9

Kuriyama, A., Jackson, J. L., Doi, A. et al. (2011). Metronidazole-induced central nervous system toxicity: a systematic review. *Clin Neuropharmacol*, *34*(6), 241–247. https://doi.org/10.1097/WNF.0b013e3182334b35

Lee, S. H., Kim, S. H., Kim, J. M. et al. (2018). Vestibular Dysfunction in Wernicke's Encephalopathy: Predominant Impairment of the Horizontal Semicircular Canals. *Front Neurol*, *9*, 141. https://doi.org/10.3389/fneur.2018.00141

Manzo, G., De Gennaro, A., Cozzolino, A. et al. (2014). MR imaging findings in alcoholic and nonalcoholic acute Wernicke's encephalopathy: a review. *Biomed Res Int*, *2014*, 503596. https://doi.org/10.1155/2014/503596

Ogershok, P. R., Rahman, A., Nestor, S. et al. (2002). Wernicke encephalopathy in nonalcoholic patients. *Am J Med Sci*, *323*(2), 107–111. https://doi.org/10.1097/00000441-200202000-00010

Sechi, G., Serra, A. (2007). Wernicke's encephalopathy: new clinical settings and recent advances in diagnosis and management. *Lancet Neurol*, *6*(5), 442–455. https://doi.org/10.1016/s1474-4422(07)70104-7

Strupp, M., Teufel, J., Habs, M. et al. (2013). Effects of acetyl-DL-leucine in patients with cerebellar ataxia: a case series. *J Neurol*, *260*(10), 2556–2561. https://doi.org/10.1007/s00415-013-7016-x

Strupp, M., Teufel, J., Zwergal, A. et al. (2017). Aminopyridines for the treatment of neurologic disorders. *Neurol Clin Pract*, *7*(1), 65–76. https://doi.org/10.1212/CPJ.0000000000000321

Tanphaichitr, V. (1999). Thiamin. In M. E. Shils, J. A. Olson, M. Shike, & A. C. Ross (Eds.), *Modern Nutrition in Health and Disease, 9th edn.* (pp. 381–389). Williams and Wilkins.

Tarnutzer, A. A., Berkowitz, A. L., Robinson, K. A. et al. (2011). Does my dizzy patient have a stroke? A systematic review of bedside diagnosis in acute vestibular syndrome. *CMAJ*, *183*(9), E571–592. https://doi.org/10.1503/cmaj.100174

Torvik, A. (1991). Wernicke's encephalopathy–prevalence and clinical spectrum. *Alcohol Alcohol Suppl*, *1*, 381–384. https://www.ncbi.nlm.nih.gov/pubmed/1845567

Victor, M., Adams, R. D., Collins, G. H. (1971). The Wernicke-Korsakoff syndrome. A clinical and pathological study of 245 patients, 82 with post-mortem examinations. *Contemp Neurol Ser*, *7*, 1–206.

Weidauer, S., Nichtweiss, M., Lanfermann, H. et al. (2003). Wernicke encephalopathy: MR findings and clinical presentation. *Eur Radiol*, *13*(5), 1001–1009. https://doi.org/10.1007/s00330-002-1624-7

Wiggli, B., Kapitza, S., Ahlhelm, F. et al. (2020). Early recognition of thiamine deficiency: ocular motor deficits in a patient with nutritional deprivation due to persistent antibiotic-related nausea. *Infection*, *48*(1), 137–140. https://doi.org/10.1007/s15010-019-01363-w

11 Rezidivierende spontane Schwindelepisoden mit Kopfschmerzen: Vestibuläre Migräne

11.1 Anamnese

Wiederkehrende Schwindelepisoden und Kopfschmerzen

Bei der Erstvorstellung in der Ambulanz berichtete die damals 55-jährige Patientin über wiederkehrende Schwindelepisoden seit dem 42. Lebensjahr sowie über regelmäßige Kopfschmerzepisoden mit visueller Aura seit dem 18. Lebensjahr. Die erste Schwindelepisode (vor dreizehn Jahren) war beim Aufsitzen aus dem Liegen aufgetreten, zeigte sich von hoher Intensität sowie einer Dauer von mehreren Stunden. Begleitend bestanden eine bewegungsinduzierte Nausea und Vomitus. Eine erneute Schwindelepisode über mehrere Stunden Dauer trat vor ca. zehn Jahren auf; diese war von einer ausgeprägten Gangunsicherheit begleitet. Im weiteren Verlauf kam es wiederholt zu Schwindelepisoden von mehrstündiger Dauer und unterschiedlicher Qualität.

Häufung der Schwindelepisoden von bis zu drei Tagen Dauer

Zum Vorstellungszeitpunkt in der Schwindelambulanz bestand eine Häufung dieser Episoden (drei bis vier Schwindelepisoden von 24 bis 72 Stunden Dauer pro Monat) mit begleitender Gangunsicherheit, Photophobie und Phonophobie sowie Bewegungsüberempfindlichkeit, gefolgt jeweils von einem Kopfdruck und einem Benommenheitsgefühl. Unabhängig davon traten wiederholt visuelle Auren auf, gefolgt von einem vergleichbaren Benommenheitsgefühl wie nach den Schwindelepisoden. Zwischen diesen Episoden bestand Beschwerdefreiheit.

Wiederkehrende Kopfschmerzen von hoher Intensität und von sechs bis zwölf Stunden Dauer sowie pulsierendem Charakter waren der Patientin seit dem 18. Lebensjahr bekannt. Begleitend bestanden eine Nausea und teils Vomitus. Prodromal traten teils visuelle Auren sowie auch sensible Auren (Taubheitsgefühl am Gesicht wie auch am Arm) auf. Diese Episoden waren im Verlauf deutlich weniger geworden nach dem Absetzen der Antikonzeption. Als zweiten Kopfschmerztypus beschrieb die Patientin häufig auftretende Kopfschmerzen vom Spannungstyp, ausgehend von nuchal und mit sehr gutem Ansprechen auf Akutanalgetika. Bereits seit der Kindheit bekannt war eine ausgeprägte Kinetose. Eine regelmäßige Medikamenteneinnahme bestand zum Vorstellungszeitpunkt bis auf eine Magnesiumeinnahme (600 mg pro Tag) nicht, bedarfsweise erfolgte die Einnahme von Akutanalgetika wie Paracetamol oder Ibuprofen.

11.2 Klinischer Befund

Unauffälliger neuro-otologischer Befund im Intervall

Zum Zeitpunkt der klinisch-neurologischen Untersuchung war die Patientin beschwerdefrei, insbesondere wurden das Vorliegen von Schwindel, Kopfschmerzen oder Nausea/Vomitus verneint. Die Spontansprache war flüssig und gut verständlich, es bestand keine Dysarthrie oder Aphasie. Nuchal fand sich ein mäßiger Muskelhartspann beidseits. Die Prüfung der Okulomotorik ergab keine Auffälligkeiten, insbesondere zeigte sich kein Spontan- oder Blickrichtungsnystagmus (mit/ohne Fixation). Die übrigen Hirnnerven waren in der Untersuchung ebenfalls normwertig. Die Provokationsmanöver (Hallpike-Dix-, Supine-Roll-Test) waren beidseits ohne auslösenden Schwindel. Das Gangbild war flüssig und sicher, ebenso waren die erschwerten Gang- und Standproben bis auf einen mäßig unsicheren Blindstrichgang normwertig.

11.3 Zusatzdiagnostik

cMRT bis auf stationäre subkortikale Marklagerveränderungen unauffällig

Bei langjährigem Krankheitsverlauf mit Akzentuierung der Schwindelepisoden war extern bereits eine erneute MRT des Neurocraniums erfolgt. Diese zeigte im Vergleich zu Voruntersuchungen keine wegweisenden, neuen Befunde. Eine vestibulär-apparative Testung der Bogengänge mittels Video-Kopfimpulstest sowie der Otolithenorgane mittels okulärer und zervikaler vestibulär-evozierter myogener Potenziale (VEMPs) sowie Posturografie war normwertig.

11.4 Beurteilung und Verlauf

Diagnostische Kriterien für eine vestibuläre Migräne erfüllt

Aufgrund der wiederkehrenden Schwindelepisoden ohne positionsabhängige oder situative Triggerung bestand ein spontanes episodisches vestibuläres Syndrom. Gleichzeitig konnte die Diagnose einer langjährigen episodischen Migräne mit visueller und somatosensibler Aura gestellt werden gemäß der International Classification of Headache Disorders Version 3: ICHD-3 1.2 (»Headache Classification Committee of the International Headache Society [IHS] The International Classification of Headache Disorders, 3rd edition«, 2018). Bei bis zu 72 Stunden anhaltendem, wiederkehrendem Schwindel von teils hoher Intensität sowie mit regelmäßig begleitender Photo- und Phonophobie waren die diagnostischen Kriterien für eine vestibuläre Migräne (ICHD-3 A 1.6.6) erfüllt (siehe auch Kasten »Vestibuläre Migräne – Diagnostische Kriterien« unter ► Kap. 11.7).

Verschiedene prophylaktische Therapieversuche einschließlich Magnesium hochdosiert (600 mg pro Tag) waren bereits durchgeführt worden, ohne ausreichendes Ansprechen. Nach Abwägen der Vor- und Nachteile verschiedener prophylaktischer Therapiemöglichkeiten wurde ein Therapieversuch mit Venlafaxin (initial 37,5 mg pro Tag, schrittweise Steigerung bis 150 mg pro Tag) beschlossen, begleitend zu nicht medikamentösen Maßnahmen wie ausreichend Schlaf, Entspannungsübungen und regelmäßigem körperlichem Ausdauertraining (zwei- bis dreimal für jeweils 30 bis 45 Min. pro Woche). Ein alternativer Therapieversuch mit einem Betablocker oder einem Calciumantagonisten wurde aufgrund einer bekannten Depression verworfen. Gleichzeitig wurde die Notwendigkeit einer Limitierung der Akutanalgetika auf maximal zwölf Tage pro Monat betont, um das Auftreten eines Kopfschmerzes aufgrund von Medikamentenübergebrauch zu vermeiden.

Sukzessive Symptomregredienz unter Eindosierung eines SNRIs

Unter Eindosieren von Venlafaxin sowie konsequenter Umsetzung nicht medikamentöser Maßnahmen kam es in den nächsten drei Monaten zu einer stetigen Abnahme der Schwindel- und Kopfschmerzepisoden mit Beschwerdefreiheit ab dem vierten Monat. Im weiteren Verlauf über 18 Monate traten keine weiteren Schwindel- oder Kopfschmerzepisoden mehr auf, dies unter fortgesetzter Medikation mit Venlafaxin 150 mg pro Tag. Bei vermehrter Müdigkeit unter Venlafaxin wurde die Einnahme auf den Abend verschoben, darunter zeigte sich die Tagesmüdigkeit deutlich rückläufig. Aufgrund eines erhöhten LDL-Werts erfolgten periodische Verlaufskontrollen des Lipidstatus, bis dato ohne die Notwendigkeit einer Statin-Einnahme.

11.5 Pathogenese

Vasospasmen und Aktivierung des trigemino-vaskulären Systems

Die Pathophysiologie der vestibulären Migräne ist nur inkomplett verstanden. Ein vorgeschlagener Mechanismus postuliert eine Hypoperfusion des Innenohrs während der Migräneattacke, die sekundär zu einem Vasospasmus und damit zu Schwindelsymptomen führt. Diese Theorie wird durch die gelegentliche Assoziation von Migräne mit plötzlichem sensorineuralem Hörverlust (Chu et al., 2013) und die Beobachtung, dass Migräne ein Risikofaktor für Schlaganfälle ist (Guidetti et al., 2014), gestützt. Alternativ wird eine Sensibilisierung und Aktivierung des trigemino-vaskulären Systems propagiert (Espinosa-Sanchez & Lopez-Escamez, 2015). So wurden vestibulo-trigeminale Interaktionen postuliert (Furman et al., 2013), welche zu einer Sensibilisierung höherer kortikaler Strukturen führen könnten (Yan et al., 2020). Volumetrische Analysen stützen die Hypothese, dass es bei vestibulärer Migräne spezifische Anomalien in der

Struktur und Aktivität der vestibulo-thalamo-kortikalen Bahn gibt, welche die multisensorischen-vestibulären Areale (Messina et al., 2017; Obermann et al., 2014) sowie nozizeptive Hirnareale (Messina et al., 2017) betreffen. Dies könnte Ausdruck einer veränderten multisensorischen Integration sein (Messina et al., 2017). Eine herausragende Rolle in der Pathophysiologie der Migräne spielt das Calcitonin gene-related peptide (CGRP), das zu den Neuropeptiden gehört. Dieses wird in Migräneepisoden freigesetzt und trägt sowohl zum Kopfschmerz wie auch zur Inflammation durch eine Dilatation von Blutgefäßen und einer Aktivierung des trigeminalen Systems bei.

11.6 Epidemiologie

Lebenszeitprävalenz der vestibulären Migräne bis zu 3 %

Eine vestibuläre Migräne findet sich bei ca. 10 % aller Patienten mit einer Neudiagnose einer Migräne (Cho et al., 2016). Die vestibuläre Migräne weist eine Lebenszeitprävalenz von bis zu 3 % auf (Calhoun et al., 2011; Formeister et al., 2018; Kang et al., 2023; Lempert & Neuhauser, 2009) und stellt damit die häufigste Ursache eines spontanen episodischen vestibulären Syndroms dar. Sie betrifft zwischen 7 und 16 % aller Patienten, die sich in (spezialisierten) neurologischen Sprechstunden vorstellen (Villar-Martinez & Goadsby, 2024).

Oftmals um Jahrzehnte verzögertes Auftreten der vestibulären Symptome

Oftmals treten erste Symptome einer vestibulären Migräne Jahre oder Jahrzehnte nach Beginn der Migränekopfschmerzen auf (Furman et al., 2013), dies kann auch erst Jahre nach einem Sistieren der Migränekopfschmerzen der Fall sein (Villar-Martinez & Goadsby, 2022). Die Prävalenz der vestibulären Migräne ist bei Frauen im Vergleich zu Männern bis zu fünfmal höher; ein Symptombeginn bei Frauen wurde gehäuft perimenopausal beobachtet (Park & Viirre, 2010). Am häufigsten manifestiert sich eine vestibuläre Migräne im fünften Lebensjahrzehnt (Beh et al., 2019).

11.7 Diagnostik

Variable klinische Präsentation bezüglich Symptomdauer, Art der Schwindelbeschwerden und Begleitphänomenen

Die klinische Präsentation der vestibulären Migräne ist sehr variabel, sowohl bezüglich der Art der Schwindelbeschwerden (z. B. Drehschwindel, Schwankschwindel, Liftschwindel, lageabhängiger Schwindel, Bewegungsintoleranz oder Triggerung durch Beobachten bewegter visueller Szenerien) (Young et al., 2021), dem zeitlichen Auftreten innerhalb der Migräneattacke (Villar-Martinez & Goadsby, 2022) wie auch der Dauer der Episoden und vorliegenden Begleitphänomenen. Schwindel ist zudem ein häufiges Phänomen bei Migränepatienten. Bei gezielter Befragung berichten bis zu 75% aller Betroffenen über begleitenden Schwindel, isolierter Schwindel außerhalb der Migränekopfschmerzepisoden wurde in ca. 33% aller Migränepatienten beobachtet (Akdal et al., 2015). Die Dauer der Schwindelepisoden bei vestibulärer Migräne ist sehr variabel und liegt nur in ca. 20% der Patienten innerhalb des klassischen Zeitfensters für Aura-Phänomene (5 bis 60 min). Bei 24 bis 31% der Patienten sind Schwindelepisoden im Bereich von Sekunden beschrieben (Radtke et al., 2012; Young et al., 2021), während ca. 15% der Patienten mit vestibulärer Migräne über Schwindelepisoden über Wochen oder permanenten Schwindel berichten (Young et al., 2021).

In der Mehrzahl der Patienten findet die fachärztlich-neurologische Abklärung im beschwerdefreien Intervall in einer spezialisierten Schwindelambulanz statt. Die klinisch-neurologische Untersuchung ist dabei meist unauffällig oder es zeigen sich nur ganz diskrete Befunde mit fraglicher klinischer Relevanz wie z. B. eine leicht sakkadierte Blickfolge, dysmetrische Sakkaden oder ein positionsabhängiger Nystagmus (Huppert et al., 2025; Young et al., 2021).

Nachweis von okulomotorischen Zeichen während einer Episode

Besteht hingegen die Möglichkeit einer Beurteilung während einer Schwindelepisode, so lassen sich sehr oft (subtile) okulomotorische Zeichen wie positionsabhängige Nystagmen (anzutreffen bei beinahe 100% der Patienten; El-Badry et al., 2017; Young et al., 2021), ein Spontannystagmus (in ca. 70% der Fälle; von Brevern et al., 2005; Young et al., 2021) oder auch eine Gangataxie (in ca. 95% der Fälle) beobachten (Young et al., 2021). Mittels Videodokumentation der Akutbefunde durch die betroffenen Patienten konnten verschiedene Nystagmusmuster dokumentiert werden. Dies schließt horizontale oder seltener auch vertikale Spontannystagmen sowie einen positionsabhängigen, horizontalen geotropen oder seltener auch apogeotropen Nystagmus mit ein (Young et al., 2021).

Eine im beschwerdefreien Intervall durchgeführte vestibulär-apparative Testung zeigt sich in > 95% der Patienten normwertig (Young et al., 2021). Ebenso ist eine unauffällige Utriculus- und Sakkulusfunktion bei Prüfung der vestibulär-evozierten myogenen Potentiale (VEMPs) zu erwarten (Young et al., 2021).

Diagnostische Konsensuskriterien der Bárány Society

Für die Diagnosestellung einer vestibulären Migräne maßgeblich sind die diagnostischen Konsensuskriterien der Bárány Society (Lempert et al., 2022), wie sie auch in der ICHD-3-Klassifikation (ICHD 3 A 1.6.6) entsprechend vorliegen. Bei fehlenden verlässlichen Biomarkern basiert die Diagnose der vestibulären Migräne auf der konzisen Anamnese (siehe nachfolgender Kasten). Die aktuellen diagnostischen Kriterien für die vestibuläre Migräne sind wie folgt (Kriterien unter https://www.thebaranysociety.org/icvd-consensus-documents/ [(Lempert et al. 2022), Übersetzung durch den Verfasser):

Vestibuläre Migräne – Diagnostische Kriterien (ICHD-3 A 1.6.6)

A. ≥ 5 Episoden, welche die Kriterien C und D erfüllen
B. Anamnese einer früheren oder bestehenden Migräne (mit /ohne Aura) gemäß Kriterien der International Headache Society (IHS)
C. Vestibuläre Symptome von mittelstarker oder starker Intensität und einer Dauer zwischen 5 Minuten und 72 Stunden
D. Mindestens 1 dieser 3 Migräne-assoziierten Symptome in ≧ 50 % der Episoden
   1. Kopfschmerzen mit mindestens 2 der 4 folgenden Symptome:
      i. Unilaterale Lokalisation
      ii. Pulsierender Charakter
      iii. Mittelschwere oder schwere Intensität
      iv. Verschlechterung durch körperliche Routineaktivitäten
   2. Photophobie und Phonophobie
   3. Visuelle Aura
E. Nicht besser erklärt durch eine andere ICHD-3-Diagnose oder durch eine andere vestibuläre Störung

Abkürzungen: ICHD = International Classification of Headache Disorders

Von einer möglichen vestibulären Migräne kann gesprochen werden, sofern nur eines der Kriterien C und D erfüllt ist. Die diagnostischen Kriterien wurden primär für Studienzwecke entwickelt; dabei wurde viel Wert auf eine hohe Spezifität gelegt, damit möglichst homogene Studienpopulationen mit gesicherter Diagnose erzielt werden können. Als Folge dieser hohen Anforderungskriterien ist die Sensitivität jedoch limitiert, d.h. im klinischen Alltag sind bei einem erheblichen Anteil der Patienten mit vermuteter vestibulärer Migräne die diagnostischen Kriterien nicht vollumfänglich erfüllt. Dies kann z.B. an einer zu geringen Anzahl stattgehabter Schwindelepisoden oder auch an fehlenden migräniformen Begleitphänomenen liegen. Oftmals stehen bei Patienten mit vestibulärer Migräne keine eigentlichen »Kopfschmerzen« im Vordergrund, sondern es wird vielmehr von einem »Kopfdruck« berichtet, welcher uni- oder bilateral sowie occipital lokalisiert sein kann (Huppert et al., 2025).

Die Entität der chronischen vestibulären Migräne ist umstritten, entsprechende diagnostische Konsensuskriterien existieren nicht (siehe auch die entsprechende Diskussion in Lempert et al., 2022). Bei einem Teil der Patienten mit vermuteter vestibulärer Migräne verhindert einzig die Dauer der Episoden (< 5 Min. oder > 72 h) eine diagnostische Zuordnung. Es wurde zudem eine Überlappung mit anderen zentralen chronischen vestibulären Syndromen wie der funktionelle Schwindel bzw. der persistent postural-perceptual dizziness (PPPD) postuliert (Tarnutzer & Kaski, 2023). So erfüllten in einzelnen Studien 17 % aller PPPD-Patienten die diagnostischen Kriterien für eine vestibuläre Migräne (Sarna et al., 2021) und mit 25 % war eine vestibuläre Migräne die häufigste auslösende Ursache für einen PPPD (Waterston et al., 2021).

11.8 Differenzialdiagnosen

Die Differenzialdiagnose episodischer vestibulärer Syndrome (EVS) ist breit, eine erste grobe Einteilung lässt sich in solche mit und ohne Triggerung vornehmen (▸ Tab. 11.1). Während das häufigste getriggerte EVS durch eine peripher-vestibuläre Erkrankung – den peripheren Lageschwindel (»peripheral positional vertigo«, PPV) – verursacht wird, stellt die vestibuläre Migräne die häufigste Ursache eines spontan auftretenden, zentralen EVS dar. Deutlich seltenere spontane EVS sind rezidivierende vertebrobasiläre transient-ischämische Episoden (TIA) (Kim et al., 2022), epileptischer Schwindel (Tarnutzer et al., 2015) oder eine Vestibularisparoxysmie. Die Vestibularisparoxysmie zeichnet sich durch sehr kurze (maximal 1–5 min) anhaltende Schwindelepisoden aus, zudem wird bei Vorliegen eines neurovaskulären Konfliktes ein Therapieansprechen auf einen Natriumkanalblocker (bevorzugt Lacosamid, siehe ▸ Kap. 3) verlangt (Strupp et al., 2016). Besteht eine zusätzliche (subjektive) Hörminderung oder ein Völlegefühl im Ohr, so ist differenzialdiagnostisch in erster Linie an einen Morbus Menière zu denken.

Tab. 11.1: Verschiedene vestibuläre Syndrome

Auftreten und Dauer	Obligater Trigger	Kein obligater Trigger
Neu und episodisch	Getriggertes episodisches vestibuläres Syndrom (z. B. PPV, orthostatische Dysregulation)	Spontanes episodisches vestibuläres Syndrom (z. B. Migräneepisode, Morbus Menière, kardiale Arrhythmie)
Neu und anhaltend	Getriggertes akutes vestibuläres Syndrom (z. B. medikamentös-toxisch bei Aminoglykosid-Gabe)	Spontanes akutes vestibuläres Syndrom (z. B. vertebrobasiläre Ischämie, akute unilaterale Vestibulopathie)
Chronisch und anhaltend	Kontextabhängiges chronisches vestibuläres Syndrom (z. B. unkompensiertes unilaterales peripher-vestibuläres Defizit)	Spontanes chronisches vestibuläres Syndrom (z. B. bei zerebellärer Degeneration)

Tabellenbeschreibung: Syndrome sind basierend auf deren Dauer und Provokationsfaktoren dargestellt (modifiziert nach Newman-Toker & Edlow, 2015), Abkürzungen: PPV = peripherer Lageschwindel (»peripheral positional vertigo«).

Differenzialdiagnose der vestibulären Migräne variiert in Abhängigkeit des Leitsymptomes

Je nach klinischem Bild kommen somit andere Differenzialdiagnosen in Frage. Besteht ein lageabhängiger Schwindel und Nystagmus, so besteht die Gefahr, eine vestibuläre Migräne mit einem PPV (oder viel seltener mit einem zentralen paroxysmalen positionsabhängigen Schwindel) zu verwechseln. Kommt es hingegen erstmals zu einer Episode mit prolongiertem Schwindel und zentralem Muster bei Prüfung der subtilen okulomotorischen Befunde (d. h. Beurteilung der exzentrischen Blickhaltefunktion, der vertikalen Stabilität der Augen, des vestibulo-okulären Reflexes sowie der Hörfunktion mittels der HINTS+; Newman-Toker et al., 2013) beim Patienten mit bekannter Migräne, so kann die Abgrenzung zur ischämischen Ursache eines akuten vestibulären Syndroms am Patientenbett herausfordernd sein. Auch eine frühe MRT inklusive diffusionsgewichteter Sequenzen (DWI) kann in den ersten 24–48 Stunden in ca. 20 % der vertebrobasilären Ischämien falsch negativ sein (Tarnutzer et al., 2023), was zur weiteren Abgrenzung eine Wiederholung der MRT nach drei bis zehn Tagen erforderlich macht. Eine Auflistung der häufigsten Differenzialdiagnosen findet sich in ▸ Tab. 11.2.

Tab. 11.2: Differenzialdiagnostische Überlegungen anhand der berichteten Symptome und der klinischen Befunde

Anamnestische Schlüsselelemente	Klinischer Befund
Episodischer, nicht getriggerter Schwindel • Morbus Menière • Kardiale Arrhythmie • Vestibularisparoxysmie • Rezidivierende TIAs	**Lagenystagmus** (Diagnostisches Semont-Manöver, Hallpike-Dix-Manöver, 90°-Supine-Roll-Test) • PPV • Zentraler Lageschwindel
Episodischer, getriggerter Schwindel • Peripherer Lageschwindel (PPV) • Orthostatische Dysregulation • Periphere Polyneuropathie (beim Gehen und Stehen) (Lageänderung) • Phobisch/funktionell (situativ)	**Spontannystagmus** • Vertebrobasiläre Ischämie • Morbus Menière • Intoxikation (Alkohol, anfallssupprimierende Substanzen, Neuroleptika) • Epileptischer Schwindel
Benommenheitsgefühl • Substanzübergebrauchskopfschmerz • Periphere Polyneuropathie • Angst-/Panikstörung	**Überwiegend vertikaler Nystagmus nach horizontalem Kopfschütteln** • Zentral-ischämisch (s. selten VM) **Interiktale Auffälligkeiten der Okulomotorik** • Zerebelläres Störungen (inkl. EA2)
Subjektive Hörminderung/Ohrdruck/Tinnitus • Morbus Menière	

Tabellenbeschreibung: Abkürzungen: EA2 = Episodische Ataxie Typ 2; TIA = transient-ischämische Attacke; PPV = peripherer Lageschwindel (»peripheral positional vertigo«); VM = vestibuläre Migräne.

Positionsabhängiger Schwindel sowie positionsabhängiger (paroxysmaler oder persistierender) Nystagmus können sowohl peripherer Ursache (im Rahmen eines PPV) als auch zentral bedingt sein (siehe hierzu auch Fallbeispiel in ▶ Kap. 13). Ein zentraler paroxysmaler oder persistierender Lagenystagmus finden sich sowohl bei (seltenen) strukturellen Ursachen (meist lokalisiert um den 4. Ventrikel herum; Lemos & Strupp, 2022) wie auch bei einer vestibulären Migräne (Young et al., 2021). Dabei ist v. a. das Vorliegen eines apogeotropen oder geotropen horizontalen Nystagmus bei Durchführung des Supine-Roll-Tests differenzialdiagnostisch herausfordernd. Für einen zentralen, Migräne-bedingten Lagenystagmus spricht ein bezüglich Geschwindigkeit in beiden Kopfpositionen symmetrischer, meist langsamer Nystagmus wie auch ein Ansprechen auf eine Migränetherapie (Young et al., 2021). Für den PPV sprechen die bogengangsspezifische Richtung des Nystagmus und das unmittelbare Ansprechen auf ein entsprechendes Repositionsmanöver.

Überlappung der vestibulären Migräne zum Morbus Menière stellt eine diagnostische Herausforderung dar

Insbesondere herausfordernd kann die Abgrenzung zum Morbus Menière sein (Chen et al., 2023). Bei ca. 10 % aller Patienten mit vestibulärer Migräne sind gleichzeitig sowohl die diagnostischen Kriterien für einen Morbus Menière (Lopez-Escamez et al., 2015) wie auch für die vestibuläre Migräne (Lempert et al., 2022) erfüllt. Bei Patienten mit gesicherter Diagnose eines Morbus Menière ist zudem die Prävalenz einer Migräne mit ca. 30 % deutlich erhöht. Eine fluktuierende Hörstörung, ein Tinnitus oder ein Ohrdruck ist ebenfalls bei Patienten mit vestibulärer Migräne beschrieben (Radtke et al., 2012; Young et al., 2021), ein allfälliger Hörverlust sollte aber deutlich geringer ausfallen als beim Morbus Menière und nur vorübergehend sein. Im ersten Jahr können beim Morbus Menière jedoch Ohrsymptome und insbesondere eine anhaltende Hörminderung fehlen (Pyykko et al., 2013). Der Nachweis eines endolymphatischen Hydrops spricht für das Vorliegen eines Morbus Menière (Eliezer et al., 2022), ebenso finden sich signifikant häufiger peripher-vestibuläre Funktionseinbußen beim Morbus Menière. Der Morbus Menière zeigt typischerweise die o. g. Dissoziation zwischen pathologischer Kalorik und normalem Kopfimpulstest (Mavrodiev et al., 2024). Die vestibuläre Migräne ist häufiger bei Frauen und manifestiert sich früher im Leben (aktuelle Studie: Huppert et al., 2025).

Kommt es zu einer Chronifizierung einer vestibulären Migräne mit täglichen Episoden oder gar persistierender Symptomatik, so kann die Abgrenzung zu einem funktionellen Schwindel bzw. von einer persistent postural-perceptual dizziness (PPPD) herausfordernd sein (Tarnutzer & Kaski, 2023).

11.9 Therapie und Prognose

Akuttherapie der vestibulären Migräne weitgehend mit derjenigen des akuten Migränekopfschmerzes identisch

Die Akuttherapie der vestibulären Migräne unterscheidet sich mangels spezifischer Studiendaten zur Akutbehandlung (K. E. Webster et al., 2023b) nicht wesentlich von derjenigen des akuten Migränekopfschmerzes und umfasst nebst diversen Akutanalgetika auch die Verwendung von Triptanen sowie zukünftig ggf. auch von CGRP-(Calcitonin Gene-related Peptide-)Antagonisten wie Zavegepant. In einem Cochrane-Review fanden sich einzig zwei randomisierte, Placebo-kontrollierte Studien zur Wirksamkeit von Triptanen, wobei die Evidenz bezüglich Wirksamkeit der Triptane bei vestibulärer Migräne als sehr gering eingestuft wurde (K. E. Webster et al., 2023b). Bei Vorliegen isolierter vestibulärer Symptome besteht kein gesicherter Nutzen einer Verwendung von Triptanen (Smyth et al., 2022; Staab et al., 2025). Über den Nutzen von oralen CGRP-Antagonisten (sog. Gepante) zur Akutbehandlung der vestibulären Migräne (in den USA zugelassen: Zavegepant, Rimegepant) liegen zurzeit keine Daten vor. Nicht invasive, experimentelle Behandlungsansätze der akuten vestibulären Migräne umfassen den Einsatz einer externen Trigeminus-Nervenstimulation (Beh, 2020) sowie einer nicht invasiven Vagusnerv-Stimulation (Beh, 2021).

In der Prophylaxe der vestibulären Migräne verschiedene Substanzklassen zur Auswahl

Treten Episoden einer vestibulären Migräne regelmäßig (d. h. mindestens 2 × pro Monat) auf, so ist eine Basisbehandlung zur Reduktion der Episodenhäufigkeit und -intensität empfohlen. Ziel ist eine Reduktion der Episodendauer, -intensität und -häufigkeit um 50% oder mehr. Bis dato finden sich kaum randomisierte, Placebo-kontrollierte und verblindete Studien zur Prophylaxe der vestibulären Migräne. Eine vergleichende Studie (Metoprolol vs. Placebo; Bayer et al., 2019) musste aufgrund mangelnder Rekrutierungszahlen vorzeitig abgebrochen werden und zeigte bei zu kleiner Fallzahl keinen signifikanten Nutzen von Metoprolol. Gemäß einem kürzlich erschienenen Cochrane-Review ist die Datenlage zur Prophylaxe der vestibulären Migräne sowohl bezüglich Wirksamkeit wie auch Verträglichkeit gering, nur für zwei Substanzklassen (Betablocker und Calciumantagonisten) fanden sich in Placebo-kontrollierten und randomisierten Studien Hinweise für eine Wirksamkeit (Webster et al., 2023).

Therapieempfehlungen zur Prophylaxe lehnen sich somit meist an diejenigen der Migränekopfschmerzbehandlung an und umfassen bekannte Substanzklassen wie Betablocker, Calciumantagonisten, Antidepressiva (Trizyklika, SNRIs) oder anfallssupprimierende Substanzen wie Lamotrigin oder Topiramat. Die Wahl der Substanzklasse und des Wirkstoffes hängt entscheidend von der Komorbidität und der Verträglichkeit der einzelnen Substanzen ab. Die Wirksamkeit von nicht medikamentösen Maßnahmen zur Prophylaxe der vestibulären Migräne wurde kürzlich in einem Cochrane-Review untersucht. Dabei zeigte sich eine sehr geringe Datenlage; zu spezifischen Interventionen wie kognitiver Verhaltenstherapie oder vestibulärer Rehabilitation fand sich jeweils nur eine Studie mit sehr geringer Evidenz für eine Wirksamkeit (Webster et al., 2023a).

In einem kürzlich publizierten Übersichtsartikel wurde ein pragmatisches Vorgehen postuliert, basierend auf der Wirksamkeit und Verträglichkeit einzelner Substanzen (Smyth et al., 2022). Eine Auflistung medikamentöser Therapien ist in ▶ Tab. 11.3 zu finden. Essenziell ist die genügend lange Behandlungsdauer. Erst nach zehn bis zwölf Wochen lässt sich mit ausreichender Sicherheit sagen, ob eine medikamentöse Therapie wirksam ist oder nicht. Entscheidend ist auch die lückenlose Dokumentation der Migräneepisoden, bevorzugt mit einer Smartphone-App. Dabei sollte sowohl über die Häufigkeit wie auch die Dauer und Intensität der Schwindelepisoden, begleitender Kopfschmerzen, Nausea/Vomitus und die Medikation akribisch Buch geführt werden.

Kleinere Fallserien und eine kontrollierte Studie weisen auf den potenziellen Nutzen von CGRP-Antagonisten hin

In ersten Studien wurde auch auf einen möglichen Nutzen von CGRP-Antagonisten (Erenumab, Epitezumab, Fremanezumab, Galcanezumab; Hoskin & Fife, 2021; Russo et al., 2023; Sharon et al., 2024) sowie von Botulinumtoxin A (Applikation nach dem PREEMPT-Schema; Oh et al., 2022) in der Behandlung der vestibulären Migräne hingewiesen. Diese neuen Ansätze sind aber noch nicht etabliert und bedürfen zudem einer Kostengutsprache durch die Krankenkasse (mit länderspezifischen Kriterien!), welche sich primär an einer ungenügenden Kontrolle der Migränekopfschmerzen unter etablierten Substanzen (Betablockern, Calciumantagonisten, Anfallssupprimierende Medikamente) orientiert.

Bei Frauen im gebärfähigen Alter sollte der Einsatz von Topiramat nur in Ausnahmefällen erfolgen, von einem Einsatz von Valproat ist gänzlich abzuraten. Während der Schwangerschaft und Stillzeit sollte der Einsatz von CGRP-Antagonisten vermieden werden, da keine gesicherten Daten über eine allfällige Teratogenität vorliegen.

Lässt sich anhand der diagnostischen Kriterien (International Headache Society, Bárány Society) noch keine gesicherte Diagnose stellen und/oder ist der Leidensdruck nur moderat, so ist ein Abwägen zwischen potenziell nebenwirkungsreichen medikamentösen Therapien und reduzierter Lebensqualität aufgrund der vestibulären Migräne essenziell. Dabei sollten bevorzugt nebenwirkungsarme Therapieansätze verwendet werden. In diesem Kontext hat sich mitunter der Einsatz von Magnesium hochdosiert (600 bis 750 mg pro Tag) sowie Riboflavin (Vitamin B2, 400 mg pro Tag) bewährt.

Nicht medikamentöse Therapien wichtig in der Prävention

Daneben sollten betroffene Patienten – analog zur Behandlung der Migränekopfschmerzen) – auch bei vestibulärer Migräne auf den Nutzen nicht medikamentöser Maßnahmen zur prophylaktischen Behandlung hingewiesen werden. Dies schließt verhaltenstherapeutische Maßnahmen/autogenes Training, Entspannungsübungen, Schlafhygiene, regelmäßiges Ausdauertraining im aeroben Bereich wie auch Yoga/Tai-Chi und Ähnliches mit ein.

Die Mehrzahl der Patienten mit vestibulärer Migräne berichtet im Verlauf von einer Stabilisierung oder einem Symptomrückgang der Schwindelepisoden sowohl bezüglich Häufigkeit und Schwere der Episoden, während eine Minderheit über eine Zunahme der Episodenhäufigkeit (29 %)

Tab. 11.3: Prophylaktische Behandlung der vestibulären Migräne (modifiziert nach Smyth et al., 2022)

Substanz	Startdosis/Titration/Zieldosis	Synergistischer Effekt bei Komorbiditäten	Nebenwirkungen/Kontraindikationen	Kommentare
Substanzen erster Wahl (beste Wirksamkeitsnachweis, geringe Rate gefährlicher Nebenwirkungen)				
Betablocker (Propranolol)	Initiale Dosis: 20 mg 2 × täglich Titration: um 20–40 mg 2 × täglich alle 1–2 Wochen erhöhen Zieldosis: 20–80 mg 2 × täglich	Tachykardie, Hypertonie, Tremor	Kontraindikationen: Asthma, Bradykardie, Hypotonie, Depression, vorsichtiger Einsatz bei Typ 1 Diabetes mellitus	Meist gut verträglich.
Trizyklische Antidepressiva (Amitriptylin, Nortriptylin)	Initiale Dosis: 10 mg zur Nacht Titration: um 10 mg täglich alle 1–2 Wochen erhöhen Zieldosis: 10–150 mg zur Nacht	Chronische Schmerzen, Insomnie	Nebenwirkungen: Somnolenz, trockener Mund, orthostatische Hypotension, Tachykardie	Patienten mit Angststörungen/Depression können von einer höheren Dosis profitieren (> 75 mg zur Nacht)
Substanzen zweiter Wahl (nachgewiesene Wirksamkeit, aber höhere Rate gefährlicher Nebenwirkungen)				
Anfallssupprimierende Substanzen (Topiramat)	Initiale Dosis: 10 mg zur Nacht Titration: um 25 mg alle 2 Wochen erhöhen Zieldosis: 25–100 mg 2 × täglich	Adipositas	Kontraindikationen: Frauen im gebärfähigen Alter, Depression, Untergewicht	
SNRIs (Venlafaxin)	Initiale Dosis: 37,5 mg täglich Titration: um 37,5–75 mg alle 2–4 Wochen erhöhen Zieldosis: 37,5–225 mg täglich	Chronische Schmerzen, Insomnie, Depression	Nebenwirkungen: Gefahr eines Entzugssyndroms, Blutdruckerhöhung.	Ein abruptes Absetzen sollte vermieden werden, da ansonsten eine Entzugssymptomatik auftreten kann.
Substanzen dritter Wahl (limitierter Wirksamkeitsnachweis bei VM — kann erwogen werden bei fehlender Wirksamkeit multipler anderer Substanzen)				

Tab. 11.3: Prophylaktische Behandlung der vestibulären Migräne (modifiziert nach Smyth et al., 2022) – Fortsetzung

Substanz	Startdosis/Titration/Zieldosis	Synergistischer Effekt bei Komorbiditäten	Nebenwirkungen/Kontraindikationen	Kommentare
Anfallssupprimierende Substanzen (Lamotrigin)	Initiale Dosis: 25 mg täglich für 2 Wochen Titration: um 25 mg alle 2 Wochen erhöhen (siehe auch nationale Dosierungsempfehlungen) Zieldosis: 50–100 mg 2 × täglich	Bipolare Störung, Epilepsie	Nebenwirkungen: Exanthem/Stevens-Johnson-Syndrom während der Eindosierung	Meist gut verträglich, aber sehr langsames Eindosieren zwingend erforderlich; relevante Interaktion mit Valproat muss berücksichtigt werden.
AT2-Antagonisten (#Candesartan)	Initiale Dosis: 2 mg täglich Titration: um 2–4 mg alle 4 Wochen erhöhen Zieldosis 2–16 mg täglich	Hypertonie	Nebenwirkungen: Hypotonie	Sicher und gut verträglich
Botulinumtoxin A	Verwendung des PREEMPT Schemas (31 Injektionspunkte, 5 Einheiten pro Punkt)	Prominente Kopfschmerzen		Wahrscheinlich effektiver gegen die Kopfschmerzen als gegen die vestibulären Symptome
CGRP-Antagonisten	Erenumab, Eptinezumab, Fremanezumab oder Galcanezumab, Dosierung gemäss Hersteller (monatlich oder dreimonatlich)	Prominente Kopfschmerzen	Nebenwirkungen: insgesamt sehr mild, lokale Hautrötung, Obstipation, Bluthochdruck (Erenumab)	Bestehende Limitation; Kostengutsprache erforderlich (länderspezifisch)
Nahrungsmittelergänzungen (Riboflavin/Co-Enzym Q10/Magnesium)	Riboflavin 400 mg täglich; Co-Enzym Q-10 150 mg täglich; Magnesium 400–600 mg täglich (mit 100 mg täglich starten, um 50 mg alle 3–7 Tage erhöhen)	Muskelkrämpfe		Sicher und ohne relevante Nebenwirkungen

wie auch der Intensität der Episoden (ca. 20–25 %) klagt (Radtke et al., 2012). Die Erholungsdauer von einer einzelnen Schwindelepisode kann bis zu vier Wochen betragen (Furman et al., 2013).

Erhöhtes Risiko für andere vestibuläre Syndrome wie Hörsturz, Angststörung oder M. Menière

Patienten mit vestibulärer Migräne haben ein erhöhtes Risiko, an anderen vestibulären Syndromen wie z. B. einem PPV, einem Morbus Menière oder einer Reisekrankheit zu erkranken. So können in bis zu 57 % der Patienten mit vestibulärer Migräne assoziierte Erkrankungen festgestellt werden, welche ebenfalls vestibuläre Symptome auslösen können (Eggers et al., 2014). Auch die Wahrscheinlichkeit einen Tinnitus oder einen Hörsturz zu erleiden, ist bei Migränepatienten größer. Ebenso ist die Rate an Patienten mit Angststörungen, Schlafstörungen und Depressionen mit 12–41 % deutlich erhöht (Beh et al., 2019). Über Angstzustände berichteten in derselben Studie gar 70 % der Patienten.

11.10 Literatur

Akdal, G., Baykan, B., Ertas, M. et al. (2015). Population-based study of vestibular symptoms in migraineurs. *Acta Otolaryngol*, *135*(5), 435–439. https://doi.org/10.3109/00016489.2014.969382

Bayer, O., Adrion, C., Al Tawil, A. et al. (2019). Results and lessons learnt from a randomized controlled trial: prophylactic treatment of vestibular migraine with metoprolol (PROVEMIG). *Trials*, *20*(1), 813. https://doi.org/10.1186/s13063-019-3903-5

Beh, S. C. (2020). External trigeminal nerve stimulation: Potential rescue treatment for acute vestibular migraine. *J Neurol Sci*, *408*, 116550. https://doi.org/10.1016/j.jns.2019.116550

Beh, S. C. (2021). Nystagmus and Vertigo in Acute Vestibular Migraine Attacks: Response to Non-Invasive Vagus Nerve Stimulation. *Otol Neurotol*, *42*(2), e233-e236. https://doi.org/10.1097/MAO.0000000000002892

Beh, S. C., Masrour, S., Smith, S. V. et al. (2019). The Spectrum of Vestibular Migraine: Clinical Features, Triggers, and Examination Findings. *Headache*, *59*(5), 727–740. https://doi.org/10.1111/head.13484

Blodow, A., Heinze, M., Bloching, M. B. et al. (2014). Caloric stimulation and video-head impulse testing in Meniere's disease and vestibular migraine. *Acta Otolaryngol*, *134*(12), 1239–1244. https://doi.org/10.3109/00016489.2014.939300

Calhoun, A. H., Ford, S., Pruitt, A. P. et al. (2011). The point prevalence of dizziness or vertigo in migraine-and factors that influence presentation. *Headache*, *51*(9), 1388–1392. https://doi.org/10.1111/j.1526-4610.2011.01970.x

Chen, J. Y., Guo, Z. Q., Wang, J. et al. (2023). Vestibular migraine or Meniere's disease: a diagnostic dilemma. *J Neurol*, *270*(4), 1955–1968. https://doi.org/10.1007/s00415-022-11532-x

Cho, S. J., Kim, B. K., Kim, B. S. et al. (2016). Vestibular migraine in multicenter neurology clinics according to the appendix criteria in the third beta edition of the International Classification of Headache Disorders. *Cephalalgia*, *36*(5), 454–462. https://doi.org/10.1177/0333102415597890

Chu, C. H., Liu, C. J., Fuh, J. L. et al. (2013). Migraine is a risk factor for sudden sensorineural hearing loss: a nationwide population-based study. *Cephalalgia*, *33*(2), 80–86. https://doi.org/10.1177/0333102412468671

Eggers, S. D., Neff, B. A., Shepard, N. T. et al. (2014). Comorbidities in vestibular migraine. *J Vestib Res*, *24*(5–6), 387–395. https://doi.org/10.3233/VES-140525

El-Badry, M. M., Samy, H., Kabel, A. M., et al. (2017). Clinical criteria of positional vertical nystagmus in vestibular migraine. *Acta Otolaryngol*, *137*(7), 720–722. https://doi.org/10.1080/00016489.2017.1318220

Eliezer, M., Toupet, M., Housset, J. et al. (2022). Recurrent vestibulopathy: are cVEMP, oVEMP and inner ear MRI useful to distinguish patients with Meniere's disease and vestibular migraine? *Eur Arch Otorhinolaryngol*, *279*(2), 713–721. https://doi.org/10.1007/s00405-021-06716-6

Espinosa-Sanchez, J. M., Lopez-Escamez, J. A. (2015). New insights into pathophysiology of vestibular migraine. *Front Neurol*, *6*, 12. https://doi.org/10.3389/fneur.2015.00012

Formeister, E. J., Rizk, H. G., Kohn, M. A. et al. (2018). The Epidemiology of Vestibular Migraine: A Population-based Survey Study. *Otol Neurotol*, *39*(8), 1037–1044. https://doi.org/10.1097/MAO.0000000000001900

Furman, J. M., Marcus, D. A., Balaban, C. D. (2013). Vestibular migraine: clinical aspects and pathophysiology. *Lancet Neurol*, *12*(7), 706–715. https://doi.org/10.1016/S1474-4422(13)70107-8

Guidetti, D., Rota, E., Morelli, N., & Immovilli, P. (2014). Migraine and stroke: »vascular« comorbidity. *Front Neurol*, *5*, 193. https://doi.org/10.3389/fneur.2014.00193

Headache Classification Committee of the International Headache Society (IHS). (2018). The International Classification of Headache Disorders, 3rd edition. *Cephalalgia*, *38*(1), 1–211. https://doi.org/10.1177/0333102417738202

Hoskin, J. L., Fife, T. D. (2021). New Anti-CGRP Medications in the Treatment of Vestibular Migraine. *Front Neurol*, *12*, 799002. https://doi.org/10.3389/fneur.2021.799002

Huppert D, Grill E, Becker-Bense S, Zwergal A, Strobl R. Diagnostic challenges in vestibular migraine-clinical differentiation from Menière's disease and discrepancies with current classification criteria. J Neurol. 2025 Aug 5;272(9):558. doi: 10.1007/s00415-025-13291-x. PMID: 40762827; PMCID: PMC12325411.

Kang, B. C., Kim, T., Kwon, J. K. (2023). Prevalence of vestibular migraine in an otolaryngologic clinic: Preliminary clinical diagnosis versus diagnosis according to the strictly applied Barany criteria. *J Vestib Res*, *33*(2), 137–142. https://doi.org/10.3233/VES-220112

Kim, J. S., Newman-Toker, D. E., Kerber, K. A. et al. (2022). Vascular vertigo and dizziness: Diagnostic criteria. *J Vestib Res*, *32*(3), 205–222. https://doi.org/10.3233/VES-210169

Lemos, J., Strupp, M. (2022). Central positional nystagmus: an update. *J Neurol*, *269*(4), 1851–1860. https://doi.org/10.1007/s00415-021-10852-8

Lempert, T., Neuhauser, H. (2009). Epidemiology of vertigo, migraine and vestibular migraine. *J Neurol*, *256*(3), 333–338. https://doi.org/10.1007/s00415-009-0149-2

Lempert, T., Olesen, J., Furman, J. et al. (2022). Vestibular migraine: Diagnostic criteria. *J Vestib Res*, *32*(1), 1–6. https://doi.org/10.3233/VES-201644

Lopez-Escamez, J. A., Carey, J., Chung, W. H. et al. (2015). Diagnostic criteria for Meniere's disease. *J Vestib Res*, *25*(1), 1–7. https://doi.org/10.3233/VES-150549

Mavrodiev V, Strupp M, Vinck AS, van de Berg R, Lehner L. The dissociation between pathological caloric testing and a normal video head impulse test helps differentiate between Menière's disease, vestibular migraine, and other vestibular disorders: a confirmatory study in a large cohort of 2,101 patients. Front Neurol 2024;15:1449261. DOI: 10.3389/fneur.2024.1449261.

Messina, R., Rocca, M. A., Colombo, B. et al. (2017). Structural brain abnormalities in patients with vestibular migraine. *J Neurol*, *264*(2), 295–303. https://doi.org/10.1007/s00415-016-8349-z

Newman-Toker, D. E., Edlow, J. A. (2015). TiTrATE: A Novel, Evidence-Based Approach to Diagnosing Acute Dizziness and Vertigo. *Neurol Clin*, *33*(3), 577–599, viii. https://doi.org/10.1016/j.ncl.2015.04.011

Newman-Toker, D. E., Kerber, K. A., Hsieh, Y. H. et al. (2013). HINTS outperforms ABCD2 to screen for stroke in acute continuous vertigo and dizziness. *Acad Emerg Med*, *20*(10), 986–996. https://doi.org/10.1111/acem.12223

Obermann, M., Wurthmann, S., Steinberg, B. S. et al. (2014). Central vestibular system modulation in vestibular migraine. *Cephalalgia*, *34*(13), 1053–1061. https://doi.org/10.1177/0333102414527650

Oh, S. Y., Kang, J. J., Kim, S. et al. (2022). A preliminary trial of botulinum toxin type A in patients with vestibular migraine: A longitudinal fMRI study. *Front Neurol*, *13*, 955158. https://doi.org/10.3389/fneur.2022.955158

Park, J. H., & Viirre, E. (2010). Vestibular migraine may be an important cause of dizziness/vertigo in perimenopausal period. *Med Hypotheses*, *75*(5), 409–414. https://doi.org/10.1016/j.mehy.2009.04.054

Pyykko, I., Nakashima, T., Yoshida, T. et al. (2013). Meniere's disease: a reappraisal supported by a variable latency of symptoms and the MRI visualisation of endolymphatic hydrops. *BMJ Open*, *3*(2). https://doi.org/10.1136/bmjopen-2012-001555

Radtke, A., von Brevern, M., Neuhauser, H. et al. (2012). Vestibular migraine: long-term follow-up of clinical symptoms and vestibulo-cochlear findings. *Neurology*, *79*(15), 1607–1614. https://doi.org/10.1212/WNL.0b013e31826e264f

Russo, C. V., Sacca, F., Braca, S. et al. (2023). Anti-calcitonin gene-related peptide monoclonal antibodies for the treatment of vestibular migraine: A prospective observational cohort study. *Cephalalgia*, *43*(4), 3331024231161809. https://doi.org/10.1177/03331024231161809

Sarna, B., Risbud, A., Lee, A. et al. (2021). Migraine Features in Patients with Persistent Postural-Perceptual Dizziness. *Ann Otol Rhinol Laryngol*, *130*(12), 1326–1331. https://doi.org/10.1177/00034894211007233

Sharon, J. D., Krauter, R., Chae, R., et al. (2024). A placebo controlled, randomized clinical trial of galcanezumab for vestibular migraine: The INVESTMENT study. *Headache*, *64*(10), 1264–1272. https://doi.org/10.1111/head.14835

Smyth, D., Britton, Z., Murdin, L. et al. (2022). Vestibular migraine treatment: a comprehensive practical review. *Brain*, *145*(11), 3741–3754. https://doi.org/10.1093/brain/awac264

Staab, J. P., Eggers, S. D. Z., Jen, J. C. et al. (2025). Rizatriptan vs Placebo for Attacks of Vestibular Migraine: A Randomized Clinical Trial. *JAMA Neurol*, e251006. https://doi.org/10.1001/jamaneurol.2025.1006

Strupp, M., Lopez-Escamez, J. A., Kim, J. S. et al. (2016). Vestibular paroxysmia: Diagnostic criteria. *J Vestib Res*, *26*(5–6), 409–415. https://doi.org/10.3233/VES-160589

Tarnutzer, A. A., Gold, D., Wang, Z. et al. (2023). Impact of Clinician Training Background and Stroke Location on Bedside Diagnostic Accuracy in the Acute Vestibular Syndrome – A Meta-Analysis. *Ann Neurol.* https://doi.org/10.1002/ana.26661

Tarnutzer, A. A., Kaski, D. (2023). What's in a Name? Chronic Vestibular Migraine or Persistent Postural Perceptual Dizziness? *Brain Sci*, *13*(12). https://doi.org/10.3390/brainsci13121692

Tarnutzer, A. A., Lee, S. H., Robinson, K. A. et al. (2015). Clinical and electrographic findings in epileptic vertigo and dizziness: a systematic review. *Neurology*, *84*(15), 1595–1604. https://doi.org/10.1212/WNL.0000000000001474

Villar-Martinez, M. D., Goadsby, P. J. (2022). Pathophysiology and Therapy of Associated Features of Migraine. *Cells*, *11*(17). https://doi.org/10.3390/cells11172767

Villar-Martinez, M. D., Goadsby, P. J. (2024). Vestibular migraine: an update. *Curr Opin Neurol*, *37*(3), 252–263. https://doi.org/10.1097/WCO.0000000000001257

von Brevern, M., Zeise, D., Neuhauser, H. et al. (2005). Acute migrainous vertigo: clinical and oculographic findings. *Brain*, *128*(Pt 2), 365–374. https://doi.org/10.1093/brain/awh351

Waterston, J., Chen, L., Mahony, K. et al. (2021). Persistent Postural-Perceptual Dizziness: Precipitating Conditions, Co-morbidities and Treatment With Cognitive

Behavioral Therapy. *Front Neurol, 12*, 795516. https://doi.org/10.3389/fneur.2021.795516

Webster, K., Dor, A., Galbraith, K. et al. (2023). Pharmacological interventions for prophylaxis of vestibular migraine. *Cochrane Database Syst Rev, 2023*(4), CD015187. https://doi.org/10.1002/14651858.CD015187.pub2

Webster, K. E., Dor, A., Galbraith, K. et al. (2023a). Non-pharmacological interventions for prophylaxis of vestibular migraine. *Cochrane Database Syst Rev, 4*(4), CD015321. https://doi.org/10.1002/14651858.CD015321.pub2

Webster, K. E., Dor, A., Galbraith, K. et al. (2023b). Pharmacological interventions for acute attacks of vestibular migraine. *Cochrane Database Syst Rev, 4*(4), CD015322. https://doi.org/10.1002/14651858.CD015322.pub2

Yan, M., Guo, X., Liu, W. et al. (2020). Temporal Patterns of Vertigo and Migraine in Vestibular Migraine. *Front Neurosci, 14*, 341. https://doi.org/10.3389/fnins.2020.00341

Young, A. S., Nham, B., Bradshaw, A. P. et al. (2021). Clinical, oculographic, and vestibular test characteristics of vestibular migraine. *Cephalalgia, 41*(10), 1039–1052. https://doi.org/10.1177/03331024211006042

12 Akuter, episodischer und persistierender zerebellärer Schwindel

12.1 Fall 1

12.1.1 Anamnese

Dysarthrie und Koordinationsstörung der Hände als Initialsymptomatik

Initial kam es aufgrund einer seit dem Vorabend bestehenden, verwaschenen Sprache zur Vorstellung in der Notaufnahme. Der damals 51-jährige Patient berichtete zudem über eine neu aufgetretene Koordinationsstörung der Hände und über eine Fallneigung nach rechts. Ein begleitender Infekt, Fieber oder Kopfschmerzen wurden auf Nachfrage hin verneint. Ebenso bestand gemäß den Angehörigen keine Wesensveränderung oder andere Verhaltensauffälligkeiten. Eine Computertomografie (CT) des Neurocraniums mit CT-Angiografie ergab keine wegweisenden Befunde, insbesondere keine demarkierten Infarkte, Raumforderungen oder Gefäßverschlüsse. Es wurde aufgrund des abrupten Auftretens der Symptomatik die Verdachtsdiagnose eines ischämischen Schlaganfalles im vertebrobasilären Stromgebiet gestellt und der Patient stationär aufgenommen. Eine am zweiten Hospitalisationstag erfolgte cMRT ergab keine Hinweise für einen akuten oder subakuten ischämischen Hirninfarkt und keinen Nachweis neoplastischer oder entzündlicher Veränderungen oder einer Sinusvenenthrombose nach Kontrastmittelgabe.

Im Verlauf rasches Auftreten eines Bildruckelns und Bildinstabilität

Gleichentags berichtete der Patient über eine Instabilität des Bildes mit Bildruckeln in der Vertikalen, verstärkt beim Blick zur Seite. Weiterhin bestand auf Nachfrage hin keine Dysphagie, Diplopie oder Schwindel. Ebenso verneinte der Patient einen kürzlichen Gewichtsverlust. Die persönliche Anamnese des Patienten war bis auf eine Hypercholesterinämie, eine arterielle Hypertonie und eine chronische Sinusitis maxillaris links negativ. Es erfolgte keine regelmäßige Medikamenteneinnahme.

12.1.2 Klinischer Befund

Aufgrund der beschriebenen Beschwerden und Befunde erfolgte am zweiten Hospitalisationstag eine vertiefte neurologische und neuro-otologische Untersuchung.

Hypometrische und langsame Sakkaden, Downbeatnystagmus sowie Blickrichtungsnystagmus

Dabei zeigten sich eine moderat sakkadierte horizontale Blickfolge, ein asymmetrischer horizontaler Blickrichtungsnystagmus (links > rechts) sowie eine deutliche Dysarthrie. Begleitend fand sich eine leichte Mundastschwäche links und ein positiver Babinski-Reflex links. Der Finger-Nasen-Versuch war links leicht ataktisch, der Knie-Hacke-Versuch war beidseitig (linksbetont) deutlich dysmetrisch-ataktisch. Höhergradige Paresen der Extremitätenmuskulatur bestanden nicht, ebenso waren die Muskeleigenreflexe seitengleich mittellebhaft vorhanden und es fanden sich keine Sensibilitätsstörungen. Die National Institutes of Health Stroke Scale (NIHSS) zur Beurteilung des Schweregrades eines vermuteten Schlaganfalles betrug 3 von 42 Punkte, was aufgrund der geringen Punktzahl einem milden Beschwerdebild entspricht.

Im Rahmen einer neurologischen Verlaufsuntersuchung am vierten Hospitalisationstag zeigte sich weiterhin eine deutlich dysarthrische Spontansprache. Die Prüfung der Okulomotorik ergab neu einen deutlichen Downbeatnystagmus bei Blick geradeaus mit Zunahme bei Lateralblick. Die Sakkaden waren hypometrisch und v.a. in der Vertikalen bei Blick nach oben ausgeprägt verlangsamt (siehe ► Video 12.1). Der horizontaler Kopfimpulstest war beidseitig ohne Einstellsakkaden, im alternierenden Abdecktest zeigte sich keine Skew deviation. Das Gehen war nur am Rollator möglich, dabei zeigte sich eine deutliche posturale Instabilität mit Falltendenz nach hinten sowie ein kurzschrittiges, breitbasiges Gangbild.

Video 12.1: Videodokumentation der Okulomotorikstörung

Videobeschreibung: Dokumentation wenige Tage nach Erstmanifestation des zerebellären Ausfallssyndroms. Es findet sich sowohl eine verminderte Blickstabilisierung in Primärposition (mit Downbeatnystagmus) wie auch bei exzentrischer Blickwendung (Nachweis eines horizontalen Blickrichtungsnystagmus mit Reboundnystagmus) (Sequenz 1), eine sakkadierte Blickfolge (Sequenz 2) sowie hypometrische und langsame Sakkaden (Sequenz 3).

12.1.3 Zusatzdiagnostik

Aufgrund der initial negativen CT und MRT des Neurocraniums sowie der persistierenden Klinik erfolgte eine erweiterte Diagnostik. Eine zweite MRT des Neurocraniums gut 72 Stunden nach Symptombeginn ergab unverändert keine Hinweise für einen zerebrovaskulär-ischämischen Infarkt oder entzündliche Veränderungen.

Geringe lymphozytäre Pleozytose im Liquor

Eine Lumbalpunktion am Folgetag ergab eine Pleozytose (17 mononukleäre Zellen pro µl (Norm < 5 Zellen/µl), davon einzelne Zellen mit leichten Kernunregelmäßigkeiten), das Gesamtprotein im Liquor war mit 0.55 g/l (Norm: 0.15–0.45 g/l) leicht erhöht, ein Multiplex-PCR zum Nachweis neurotroper Erreger war ebenso negativ wie die Borrelienserologie. Glukose und Laktat im Liquor waren normwertig, die oligoklonalen Banden (OKBs) negativ.

Schwach positive anti-Tr-Antikörper im Serum

Die HIV-Serologie und die Lues-Serologie waren negativ, die Folsäure- sowie Vitamin-B1-/B12-Spiegel befanden sich im Normbereich. Hingegen zeigten sich die Anti-ZNS-Antikörper im Serum positiv mit Nachweis einer schwachen Bande für den anti-Tr(DNER)-Antikörper im Immunoblot, was sich jedoch in der indirekten Immunofluoreszenz auf Zerebellumsubstrat nicht bestätigte. Weitere immunologische Abklärungen einschließlich Schilddrüsenantikörpern, anti-GAD-Antikörpern sowie anti-Gliadin-Antikörpern und Antiphospholipid-Antikörpern waren ebenso negativ wie diverse rheumatologische Laborparameter (inkl. anti-SSA/SSB-Antikörper und ANCAs).

Ein Video-Kopfimpulstest zeigte vermehrte Korrektursakkaden (»catch-up-Sakkaden«) bei Prüfung der horizontalen Bogengänge beidseits. Links lateral fand sich eine leicht verminderte peripher-vestibuläre Funktion mit einem Gain von 0.74 (Norm > 0.8), rechts war der Gain normwertig mit 0.87. Die Prüfung der vertikalen Bogengänge war aufgrund ausgeprägter Artefakte nicht aussagekräftig (siehe Video-Kopfimpulstest in ► Abb. 12.1).

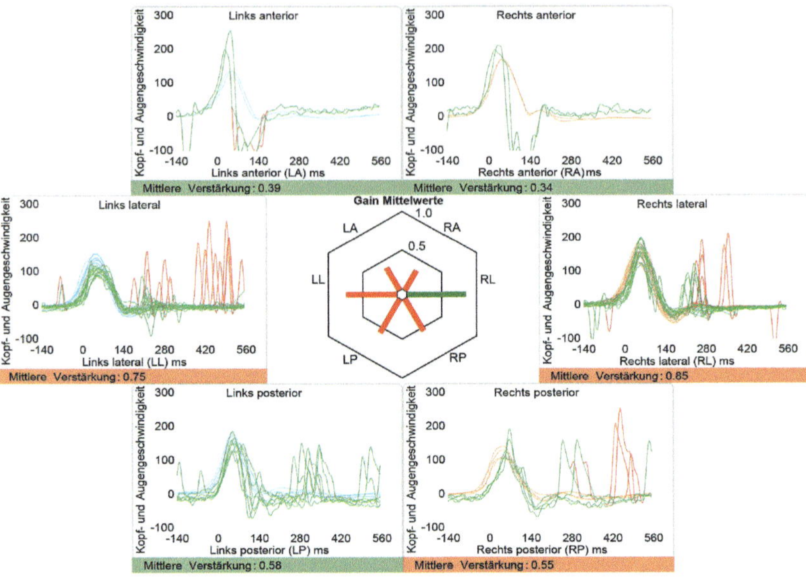

Abb. 12.1: Video-Kopfimpulstest aller sechs Bogengänge

Bildbeschreibung: Nachweis einer leicht verminderten peripher-vestibulären Funktion des links lateralen Bogenganges (gain: 0.75) mit vereinzelten, gestreuten Korrektursakkaden. Ebenso finden sich bei Prüfung des rechts-lateralen Bogenganges etwas vermehrte Korrektursakkaden bei intaktem Gainwert. Die Beurteilung der vertikalen Bogengänge ist aufgrund von Artefakten nicht möglich. Kopfimpulse nach rechts (blaue Kurven) sowie nach links (rote Kurven) sowie die daraus resultierenden Augenbewegungen (grüne Kurven) sind für alle Bogengänge separat dargestellt. Die Augenbewegungen sind zur besseren Darstellung gespiegelt. Bei einem perfekt funktionierenden vestibulo-okulären Reflex sind die Kurven der Augen- und Kopfbewegungen deckungsgleich. Als normwertig gilt ein mittlerer Gait (definiert als Wert resultierend aus der Augengeschwindigkeit dividiert durch die Kopfgeschwindigkeit) von > 0.8 für die horizontalen Bogengänge sowie von > 0.7 für die vertikalen Bogengänge.

12.1.4 Beurteilung und Verlauf

Diagnose eines subakuten panzerebellären Syndroms

Aufgrund der erhobenen Befunde sowie Zusatzuntersuchungen wurde im Rahmen der initialen Akuthospitalisation die Diagnose eines subakuten zerebellären Syndroms mit deutlicher Störung der Okulomotorik, Stand- und Gangataxie, Extremitätenataxie und Dysarthrie noch offener Ätiologie gestellt. Aufgrund der schwach positiven Anti-ZNS-Antikörper und der leichtgradigen, mononukleären Pleozytose im Liquor wurde differenzialdiagnostisch eine autoimmunologische/paraneoplastische oder entzündliche Ursache (im Sinne einer Zerebellitis) in Erwägung gezogen.

Aufgrund der vermuteten Ursache des subakuten zerebellären Ausfallssyndroms erfolgte im akutstationären Setting eine Stoßtherapie mit Methylprednisolon (1 g pro Tag) über insgesamt fünf Tage. Ebenso wurde bei initial differenzialdiagnostisch möglichem akutem Thiaminmangel eine hochdosierte Substitution mit Vitamin B1 vorgenommen (3 × 300 mg pro Tag). Diese Maßnahmen führten jedoch zu keiner wesentlichen Symptomregredienz, weswegen die Verlegung zur stationären Neurorehabilitation erfolgte.

Akuttherapie mittels Steroidstoß sowie anschließender Neurorehabilitation

Sechs Wochen später erfolgte die notfallmäßige Rückverlegung aus der Neurorehabilitation bei deutlicher Progredienz der zerebellären Ausfallssymptomatik. Dies betraf insbesondere die Gehfähigkeit (vermehrt Rollator-bedürftig), die Sehschärfe (weiter abnehmend mit deutlichen Oszillopsien), die Feinmotorik (zunehmende Koordinationsstörung der Hände) sowie die Artikulation (progrediente Dysarthrie). Weiterhin bestand keine Dysphagie. Der Patient berichtete zudem auf Nachfrage über einen Gewichtsverlust von 2 kg, weitere B-Symptome (Nachtschweiß, Fieber) wurden verneint.

Re-Evaluation bei Symptomprogredienz sechs Wochen später

Die erneute klinisch-neurologische Untersuchung ergab eine Zunahme der Okulomotorikstörung (mit Akzentuierung des Downbeatnystagmus, des Blickrichtungsnystagmus sowie der hypometrischen und verlangsamten Sakkaden), der Dysarthrie (nunmehr schwer ausgeprägt und im Gespräch nur noch partiell verständlich) sowie der Extremitäten- und Stand-/Gangataxie. Im Romberg-Test zeigte sich der Patient stark schwankend und musste aufgefangen werden. Der Normalgang war ausgeprägt breitbasig-ataktisch und entrundet, das Gehen war nur mit Hilfe möglich. Ebenso fanden sich zu diesem Zeitpunkt neu auch Pyramidenbahnzeichen an den Beinen mit verbreiterten und gesteigerten Muskeleigenreflexen und Kloni an den Füßen sowie einer leichten Paraspastik.

Progrediente Okulomotorikstörung sowie zunehmende Dysarthrie und Ataxie

Ein erneuter Video-Kopfimpulstest dokumentierte einen unveränderten Befund mit leicht verminderter peripher-vestibulärer Funktion links lateral. Eine Verlaufs-MRT des Neurocraniums ergab einen stationären Befund ohne Anhalt für eine infratentorielle Volumenminderung. Die erneute Lumbalpunktion zeigte eine rückläufige Zellzahl (mononukleäre Pleozytose mit sechs mononukleären Zellen pro µl) bei noch diskret erhöhtem Protein von 0.47 g/l, weiterhin negativen OKBs und normwertigem Protein und Laktat. Eine Flowzytometrie-Analyse des Liquors ergab den Nachweis von B-Zellen und Plasmablasten, immunphänotypisch unauffällig für die Infiltration durch ein Non-Hodgkin-Lymphom.

Bei neu tastbaren, indolenten Lymphknoten axillär links erfolgte ein PET-CT, welches eine metabolisch aktive Lymphadenopathie links axillär ergab. Eine Lymphknotenresektion ergab schließlich die Diagnose eines klassischen Hodgkin-Lymphoms vom Mischtyp (cHL, MC Typ), Stadium IA. Das subakute zerebelläre Ausfallssyndrom wurde in der Folge als paraneoplastisch bei schwach positiven anti-TR-Antikörpern gewertet.

Nachweis einer metabolisch aktiven Läsion axillär links im PET-CT

Aufgrund dieses Befundes wurde eine Chemotherapie mit AVBD (Adriamycin, Bleomycin, Vinblastinsulfat and Dacarbazin) begonnen und insgesamt zwei Zyklen durchgeführt. Anschließend erfolgte eine lokale

Hodgkin-Lymphom und Indikation zur Chemotherapie mit AVBD sowie Radiatio

Radiotherapie mit 20 Gy axillär links. Der Patient wurde nach abgeschlossener Chemotherapie in die Neurorehabilitation rückverlegt.

Eine klinische Verlaufskontrolle sieben Monate nach Symptombeginn und fünf Monate nach Chemotherapiebeginn ergab eine persistierende okulomotorische Funktionsstörung mit weiterhin ausgeprägtem Downbeatnystagmus, horizontalem Blickrichtungsnystagmus und Reboundnystagmus, einer deutlich sakkadierten Blickfolge horizontal und vertikal sowie deutlich hypometrischen/verlangsamten Sakkaden. Es persistierten eine ausgeprägte Stand- und Gangataxie sowie eine Rumpfataxie mit Rollatorbedürftigkeit sowie eine schwere Dysarthrie. Subjektiv zeigte sich zu diesem Zeitpunkt die Sprache leicht gebessert, im Sitzen war das Lesen für ca. eine Stunde am iPad möglich, das Verschwommensehen wurde als leicht rückläufig berichtet. Eine PET-CT-Kontrolle zu diesem Zeitpunkt zeigte eine komplette metabolische Remission.

Therapieversuch mit Chlorzoxazon ohne Besserung der Oszillopsien und Gangunsicherheit

Aufgrund der ausgeprägten Oszillopsien sowie der Stand- und Gangstörung mit Falltendenz nach hinten erfolgte ein Therapieversuch mit Chlorzoxazon (2 × 250 mg pro Tag), darunter zeigten sich subjektiv die Dysarthrie, die Oszillopsien sowie die Gang- und Extremitätenataxie leicht gebessert. Der Patient konnte zu diesem Zeitpunkt deutlich länger als eine Stunde im Sitzen lesen, die Stand- und Gangataxie sowie die Rumpfstabilität waren gemäß Physiotherapie unter Chlorzoxazon partiell gebessert. Eine Steigerung des Chlorzoxazons auf 3 × 500 mg pro Tag wurde beschlossen, musste aber aufgrund ausgeprägter Nebenwirkungen (starke Müdigkeit) wieder auf 3 × 250 mg pro Tag reduziert werden. Neun Monate nach Symptombeginn erfolgte die Entlassung aus der stationären Neurorehabilitation und es wurden ambulante Therapien fortgesetzt.

Im weiteren Verlauf über drei Jahre berichtete der Patient über eine weitere, langsame und diskrete Verbesserung der Dysarthrie sowie der Feinmotorikstörung. Die Oszillopsien wurden als stabil und den Alltag wenig beeinträchtigend bezeichnet. In der klinisch-neurologischen Verlaufsuntersuchung zeigte sich die zerebelläre Ausfallssymptomatik weitestgehend unverändert und anhaltend alltagsrelevant. Die Therapie mit Chlorzoxazon wurde nach ca. zwei Monaten wieder sistiert, ohne dass es zu einer Zunahme der Beschwerden kam. Onkologische Verlaufskontrollen zeigten eine anhaltende Remission.

12.2 Fall 2

12.2.1 Anamnese

Die 73-jährige Patientin wurde auf Zuweisung ihres Hausarztes in der Schwindelambulanz vorstellig. Dies, nachdem eine HNO-fachärztliche Abklärung aufgrund eines anhaltenden Schwankschwindels und Verschwommensehens keine Hinweise für eine Störung des Gleichgewichtsorganes gefunden und der ärztliche Kollege ein Augenzittern bemerkt hatte. Rückblickend waren bei der Patientin erstmals im Alter von 67 Jahren Gleichgewichtsstörungen aufgetreten. Zuerst waren diese nur beim Wandern auf unebenem Untergrund sowie auf Sand bemerkt worden.

Dauerschwankschwindel, Gangunsicherheit und Verschwommensehen als Hauptsymptome

Über die folgenden Jahre kam es sukzessive zu einer Beschwerdezunahme, seit etwa zwei Jahren ist der Schwankschwindel nun permanent vorhanden und von einem Auf-und-ab-Ruckeln des Bildes begleitet, welches zu einem Verschwommensehen führte. Verstärkt wurden diese Beschwerden beim Blick zur Seite, ebenso bemerkte die Patientin eine deutliche Zunahme der Gangunsicherheit in Dunkelheit sowie auf unebenem Untergrund. Auf Nachfrage bestätigte sie eine vermehrte Ungeschicklichkeit der Hände bei feinmotorischen Tätigkeiten. Die Sprache und das Schlucken wurden als intakt angegeben. Die Patientin nahm bis auf einen Blutdrucksenker keine Medikamente ein. Die Familienanamnese ergab, dass der Vater der Patientin im höheren Alter an einer zunehmenden Gangunsicherheit gelitten hatte. Eine ärztliche Abklärung fand aufgrund eines plötzlichen Versterbens an einem Herzinfarkt nicht mehr statt.

Langsame Progredienz des Bildruckelns und der Ganginstabilität über Jahre

12.2.2 Klinischer Befund

Im Rahmen der neurologischen Erstbeurteilung zeigte sich bei Blick geradeaus ein deutlicher Downbeatnystagmus, welcher bei Seitblick zunahm und gleichzeitig auch von einem bds. horizontalen Blickrichtungsnystagmus begleitet war. Im Seitblick zeigte sich somit jeweils ein diagonal nach unten schlagender Nystagmus. Nach prolongiertem (d.h. > 10 sec) Seitblick trat bei erneuter Blickwendung geradeaus ein transienter horizontaler Reboundnystagmus auf. Eine detaillierte Prüfung der Okulomotorik ergab vertikal stärker als horizontal sakkadierte Folgebewegungen; die Sakkaden waren mäßig hypometrisch mit normaler Geschwindigkeit. Der horizontale Kopfimpulstest ergab beidseitig einen intakten vestibulo-okulären Reflex. Der Normalgang war leicht breitbasig. Bei Augenschluss sowie beim Seiltänzergang war das Gangbild deutlich unsicher und es waren wiederholt Ausfallschritte zur Seite erforderlich, um einen Sturz zu verhindern. Eine Sprech- oder Schluckstörung bestand nicht, ebenso keine Pyramidenbahnzeichen oder Anzeichen eines extrapyramidal-motorischen Syndroms. Die Muskeleigenreflexe waren allseits mittellebhaft erhalten, die Sensibilität insbesondere an den Füßen intakt.

Deutlich schwankendes Gangbild, Downbeatnystagmus sowie Blickrichtungsnystagmus als Hauptbefunde

12.2.3 Zusatzdiagnostik

Bei Verdacht auf eine Kleinhirnerkrankung erfolgte ein cMRT, welches einen altersentsprechend normwertigen Befund ergab. Ein Video-Kopfimpulstest der horizontalen und vertikalen Bogengänge war normwertig,

Altersentsprechender Normalbefund im cMRT

weitere Messungen der Okulomotorik erfolgten keine. Eine laborchemische Analyse aus Blut und Liquor ergab keine Hinweise für eine Mangelernährung, eine autoimmun-entzündliche Erkrankung oder eine paraneoplastische Erkrankung.

Nachweis einer GAA Repeat Expansion im Fibroblast Growth Factor (FGF) 14 Gen

Aufgrund der positiven Familienanamnese mit mutmaßlich autosomal-dominantem Erbgang und dem im Vordergrund stehenden Downbeatnystagmus erfolgte eine molekulargenetische Paneluntersuchung für spinozerebelläre Ataxien. Dabei gelang der Nachweis einer GAA Repeat Expansion im Fibroblast Growth Factor (FGF) 14 Gen mit 300 Repeats auf einem Allel.

12.2.4 Beurteilung und Verlauf

Durch den Nachweis einer abnorm gesteigerten Anzahl an GAA Repeats auf einem Allel im FGF14-Gen konnte die Diagnose einer spinozerebellären Ataxie Typ 27B bestätigt werden. Die Patientin wurde über diese Diagnose aufgeklärt und es wurden ihr verschiedene therapeutische Maßnahmen empfohlen. Dazu gehörten sowohl Physiotherapie wie auch ein medikamentöser Therapieversuch mit retardiertem 4-Aminopyridine (Fampridin). Die Patientin willigte zu beidem ein.

Wirksame Behandlung des Downbeatnystagmus durch 4-Aminopyridine (4-AP)

Unter täglicher Einnahme von 2 × 10 mg Fampridin in 12-stündlichem Abstand bemerkte die Patientin bereits nach wenigen Tagen eine deutliche Stabilisierung ihres Gangbildes sowie einen markanten Rückgang des Bildruckens. Im klinischen Untersuch vier Wochen nach Therapiebeginn fand sich ein deutlicher Rückgang des Downbeat- sowie des Blickrichtungsnystagmus sowohl bezüglich Amplitude wie auch Frequenz, was zu einer verbesserten Blickfixation führte. Gleichzeitig war das Schwanken im Seiltänzergang rückläufig, Ausfallschritte konnten keine mehr beobachtet werden. Unter fortgesetzter Einnahme zeigte sich auch sechs Monate später in der Kontrolluntersuchung ein für die Patientin zufriedenstellender Verlauf mit deutlich verbesserter Mobilität bei guter Medikamentenverträglichkeit.

12.3 Pathogenese

Progrediente zerebelläre Ausfallssyndrome gehören zu den seltenen neurologischen Erkrankungen und können gleichzeitig durch verschiedene Ursachen bedingt sein. Dies schließt die große Gruppe der hereditären zerebellären Ataxien mit unterschiedlichem Vererbungsmuster (autosomal dominant/rezessiv, x-chromosomal, maternal) sowie sporadische und idiopathische zerebelläre Ataxien mit ein. Eine Auflistung möglicher zerebellärer Ataxien findet sich im nachfolgenden Kasten. Das hier beschriebene Fallbeispiel mit paraneoplastischer zerebellärer Ataxie gehört zur Gruppe der autoimmun-vermittelten Ataxien. Dabei führt das Auftreten von Auto-Antikörpern gegen spezifische intrazelluläre oder extrazelluläre (synaptischen oder an der Oberfläche befindlichen) Antigene zu einem Funktionsverlust und Untergang zerebellärer Purkinje-Zellen und somit zu einem meist panzerebellären Ausfallssyndrom.

Differenzialdiagnose der zerebellären Ataxie anhand ihres Verlaufes

Akut:

- Zerebellitis (meist viral, z.B. Varizella-Zoster-Virus, Epstein-Barr-Virus)
- Zerebellärer Schlaganfall (ischämisch/hämorrhagisch)
- Zerebellärer Abszess
- Akuter Schub einer Multiplen Sklerose mit demyelinisierender zerebellärer Läsion
- Basale Meningitis/Hirnstammenzephalitis (aufgrund einer Tuberkulose oder Listeriose)
- Toxische Substanzen (z.B. Blei, Toluen, Pestizide)
- Medikamente (Carbamazepin, Phenytoin, Phenobarbital, Metronidazol, Amiodaron, Chemotherapeutika einschließlich 5-FU und Cytosinarabinosid)
- Alkoholintoxikation
- Vitamin-B1-Mangel (Wernicke-Enzephalopathie)

Subakut:

- Alkoholbedingte zerebelläre Degeneration
- Paraneoplastische zerebelläre Erkrankungen
- Wernicke-Enzephalopathie
- SREAT
- Strukturell (Arnold Chiari Malformation, zerebelläre Neoplasien, Normaldruckhydrozephalus)
- HIV-assoziierte Ataxie
- Sporadische Creutzfeldt-Jakob-Krankheit

Chronisch:

- Autoimmun (Glutenataxie, anti-GAD Ataxie)
- Neurodegenerativ (MSAc, SAOA)
- Hereditär (ADCAs, ARCAs, X-chromosomal, mitochondrial)
- Entzündlich/infektiös (Tabes dorsalis bei Neurosyphilis, Neuroborreliose, Morbus Whipple)

- Metabolisch
- Paraneoplastische zerebelläre Erkrankungen

Abkürzungen: ADCA = autosomal-dominante zerebelläre Ataxie; ARCA = autosomal-rezessive zerebelläre Ataxie; GAD = Glutamatdecarboxylase; HIV = human immunodeficiency virus; MSAc = Multisystematrophie vom zerebellären Typ; SAOA = sporadische, im Erwachsenenalter beginnende Ataxie; SREAT = Steroid-responsive Enzephalopathie mit autoimmuner Thyroiditis.

12.4 Epidemiologie

Zerebelläre Ataxien mit Prävalenz von 20/100.000 Personen

Werden alle verschiedenen Formen zerebellärer Ataxien zusammengenommen, so beträgt die Prävalenz ca. 20 pro 100.000 Personen. Die Prävalenz hereditärer zerebellärer Ataxien hängt entscheidend von der geografischen Verteilung einzelner Gründermutationen ab (Coarelli et al., 2023). Bei den hereditären zerebellären Ataxien beträgt die Prävalenz für autosomal-dominante Ataxien 1.6–5.5 pro 100.000 Personen weltweit (Klockgether, 2008; Manto, 2005; Ruano et al., 2014), wobei die Gruppe der spinozerebellären Ataxien (SCA) den Großteil derselben ausmacht. Aktuell sind mehr als 50 verschiedene SCAs bekannt, wobei bei vielen SCAs die genetische Basis weiterhin nicht bekannt ist (Pellerin et al., 2025). Für autosomal rezessive zerebelläre Ataxien liegt die Prävalenz bei ca. 3.3 pro 100.000 Personen (Ruano et al., 2014), oftmals findet sich ein Mischbild zwischen zerebellären Defiziten und sensiblen Ausfällen (Beaudin et al., 2022).

12.5 Diagnostik

Kardinalsymptome beim zerebellären Syndrom

Patienten mit zerebellärem Ausfallssyndrom weisen eine variable Kombination von Stand-, Gang- und Extremitätenataxie, Augenbewegungsstörungen, Dysarthrie und Dysphagie sowie neurokognitive Störungen sowie Verhaltensauffälligkeiten auf (siehe folgender Kasten).

Typische klinische Zeichen bei zerebellärer Ataxie

- Schwierigkeiten beim Gehen (Gangataxie) ohne Bezug zu einer Muskelschwäche
- Ungeschicklichkeit (Extremitätenataxie), resultierend in z. B. dem eingeschränkten Gebrauch von Gegenständen, Schreiben oder Anziehen
- Schwindel und Gleichgewichtsstörungen, resultierend in einer Rumpfinstabilität, Stürzen und sturzbedingten Verletzungen
- Verwaschene Sprache (Dysarthrophonie)
- Verminderter Muskeltonus (Hypotonie) und verlangsamte Bewegungen
- Intentionstremor der Hände, d. h. mit Zunahme der Oszillationen bei Erreichen des Ziels
- Verzögerte motorische Entwicklung (z. B. Erlangen der Gehfähigkeit nicht vor dem Alter von 18 Monaten)
- Sehstörungen (Verschwommensehen/Oszillopsien) aufgrund eines Blickrichtungsnystagmus oder eines Downbeatnystagmus, eines verminderten vestibulo-okulären Reflexes oder gestörter (verzögerter, verlangsamter, dysmetrischer) Sakkaden

Relevante anamnestische Angaben, welche immer erfragt werden sollten, schließen das Alter bei Erstmanifestation, die Dynamik bei Beginn der Symptomatik (akut-beginnend vs. subakut vs. chronisch) sowie deren Verlauf (progredient vs. stationär vs. regredient) ein. Ebenso sollten kognitive Störungen sowie Verhaltensauffälligkeiten gezielt erfragt werden, v. a. im Kontext des bekannten zerebellären kognitiv-affektiven Syndroms (Schmahmann, 2023). Noxen wie Alkohol oder die chronische Exposition gegenüber Medikamenten oder toxischen Substanzen sollten erfragt und B-Symptome (Nachtschweiß, Gewichtsverlust, unklares Fieber) gezielt gesucht werden.

Bei der klinisch-neurologischen Beurteilung sollte nebst einer Prüfung der Stand- und Gangfunktion (einschließlich komplexer Stand- und Gangproben wie dem Romberg-Test, dem Strichgang und Blindstrichgang) die Koordination von Arm- und Beinbewegungen sowie die Sprech- und Schluckfunktion beurteilt werden.

Detaillierte Prüfung der Okulomotorik

Ebenso sollte eine dezidierte Prüfung der verschiedenen Aspekte der Okulomotorik (glatte Folgebewegungen, rasche Blickwendung, optokinetischer Reflex, Blickhaltefunktion inkl. sakkadischer Intrusionen, Vergenz) und des vestibulären Systems (Prüfung des vestibulo-okulären Reflexes) erfolgen. Die häufigsten okulomotorischen und vestibulären Pathologien bei Kleinhirnerkrankungen sind im nachfolgenden Kasten aufgeführt. Das Vorliegen eines Opsoklonus (d. h. einer sakkadischen Intrusion in verschiedenen Ebenen und ohne intersakkadisches Intervall, meist als Opsoclonus-Myoklonus Syndrom [Rucker, 2019]) ist sehr suggestiv für eine paraneoplastische oder anderweitig autoimmun-vermittelte Ursache.

Okulomotorische und vestibuläre Befunde bei zerebellären Ataxien

Blickhaltefunktion:

- Spontannystagmus
  - Downbeatnystagmus mit Zunahme bei Blick zur Seite sowie nach unten
  - Upbeatnystagmus mit Zunahme bei Blick nach oben (z.B. bei akuten Hirnstammläsionen oder Wernicke-Enzephalopathie)
- Horizontaler (und seltener vertikaler) Blickrichtungsnystagmus mit begleitendem Reboundnystagmus
- Sakkadische Intrusionen
  - Mit intersakkadischem Intervall (mikro-/makro-Square-Wave--Jerks)
  - Ohne intersakkadisches Intervall (Ocular Flutter [in einer Ebene], Opsoklonus [multidirektional])
- Getriggerte Nystagmen
  - Vertikaler Kopfschüttelnystagmus nach horizontalem Kopfschütteln
  - Vibrationsinduzierter vertikaler oder torsioneller Nystagmus
  - Positionsabhängiger Nystagmus (meist Downbeatnystagmus und apogetroper horizontaler Nystagmus) ohne Therapieansprechen auf Repositionsmanöver

Folgebewegungen:

- Sakkadierte horizontale und vertikale Folgebewegungen

Sakkaden:

- Dysmetrische Sakkaden (hypometrisch vs. hypermetrisch)
- Verlangsamte Sakkaden (horizontal oder vertikal ausgeprägter je nach Ursache)
- Vergrößerte Latenz der Sakkaden

Optokinetischer Nystagmus:

- Verminderter/fehlender horizontaler und vertikaler optokinetischer Nystagmus

Vestibulo-okulärer Reflex:

- Unilaterale oder bilaterale peripher-vestibuläre Unterfunktion bei Prüfung der horizontalen Bogengänge mittels Kopfimpulstest

(Garces et al., 2024; Parker & Santiago, 2012; Rosini et al., 2020; Tarnutzer et al., 2018)

Verschiedene Augenbewegungsstörungen können Oszillopsien auslösen

Oszillopsien, d. h. ein Verschwommensehen oder auch eine Instabilität des Bildes (im Sinne eines sich vertikal oder horizontal bewegenden/springenden Bildes) bedürfen einer weiteren Einordnung und insbesondere einer Abgrenzung zwischen peripher-vestibulären, zentral-vestibulären und nicht vestibulären Ursachen. Oszillopsien können durch verschiedene Augenbewegungsstörungen bedingt sein (siehe vorheriger Kasten); dies reicht von Spontannystagmen (insbesondere einem Downbeatnystagmus), sakkadischen Intrusionen bei Fixation im Sinne von Square Wave Jerks [SWJ], einem Ocular Flutter [OF] oder einem Opsoklonus über eine Instabilität bei exzentrischer Blickwendung (Blickrichtungsnystagmus) zu getriggerten Nystagmen (z.B. positionsabhängig, bei Hyperventilation, nach Kopfschütteln oder Vibration über dem Mastoid) und einer bilateralen Vestibulopathie. Eine Quantifizierung der Nystagmen mittels Videookulografie (VOG) einschließlich der auslösenden Provokationsfaktoren hilft dabei, das Nystagmusmuster näher einzuordnen und zu dokumentieren. Auch kann eine VOG zur Beurteilung des Verlaufes (natürlicher Verlauf, Therapieansprechen) verwendet werden.

MRT des Neurocraniums, Lumbalpunktion, zerebelläres Labor, Bestimmung von Autoantikörpern, und Videookulografie

Im Rahmen der diagnostischen Abklärung eines zerebellären Ausfallssyndroms sollte immer eine zerebrale (sowie ggf. auch spinale) Bildgebung erfolgen, bevorzugt mittels kontrastmittelgestützter MRT. Im Falle von akuten oder subakuten Verläufen ist die zerebrale Bildgebung häufig normwertig; eine Atrophie zeigt sich erst im Verlauf oder bei langsam progredienten chronischen Bildern. Ebenso ist die Durchführung einer Lumbalpunktion inklusive FACS-Analyse mittels Durchflusszytometrie (zur Detektion atypischer Zellen anhand ihrer Fluoreszenzeigenschaften) standardmäßig empfohlen, insbesondere hinsichtlich möglicher entzündlicher/infektiöser und (para-)neoplastischer Ursachen. Dabei zeigt sich im Liquor oftmals eine unspezifische milde oder moderate lymphozytäre Pleozytose mit leicht erhöhtem Protein. Weiter sollte ein ausführliches »zerebelläres« Labor (siehe nachfolgender Kasten) erhoben werden. Ein Nachweis von anti-Tr-Antikörpern ist suggestiv für das Vorliegen eines Hodgkin-Lymphoms (Bernal et al., 2003; de Graaff et al., 2012).

Empfohlene laborchemische Untersuchungen

Für Patienten mit zerebellärer Ataxie:

- Differenzialblutbild (inkl. Suche nach Akanthozyten im Falle einer Abetalipoproteinämie)

- Niere: Kreatinin
- Leber: GOT, GPT
- Schilddrüse: TSH, fT3 und fT4
- Muskel: Kreatinkinase (CK)
- Blutsenkungsreaktion (BSR), CRP
- Immunologie:
  - Anti-nukleäre Antikörper (ANA), anti-neutrophile zytoplasmatische Antikörper (ANCA, Rheumafaktoren [RF], anti-Doppelstrand-DNS-Antikörper [Anti-ds-DNS])
  - Gliadin-AK, anti-Glutamatdecarboxylase-Ak (Anti-GAD)
  - Anti-Thyreoperoxidase-Ak (Anti-TPO), anti-Thyreoglobulin-Ak (Anti-TG), anti-Thyreotropin-Rezeptor-Ak (Anti-TRAK)
  - Anti-ZNS-AK (Anti-Hu, Anti-Ri, Anti-Yo, Anti-Ma, mGlu1R1-alpha, Anti-CV2/CRMP5, Anti-Tr, anti-VGCC)
- Vitamin E, Vitamin B1, Folsäure, Holotranscobalamin
- Cholesterol
- Laktat

Zusätzliche Testung (in Abhängigkeit der klinischen Präsentation):

- Alpha-Fetoprotein (Ataxia telangiectasia, Ataxie mit okulomotorischer Apraxie Typ 2 [AOA2])
- Cholestanol (Cerebrotendinöse Xanthomatose)
- Kupfer/Caeruloplasmin (M. Wilson)
- Hexosaminidase A (late-onset Tay-Sachs)
- Immunglobuline (Ataxia telangiectasia, Ataxia telangiectasia like disorder)
- Überlangkettige Fettsäuren (M. Refsum)
- »gene-panel«

Suche nach entsprechenden Auto-Antikörpern

Bei paraneoplastischen zerebellären Erkrankungen ist die Suche nach entsprechenden Auto-Antikörpern, welche unter dem Sammelbegriff der Anti-ZNS-Antikörper zusammengefasst werden, zentral. Insbesondere dann, wenn eine Tumorerkrankung noch nicht bekannt ist und es sich um einen subakuten Verlauf eines panzerebellären Syndroms über wenige Wochen bis Monate handelt. Diese Antikörper können sich sowohl gegen intrazelluläre Antigene (wie z. B. anti-Hu und anti-Ri, CV2, VGCC) als auch gegen Oberflächenantigene oder synaptische Antigene (z. B. anti-Tr oder mGluR1) an den zerebellären Purkinjezellen richten (Narayan et al., 2020). Während z. B. das kleinzellige Bronchuskarzinom mit verschiedenen Antikörpern in Verbindung gebracht wurde (einschließlich anti-Yo, anti-Hu, anti-Ri, anti-Ma1/2 und CV2), dominiert bei anderen Tumoren ein bestimmter Antikörper wie anti-Tr beim Hodgkin-Lymphom. In ca. 50 % der paraneoplastischen zerebellären Ausfallssyndrome werden anti-Yo-Antikörper nachgewiesen, bei 11 % sind es anti-Hu-Antikörper (Narayan et al., 2020), bei den meisten (ca. 60 %) sind es intrazelluläre Antikörper. Neben einem zerebellären Ausfallssyndrom (ca. 20% aller paraneoplastischen Syndrome) können paraneoplastische Syndrome verschiedene andere Krankheitsbilder wie limbische Enzephalitiden, Enzephalomyelitiden oder sensible Neuropathien bedingen.

Erweiterte Diagnostik bei Verdacht auf (para-)neoplastische Ursache

Bei Nachweis tumorspezifischer Antikörper ist eine Tumorsuche einschließlich CT-Thorax/-Abdomen, Mammografie, transvaginalem Ultraschall und Ultraschall der Hoden indiziert, welche bei fehlendem Tumornachweis durch ein Ganzkörper-FDG-PET-CT ergänzt werden sollte (Grativvol et al., 2018).

Detaillierte okulomotorische sowie vestibuläre Prüfung

Ebenso sollte eine gezielte Suche nach okulomotorischen sowie vestibulären Defizite erfolgen. Während die Prüfung des vestibulo-okulären Reflexes standardmäßig mittels Video-Kopfimpulstest durchgeführt sollte, kann eine kalorische Testung ergänzt werden. Die Quantifizierung der verschiedenen okulomotorischen Domänen sollte mittels VOG stattfinden. Ebenso wird eine quantitative Beurteilung der posturalen Stabilität mittels (statischer/dynamischer) Posturografie oder der Verwendung von Akzelerometern sowie der Gangprüfung im Ganglabor empfohlen. Bei zerebellären Ataxien ist ebenfalls eine ophthalmologische Mitbeurteilung und Beurteilung des Gesichtsfeldes, der Sehschärfe sowie der Retina mittels OCT (optical coherence tomography) empfehlenswert. Eine neuropsychologische Testung sollte bei anamnestischen Auffälligkeiten, insbesondere bei Vorliegen von affektiven oder kognitiven Störungen erfolgen.

12.6 Differenzialdiagnosen

Dynamik des Ausfallssyndroms, Begleiterkrankungen und Familienanamnese

Die Differenzialdiagnose zerebellärer Ausfallssyndrome ist breit und exemplarisch im nachfolgenden Kasten und sowie im Kasten »Dynamik der zerebellären Symptomatik« nach verschiedenen Gesichtspunkten dargestellt.

Nicht degenerative Ursachen einer zerebellären Ataxie

Neoplastische Erkrankungen:

- Langerhans-Zell-Histiozytose
- Paraneoplastische zerebelläre Degeneration
- Primäre Tumoren, Metastasen

Zerebrovaskuläre Erkrankungen (Zerebellum, Hirnstamm, Hemisphären):

- Chronisch lymphozytäre Entzündung mit pontozerebellärer perivaskulärer Kontrastmittelaufnahme mit Therapieansprechen auf Steroide (CLIPPERS)
- Hypertensiv oder arteriosklerotisch bedingte Erkrankung der kleinen Blutgefäße
- Superfizielle Hämosiderose des zentralen Nervensystems

Autoimmun-vermittelte Erkrankungen:

- Akute demyelinisierende Läsion bei Multipler Sklerose
- Anti-GAD-assoziierte Zerebellopathie
- Anti-Gliadin-Ak-assoziierte Zerebellopathie (Zöliakie)
- Paraneoplastische zerebelläre Degeneration
- Polyglanduläres Autoimmunsyndrom Typ 1
- Steroid-responsive Enzephalopathie assoziiert mit autoimmun-vermittelter Thyroiditis (SREAT/Hashimoto)

Metabolische Erkrankungen/Mangelzustände:

- Erworbener Vitamin-E- oder Vitamin-B12-Mangel
- Hypoparathyroidismus (mit Verkalkungen des Nucleus dentatus)
- Wernicke-Enzephalopathie (Vitamin-B1-Mangel)

Nicht medikamentöse Intoxikationen:

- Äthanol

Medikamentenintoxikationen:

- Analgetika: Lidocain, Ziconotid
- Antibiotika/Virostatika: Metronidazol, Trimethoprim, Raltegravir, Colistin
- Anfallssupprimierende Substanzen: Phenytoin, Carbamazepin, Valproat, Topiramat, Vigabatrin, Clobazam, Lamotrigin, Levetiracetam, Oxcarbazepin, Zonisamid, Gabapentin, Pregabalin
- Psychiatrische Medikamente: Clomipramin, Lithium, Maprotilin
- Zytostatika/Immunosuppressiva: 5-FU, Ara-C/Cytarabin, Capecitabin, Cyclosporin, Fluorouracil, Interferon, Tacrolimus, Irinotecan, Paclitaxel

Abkürzungen: Ara-C = Arabinosylcytosin; 5-FU = 5-Fluoro-uracil; GAD = Glutaminsäuredekarboxylase; SREAT = Steroid-responsive Enzephalopathie assoziiert mit autoimmun-vermittelter Thyroiditis

Für die Eingrenzung der Differenzialdiagnose ist somit eine Kenntnis der Dynamik des Ausfallssyndroms sowie eine detaillierte diagnostische Aufarbeitung entscheidend. Bei akutem Beginn bilden zerebrovaskulär-ischämische Ursachen, Intoxikationen und Mangelzustände (Thiamin) wichtige Differenzialdiagnosen, während bei subakutem Verlauf v.a. autoimmunvermittelte zerebelläre Ataxien und Infektionen sowie erneut Intoxikationen und Mangelzustände zu erwägen sind (siehe Box 16.1). Chronisch-progrediente zerebelläre Ausfallssyndrome sollten in erster Linie an eine hereditäre Ursache, aber auch an neurodegenerative Erkrankungen mit zerebellärer Mitbeteiligung wie eine Multisystematrophie vom zerebellären Typ oder metabolisch-toxische Ursachen wie eine chronische alkoholbedingte Degeneration denken lassen.

Differenzialdiagnostische Überlegungen bei Oszillopsien

Werden Oszillopsien nur im Kontext von Kopf- und Körperbewegungen berichtet, d.h. treten sie situativ nur z.B. beim Gehen oder bei rascher Kopfwendung auf, so spricht dies für einen insuffizienten angulären vestibulo-okulären Reflex, wie bei chronisch vestibulärer Insuffizienz durch eine bilaterale Vestibulopathie, aber auch bei kombinierten vestibulär-zerebellären Ausfallssyndromen (z.B. einer CANVAS/RFC1-assoziierten Erkrankung oder SCA6) zu beobachten. Dementsprechend sollten bei Vorliegen von Oszillopsien immer der Kopfimpulstest und nach Möglichkeit auch ein Video-Kopfimpulstest erhoben werden. Bestehen Oszillopsien nur nach bestimmten Manövern oder in bestimmten Positionen, so kann dies sowohl auf eine peripher-vestibuläre Funktionsstörung (z.B. eine demaskierte chronische unilaterale Vestibulopathie nach Kopfschütteln oder auch einen peripheren Lageschwindel bei Durchführung der Lagemanöver) als auch auf eine zentral-vestibuläre (zerebelläre) Ursache hinweisen (z.B. bei Auftreten eines vertikalen Nystagmus und Oszillopsien nach horizontalem Kopfschütteln oder Vibration, bei Lateralblick im Sinne eines Blickrichtungsnystagmus oder eines verstärkten Downbeatnystagmus). Treten Oszillopsien in Ruhe und ohne Blickwendung auf, so kann dies sowohl auf eine peripher-vestibuläre Ursache (z.B. bei Vorliegen eines horizontal-torsionellen Nystagmus bei akuter unilateraler Vestibulopathie) wie auch eine zentral-vestibuläre Ursache (z.B. bei Vorliegen eines Downbeat- oder Upbeatnystagmus oder sakkadischen Intrusionen) hinweisen.

Molekulargenetische Testung als Goldstandard bei Ataxien

Die **molekulargenetische Testung** (meist in Form von Panels, z.B. für autosomal-rezessive oder autosomal-dominante Erbgänge) stellt für die hereditären zerebellären Ataxien den Goldstandard dar und sollte bei entsprechendem klinischem Verdacht (fehlende Hinweise für nicht hereditäre Ursachen) und unter Beibezug eines Genetikers erwogen werden. Die Verfügbarkeit und die Kostenübernahme durch den Kostenträger variieren jedoch national stark. Gewichtige Argumente für eine molekulargenetische Testung stellen die Diagnosesicherung und somit das Vermeiden unnötiger weiterführender und ggf. schädlicher Abklärungen, die Familienplanung und die frühzeitige Erkennung und ggf. Behandlung von Folgeschäden dar.

Frühes Ersterkrankungsalter (< 25. Lebensjahr) bei autosomal-rezessivem Erbgang

Das Erstmanifestationsalter zerebellärer Ataxien ist äußerst variabel und abhängig von der zugrunde liegenden Ursache. Autosomal-rezessive zerebelläre Ataxien werden meist vor dem 25. Lebensjahr manifest, es können aber auch erste Symptome deutlich später auftreten, wie z.B. bei der RFC1-assoziierten Ataxie bekannt. Autosomal-dominante Ataxien werden häufig erst nach dem 25. Lebensjahr manifest, auch hier ist die Bandbreite sehr groß. Für isolierte zerebelläre Ataxien wie die SCA6 können erste Symptome auch erst im 6. oder 7. Lebensjahrzehnt auftreten. Für die heterogene Gruppe der sporadischen Ataxien des Erwachsenenalters (sporadic adult onset ataxia, SAOA), welche auch hereditäre Ursachen mit bis dato negativem Nachweis spezifischer Mutationen oder einer positiven Familienanamnese/Biomarker mit einschließen, ist erneut ein sehr variables Erstmanifestationsalter beschrieben (Klockgether, 2010). Autoimmun-vermittelte zerebelläre Ausfallssyndrome (Narayan et al., 2020), wozu auch das hier diskutierte Fallbeispiel zählt, können in jedem Alter auftreten, exemplarisch sind dies bei anti-Tr-Antikörper bedingten paraneoplastischen zerebellären Syndromen überwiegend Männer vor dem 45. Lebensjahr (Grativvol et al., 2018).

12.7 Therapie und Prognose

Entscheidend abhängig von der zugrunde liegenden Ursache

Eine ursächliche Therapie zerebellärer Ausfallssyndrome ist bei klar identifizierbarer Ursache wie z. B. einem akuten Thiaminmangel, einer autoimmun-vermittelten Ursache oder einer entzündlichen Ursache möglich. Bei paraneoplastischen Syndromen ist die tumorspezifische Therapie zentral, oftmals ergänzt durch eine Immuntherapie mit z. B. Steroiden, Plasmapherese, Immunglobulinen oder Rituximab (Narayan et al., 2020).

Oftmals beschränken sich therapeutische Maßnahmen aber auf eine Symptomkontrolle, insbesondere dann, wenn die zugrunde liegende Ursache nicht identifiziert werden kann oder eine hereditäre zerebelläre Ataxie vorliegt. Eine gezielte Gangschulung und (ggf. stationäre) vestibuläre Physiotherapie stellen eine wichtige nicht medikamentöse Maßnahme dar, welche bei vorliegender Dysarthrie und Dysphagie durch eine logopädische Behandlung ergänzt werden sollte. Verschiedene medikamentöse Therapien wurden bei Patienten mit zerebellärer Ataxie zur Verbesserung der Gangataxie sowie zur Reduktion von pathologischen Nystagmen in Primärposition (insbesondere eines Downbeatnystagmus) oder von Blickrichtungsnystagmen eingesetzt.

Symptomatische medikamentöse Therapien bei Oszillopsien und Gangstörungen

Therapie der Wahl ist heute die retardierte Form von 4-Aminopyridin als Fampridin (2 × 10 mg/d; zugelassen für die Behandlung von Gangataxie bei MS; damit off-label). Mittel der zweiten Wahl sind Chlorzoxazon (3–4 × 500 mg/d), Acetazolamid (Dosierung bis zu 750 mg/d) oder Acetyl-Leucin (5 g/d) (siehe ▶ Tab. 12.1).

Hierbei wurde insbesondere bei Patienten mit im Vordergrund stehendem Downbeatnystagmus und nachgewiesener Mutationen im Fibroblast Growth Factor 14 (FGF14) ein sehr gutes Ansprechen auf (nicht-retardiertes) 4-AP beobachtet. So berichteten in zwei größeren Kohorten 59 % (Pellerin et al., 2024), respektive 75 % (Abou Chaar et al., 2024) aller behandelten Patienten über ein subjektives Therapieansprechen auf 4-AP. Ebenso zeigte sich bei quantitativer Messung in einer Untergruppe von 4 Patienten ein deutlicher Rückgang des Downbeatnystagmus unter 4-AP (Pellerin et al., 2024).

Für einzelne hereditäre Ataxien mit umschriebener metabolischer Störung bietet sich die Supplementation mit spezifischen Substanzen an wie z. B. Chenodesoxycholsäure bei Cerebrotendinöser Xanthochromatose oder der gezielte Verzicht auf gewisse Nahrungsmittel wie eine Phytansäure-freie Diät bei der Refsum-Krankheit. Für die Friedreich-Ataxie wurden mehrere Wirkstoffe propagiert, einschließlich Idebenone, Omaveloxolon oder Amantadin. Entsprechende Studienergebnisse beschränken sich jedoch meist auf Einzelfallberichte respektive kleine Fallserien ohne Randomisierung, Placebokontrollen oder Verblindung, die verwendeten Substanzen sind zudem für diese Indikation nicht zugelassen (4-Aminopyridin, Fampridin) oder in einzelnen europäischen Ländern nicht erhältlich (Acetyl-Leucin, Chlorzoxazone).

Tab. 12.1: Medikamentöse Behandlungsoptionen bei zerebellären Ataxien

Wirksubstanz	**Erkrankung**
4-Aminopyridin (4-AP)/ Fampridin (retardiertes 4-AP)	Episodische Ataxie Typ 2 (EA2), Multisystematrophie vom zerebellären Typ (MSAc), SCA6, SCA27B, SAOA, idiopathischer DBN mit/ohne zerebelläre Atrophie
Acetazolamid	Episodische Ataxie (EA) 2, EA1, SCA6, SAOA
Acetyl-Leucin	SCAs, Ataxie mit okulomotorischer Apraxie (AOA), Ataxia telangiectasia, SAOA, Niemann-Pick Typ C, GM2 Gangliosidose, Ataxia teleangiectasia und andere Ataxien
Alpha-tocopherol	Ataxie mit erhöhtem Vitamin E (AVED), Abetalipoproteinämie
Amantadin	Friedreich-Ataxie
Chenodesoxycholsäure	Zerebrotendinöse Xanthochromatose
Chlorzoxazon	DBN verschiedener Ursachen
Co-Enzym Q10	Autosomal-rezessive zerebelläre Ataxie (ARCA) Typ 2 aufgrund eines Coenzym-Q10-Mangels
Idebenone (Dosierung: ≥ 5 mg/kg/Tag)	Friedreich-Ataxie
Steroide, Plasmapherese, Immunglobuline, Rituximab	Autoimmun-entzündliche zerebelläre Ataxien
Phytansäure-freie Diät, Plasmapherese	Refsum-Krankheit
Omaveloxolon	Friedreich-Ataxie

Tab. 12.1: Medikamentöse Behandlungsoptionen bei zerebellären Ataxien – Fortsetzung

Wirksubstanz	Erkrankung
Riluzol	Zerebelläre Ataxie unterschiedlicher Ursache einschließlich Friedreich-Ataxie
Vitamin E	Erworbener Vitamin-E-Mangel, AVED, Friedreich-Ataxie
Steroide	Steroid-responsive Enzephalopathie mit autoimmuner Thyroiditis (SREAT), Antikörper-assoziierte Ataxien

Tabellenbeschreibung: Quelle: Gandini et al. (2020); Lemos & Strupp (2022); Yap et al. (2022).
Abkürzungen: DBN = Downbeatnystagmus; SAOA = sporadische Ataxie des Erwachsenenalters; SCA = spinozerebelläre Ataxie, EA2 = Episodische Ataxie Typ 2.

Prognose beim zerebellären Syndrom abhängig von der Ursache

Die Prognose des zerebellären Syndroms ist je nach zugrunde liegender Ursache sehr variabel. Bei hereditären Formen ist ein langsam progredienter Verlauf zu erwarten, bei sporadischen Ataxien kann es je nach zugrunde liegender Ursache und den vorhandenen Behandlungsmöglichkeiten zu einer Stabilisierung oder auch zu einem Beschwerderückgang kommen. Exemplarisch sei hier die umgehende Supplementation von Thiamin (Vitamin B1) hochdosiert im Falle einer Wernicke-Enzephalopathie oder die Plasmaphere sowie Gabe von Steroiden, Immunglobulinen und Rituximab bei einer autoimmun-vermittelten zerebellären Ataxie genannt. Für paraneoplastische zerebelläre Syndrome ist die Prognose meist ungünstig, in den meisten Fällen ist trotz adäquater Tumortherapie bestenfalls mit einer Stagnation der zerebellären Ausfälle zu rechnen (Grativvol et al., 2018). Eine Ausnahme bildet das paraneoplastische zerebelläre Syndrom bei Hodgkin-Lymphom, welches sich bei Therapieansprechen (partiell) zurückbilden kann.

12.8 Literatur

Abou Chaar, W., Eranki, A. N., Stevens, H. A. et al. (2024). Clinical, Radiological and Pathological Features of a Large American Cohort of Spinocerebellar Ataxia (SCA27B). *Ann Neurol, 96*(6), 1092–1103. https://doi.org/10.1002/ana.27060

Beaudin, M., Manto, M., Schmahmann, J. D. et al. (2022). Recessive cerebellar and afferent ataxias – clinical challenges and future directions. *Nat Rev Neurol, 18*(5), 257–272. https://doi.org/10.1038/s41582-022-00634-9

Bernal, F., Shams'ili, S., Rojas, I. et al. (2003). Anti-Tr antibodies as markers of paraneoplastic cerebellar degeneration and Hodgkin's disease. *Neurology, 60*(2), 230–234. https://doi.org/10.1212/01.wnl.0000041495.87539.98

Coarelli, G., Coutelier, M., Durr, A. (2023). Autosomal dominant cerebellar ataxias: new genes and progress towards treatments. *Lancet Neurol*, *22*(8), 735–749. https://doi.org/10.1016/S1474-4422(23)00068-6

de Graaff, E., Maat, P., Hulsenboom, E. et al. (2012). Identification of delta/notch-like epidermal growth factor-related receptor as the Tr antigen in paraneoplastic cerebellar degeneration. *Ann Neurol*, *71*(6), 815–824. https://doi.org/10.1002/ana.23550

Gandini, J., Manto, M., Bremova-Ertl, T. et al. (2020). The neurological update: therapies for cerebellar ataxias in 2020. *J Neurol*, *267*(4), 1211–1220. https://doi.org/10.1007/s00415-020-09717-3

Garces, P., Antoniades, C. A., Sobanska, A. et al. (2024). Quantitative Oculomotor Assessment in Hereditary Ataxia: Discriminatory Power, Correlation with Severity Measures, and Recommended Parameters for Specific Genotypes. *Cerebellum*, *23*(1), 121–135. https://doi.org/10.1007/s12311-023-01514-8

Grativvol, R. S., Cavalcante, W. C. P., Castro, L. H. M. et al. (2018). Updates in the Diagnosis and Treatment of Paraneoplastic Neurologic Syndromes. *Curr Oncol Rep*, *20*(11), 92. https://doi.org/10.1007/s11912-018-0721-y

Klockgether, T. (2008). The clinical diagnosis of autosomal dominant spinocerebellar ataxias. *Cerebellum*, *7*(2), 101–105. https://doi.org/10.1007/s12311-008-0023-2

Klockgether, T. (2010). Sporadic ataxia with adult onset: classification and diagnostic criteria. *Lancet Neurol*, *9*(1), 94–104. https://doi.org/10.1016/S1474-4422(09)70305-9

Lemos, J., Strupp, M. (2022). Central positional nystagmus: an update. *J Neurol*, *269*(4), 1851–1860. https://doi.org/10.1007/s00415-021-10852-8

Manto, M. U. (2005). The wide spectrum of spinocerebellar ataxias (SCAs). *Cerebellum*, *4*(1), 2–6. https://doi.org/10.1080/14734220510007914

Narayan, R. N., McKeon, A., Fife, T. D. (2020). Autoimmune Vestibulocerebellar Syndromes. *Semin Neurol*, *40*(1), 97–115. https://doi.org/10.1055/s-0039-3402061

Parker, J. L., Santiago, M. (2012). Oculomotor aspects of the hereditary cerebellar ataxias. *Handb Clin Neurol*, *103*, 63–83. https://doi.org/10.1016/B978-0-444-51892-7.00003-6

Pellerin, D., Heindl, F., Wilke, C. et al. (2024). GAA-FGF14 disease: defining its frequency, molecular basis, and 4-aminopyridine response in a large downbeat nystagmus cohort. EBioMedicine. 102, 105076. https://doi.org/10.1016/j.ebiom.2024.105076

Pellerin, D., Iruzubieta, P., Xu, I. R. L. et al. (2025). Recent Advances in the Genetics of Ataxias: An Update on Novel Autosomal Dominant Repeat Expansions. *Curr Neurol Neurosci Rep*, *25*(1), 16. https://doi.org/10.1007/s11910-024-01400-8

Rosini, F., Pretegiani, E., Battisti, C. et al. (2020). Eye movement changes in autosomal dominant spinocerebellar ataxias. *Neurol Sci*, *41*(7), 1719–1734. https://doi.org/10.1007/s10072-020-04318-4

Ruano, L., Melo, C., Silva, M. C. et al. (2014). The global epidemiology of hereditary ataxia and spastic paraplegia: a systematic review of prevalence studies. *Neuroepidemiology*, *42*(3), 174–183. https://doi.org/10.1159/000358801

Rucker, J. C. (2019). Nystagmus and Saccadic Intrusions. *Continuum (Minneap Minn)*, *25*(5), 1376–1400. https://doi.org/10.1212/CON.0000000000000772

Schmahmann, J. D. (2023). Ferdinando Rossi Lecture: the Cerebellar Cognitive Affective Syndrome-Implications and Future Directions. *Cerebellum*, *22*(5), 947–953. https://doi.org/10.1007/s12311-022-01456-7

Tarnutzer, A. A., Straumann, D., Salman, M. S. (2018). Neuro-ophthalmologic assessment and investigations in children and adults with cerebellar diseases. *Handb Clin Neurol*, *154*, 305–327. https://doi.org/10.1016/B978-0-444-63956-1.00019-9

Yap, K. H., Azmin, S., Che Hamzah, J. et al. (2022). Pharmacological and non-pharmacological management of spinocerebellar ataxia: A systematic review. *J Neurol*, *269*(5), 2315–2337. https://doi.org/10.1007/s00415-021-10874-2

13 Kombinierte vestibuläre zerebelläre Syndrome: »RFC1-related ataxia«

13.1 Anamnese

Gangunsicherheit im Alter von 46 Jahren als Erstsymptom

Der 68-jährige, männliche Patient stellte sich erstmals im Alter von 58 Jahren in der Schwindelambulanz aufgrund einer langsam progredienten Stand- und Gangunsicherheit sowie teils schmerzhaften Hyp- und Dysästhesien an den Füßen vor. Erste Anzeichen einer Gangunsicherheit hatte der Patient bereits im Alter von 46 Jahren bemerkt. Während bei Dunkelheit oder Augenschluss eine deutliche Zunahme der Gang- und Standunsicherheit bestand, traten bis dato keine Stürze auf. Bei Erstvorstellung berichtete der Patient auf Nachfrage zusätzlich über einen chronischen, nicht produktiven Husten, welcher bereits umfassend fachärztlich abgeklärt worden war und in seiner Ursache offenblieb. Des Weiteren bestand bereits bei der Erstvorstellung ein Verschwommensehen, welches sich insbesondere beim Gehen bemerkbar machte und ihn zum Anhalten zwang, um z. B. Straßenschilder zu lesen.

Langsame Symptomprogredienz

Im Verlauf der Erkrankung (ab ca. dem 56. Lebensjahr) fiel dem Patienten zudem eine Koordinations- und Feinmotorikstörung der Hände auf. Ein Jahr später bemerkte der Patient erste Anzeichen einer Sprechstörung mit mäßig verwaschener Sprache sowie einer moderaten Schluckstörung. Ebenfalls bestand intermittierend ein moderater Bewegungsdrang der Beine im Liegen, welcher zuerst mit Dopaminagonisten sowie später mit Pregabalin behandelt wurde. Aufgrund einer neurogenen Blasenfunktionsstörung bestand seit dem 60. Lebensjahr eine Zystofix-Versorgung. Hinweise auf weitere autonome Funktionsstörungen ergaben sich in der vertieften Anamnese nicht, insbesondere bestand keine orthostatische Hypotension. Der Patient sowie die Angehörigen verneinten Konzentrations- oder Merkfähigkeitsstörungen, erwähnten aber eine verminderte mentale Flexibilität im Verlauf der Erkrankung.

Die Familienanamnese bezüglich neurologischer Erkrankungen sowie insbesondere auch bezüglich Gleichgewichtsstörungen oder Schwindel war negativ.

13.2 Klinischer Befund

Im Rahmen der Erstvorstellung in der Schwindelambulanz erfolgte eine ausführliche klinisch-neurologische und neuro-otologische Untersuchung. Dabei zeigte sich eine moderate Stand- und Gangataxie mit deutlich erschwertem Strich- und Blindstrichgang sowie mäßigem Schwanken im Romberg-Test ohne Falltendenz. Der Finger-Nasen-Versuch war leicht ataktisch-dysmetrisch beidseitig ohne Seitenpräferenz, es fand sich eine mäßige Dysdiadochokinese bei alternierender Pro- und Supination der Hände. Im Gespräch fiel eine leichte Dysarthrie auf, welche jedoch die Kommunikation nicht wesentlich beeinträchtigte. Es zeigten sich keine Muskelparesen, der Muskeltonus war nicht gesteigert. Die Muskeleigenreflexe waren an den Armen seitengleich wenig lebhaft, der Patellarsehnenreflex und der Achillessehnenreflex waren beidseitig nicht auslösbar. Das Vibrationsempfinden an den Fußknöcheln war beidseitig aufgehoben (0/8) sowie an der Patella beidseitig deutlich vermindert (2/8), das Berührungs- und Schmerzempfinden war allseits erhalten.

Okulomotorikstörung mit Downbeatnystagmus, dysmetrischen Sakkaden, sakkadierter Blickfolge und fehlendem optokinetischem Nystagmus

Bei Prüfung der Okulomotorik zeigten sich horizontal und vertikal mäßig dysmetrische, verlangsamte und leicht verzögert initiierte Sakkaden (▶ Video 13.1). Die Folgebewegungen waren sowohl in der horizontalen wie auch der vertikalen Ebene deutlich sakkadiert, bei Prüfung des horizontalen und vertikalen optokinetischen Reflexes konnte kein optokinetischer Nystagmus ausgelöst werden. Bei Prüfung der exzentrischen Blickhaltefunktion fand sich ein horizontaler Blickrichtungsnystagmus mit begleitendem Reboundnystagmus. Ebenso bestand ein deutlicher Downbeatnystagmus in sitzender Position und mit Blick geradeaus mit Zunahme bei Lateralblick (▶ Video 13.2) sowie Blick nach unten und in Bauchlage. Eine Zunahme des Downbeatnystagmus bei Fixationssuppression bestand keine. Ein Kopfschüttelnystagmus fand sich nicht. Der horizontale Kopfimpulstest zeigte beidseitig deutliche, gut reproduzierbare Korrektursakkaden. Der visuell-verstärkte vestibulo-okuläre Reflex (VVOR) (d.h. Prüfung des VOR bei Fixation eines Zieles geradeaus) war deutlich vermindert (▶ Video 13.3).

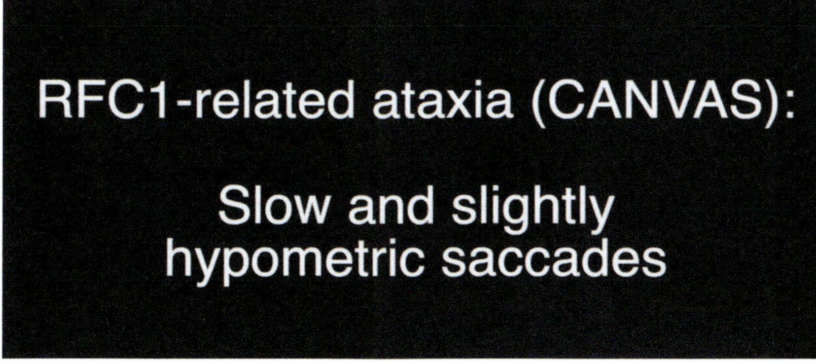

Video 13.1: Prüfung der Sakkaden (im Alter von 68 Jahren)

Videobeschreibung: Es zeigten sich sowohl horizontal wie vertikal deutlich verlangsamte und mäßig hypometrische Sakkaden. Dabei zeigte der Patient eine Tendenz, dies durch begleitende Kopfwendungen zu kompensieren.

Video 13.2: Prüfung der exzentrischen Blickhaltefunktion

RFC1-related ataxia (CANVAS):

Mild downbeat nystagmus, more intense on eccentric gaze

Videobeschreibung: Bei Blick geradeaus zeigte sich im Verlauf (Untersuchung im Alter von 68 Jahren) ein subtiler Downbeatnystagmus mit deutlicher Zunahme bei Lateralblick.

Video 13.3: Prüfung des visuell-verstärkten vestibulo-okulären Reflexes

RFC1-related ataxia (CANVAS):

Impaired visually-enhanced vestibulo-ocular reflex (VVOR)

Videobeschreibung: Dabei fixiert der Patient die Nase des Untersuchers. Es zeigte sich eine deutlich verminderte Fähigkeit, bei langsamen Kopfrotationen zur Seite ein Objekt im Raum zu fixieren, was Ausdruck einer kombinierten Funktionsstörung des vestibulo-okulären Reflexes und der glatten Folgebewegungen ist.

13.3 Zusatzdiagnostik

Eine MRT des Gehirnes, welche im Rahmen der Erstabklärung in unserer Schwindelambulanz durchgeführt wurde, ergab eine ausgeprägte zerebelläre Atrophie, welche sowohl die zerebellären Hemisphären wie auch den cranialen und dorsalen Vermis betraf (▶ Abb. 13.1). Begleitend fand sich auch eine leichte, diffuse Hirnstammatrophie.

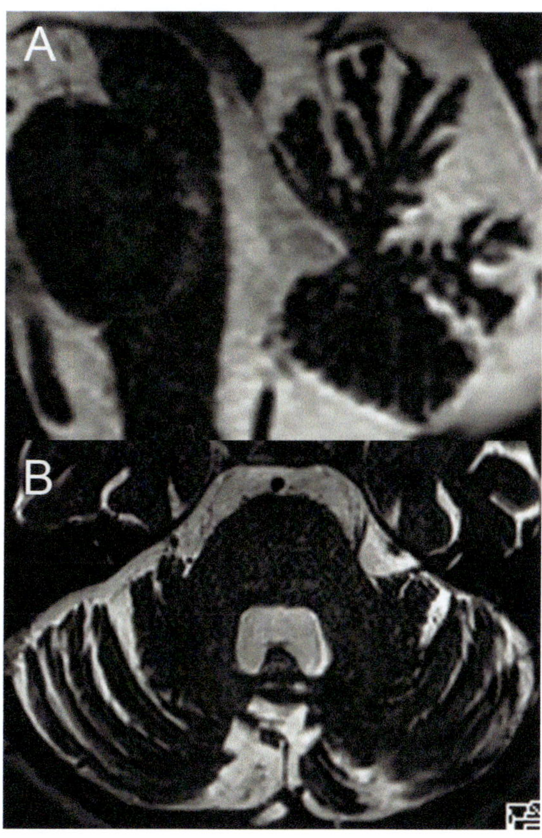

Abb. 13.1: Ausgeprägte zerebelläre Atrophie

Bildbeschreibung: Atrophie sowohl des cranialen und posterioren Vermis (**A,** sagittale Ansicht) wie auch der zerebellären Hemisphären (**B,** axiale Ansicht) in der Magnetresonanztomographie (Quelle: Radiologie, Universitätsspital Zürich, Schweiz).

Axonale sensorische Polyneuropathie und bilaterale Vestibulopathie

Eine elektrophysiologische Abklärung ergab eine fortgeschrittene, überwiegend axonale sensorische beinbetonte Polyneuropathie mit reduzierten sensiblen Nervenaktionspotentialen (SNAPs) und erhaltenen Muskelsummenaktionspotentialen (cMAP). Eine Lumbalpunktion war normwertig, die anti-ZNS-Antikörper waren negativ.

Eine quantitative Messung des VOR erfolgte im Rahmen der Erstabklärung (im Alter von 58 Jahren) mittels Video-Kopfimpulstest. Dabei zeigte sich eine schwere bilaterale peripher-vestibuläre Unterfunktion aller sechs Bogengänge mit vielen späten (overt) Korrektursakkaden (► Abb. 13.2). Ein Reintonaudiogramm ergab eine mittelschwere bilaterale sensorineurale Schwerhörigkeit für Frequenzen ab 2 kHz (maximal 60 dB Hörverlust bei 6 kHz), am ehesten einer Presbyakusis beidseits entsprechend.

Eine aufgrund der zerebellären Ausfallssymptomatik mit prominenter Okulomotorikstörung bereits in der Vergangenheit erfolgte genetische Testung hinsichtlich einer möglichen Friedreich-Ataxie, diverser spinozerebellärer Ataxien (SCA1/2/3/6/7/8/10/12/17) sowie einer Dentatorubralen-Pallidolysialen Atrophie (*DRPLA*) war negativ.

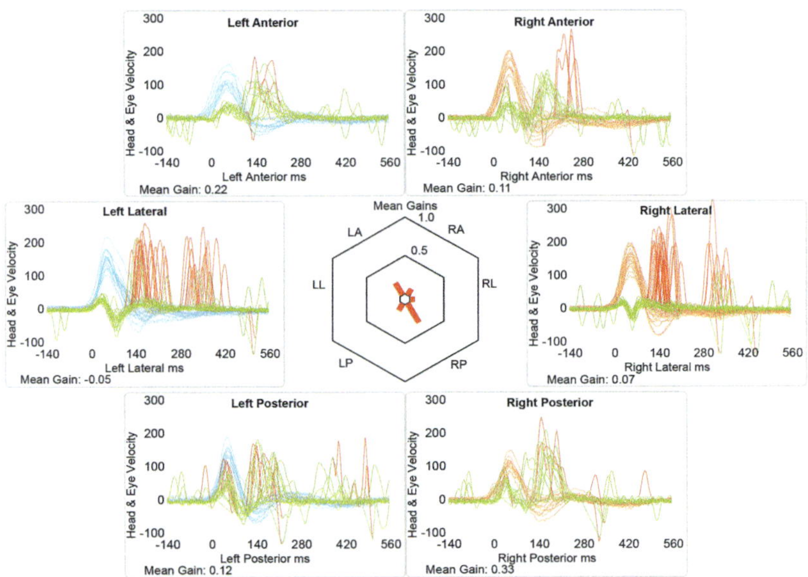

Abb. 13.2: Video-Kopfimpulstest aller sechs Bogengänge

Bildbeschreibung: Nachweis einer deutlich verminderten peripher-vestibulären Funktion aller sechs Bogengänge (erhoben im Alter von 58 Jahren). Kopfimpulse nach rechts (blaue Kurven) sowie nach links (rote Kurven) sowie die daraus resultierenden Augenbewegungen (grüne Kurven) sind für alle Bogengänge separat dargestellt. Die Augenbewegungen sind zur besseren Darstellung gespiegelt. Bei einem perfekt funktionierenden vestibulo-okulären Reflex sind die Kurven der Augen- und Kopfbewegungen deckungsgleich. Als normwertig gilt ein mittlerer Gainwert (definiert als Wert resultierend aus der Augengeschwindigkeit dividiert durch die Kopfgeschwindigkeit) von > 0.8 für die horizontalen Bogengänge sowie von > 0.7 für die vertikalen Bogengänge.

13.4 Beurteilung und Verlauf

Im Rahmen der Erstabklärung im Alter von 58 Jahren wurde die klinische Diagnose eines CANVAS (Cerebellar Ataxia, Neuropathy, Vestibular Areflexia Syndrome) gestellt, basierend auf der vorliegenden bilateralen Vestibulopathie, dem zerebellären Ausfallssyndrom (mit Okulomotorikstörung, Extremitätenataxie, Dysarthrie, Dysphagie sowie Rumpfataxie) sowie der axonalen sensiblen Polyneuropathie. Die bildgebenden Befunde mit zerebellär betonter Atrophie unterstützten diese Diagnose, waren jedoch nicht spezifisch. Die hierfür verantwortliche molekulargenetische Veränderung war zu diesem Zeitpunkt noch nicht bekannt.

Therapieversuch mit 4-Aminopyridin ohne Symptomregredienz

Aufgrund des ausgeprägten Downbeatnystagmus mit subjektiv deutlichen Oszillopsien und der fortgeschrittenen Gangstörung wurde ein Therapieversuch mit 4-Aminopyridin (4-AP) in einer Dosierung von maximal 20 mg pro Tag durchgeführt. Darunter zeigte sich bei guter Verträglichkeit keine klinisch-relevante Verbesserung der Gangstörung sowie der Oszillopsien, weswegen der Therapieversuch nach zwei Wochen wieder gestoppt wurde. An nicht medikamentösen Therapien erfolgte eine regelmäßige Physiotherapie (Fokus Gangschulung sowie Gleichgewichtstraining) sowie auch eine logopädische Behandlung aufgrund der Schluck- und Sprechstörung.

Im weiteren Verlauf erfolgte im Alter von 64 Jahren die molekulargenetische Testung auf eine Pentanukleotidexpansion im **Replication Factor Complex subunit 1** (RFC1) Gen, welche eine (AAGGG)-Expansion in beiden Allelen zeigte und somit die Diagnose einer RFC1-assoziierten Ataxie molekulargenetisch bestätigte. Im weiteren Verlauf kam es zu einer langsamen Progredienz der Beschwerden mit Rollstuhlbedürftigkeit ab dem 66. Lebensjahr und einer zunehmend eingeschränkten verbalen Kommunikation aufgrund der ausgeprägten Dysarthrie.

13.5 Pathogenese

Zugrundeliegend für das CANVAS-Syndrom konnte 2019 durch zwei unabhängige Arbeitsgruppen ein Polymorphismus im RFC1-Gen nachgewiesen werden, welches in der DNA-Reparatur und Replikation eine wichtige Rolle spielt (Cortese et al., 2019; Rafehi et al., 2019).

Biallelische Pentanukleotidexpansion im RFC1-Gen als Ursache des CANVAS

Dabei fand sich eine biallelische (homozygote) Pentanukleotidexpansion (AAGGG) im zweiten Intron des RFC1-Genes (Davies et al., 2022), welche in über 90% aller sporadischen und familiären CANVAS Patienten ursächlich zugrunde liegt. Meist sind es zwischen ca. 400 und 2.000 Repeats, welche sich bei betroffenen Patienten finden lassen (Davies et al., 2022). Histologisch konnte bei zwei CANVAS-Patienten eine Neuronopathie von mehreren Hirnnerven (V, VII und VIII) sowie eine Ganglionopathie, insbesondere des Ganglion Scarpae (N. VIII), aber auch der Hinterstränge im Myelon nachgewiesen werden (Szmulewicz et al., 2014). Somit ist die sensible distale periphere Polyneuropathie aufgrund dieser histologischen Befunde vielmehr als Neuronopathie zu werten. Im Zerebellum konnte bei betroffenen Patienten post mortem ein ausgeprägter Verlust von Purkinjezellen beobachtet werden, insbesondere im Bereich des zerebellären Vermis (Davies et al., 2022).

13.6 Epidemiologie

Die Prävalenz von CANVAS, respektive der RFC1-assoziierten Erkrankungen, ist aktuell nicht bekannt, in retrospektiven Studien ergibt sich ein leicht häufigeres Auftreten bei Frauen als bei Männern (Verhältnis von 55 : 45 in einer Studie von Cortese et al., 2020). Erhebungen haben zudem ergeben, dass je nach Population zwischen 0,7 und 6,5 % der Bevölkerung eine pathogene AAGGG-Expansion aufweisen (Davies et al., 2022).

Chronischer trockener Husten als erstes Symptom Jahre vor Auftreten der Ataxie

Erste Symptome eines CANVAS zeigen sich oft erst in der 5. oder 6. Lebensdekade, das mediane Alter bei Erstsymptomen (außer eines chronischen Hustens) lag in einer Studie bei 52 Jahren (Cortese et al., 2020). Eine positive Familienanamnese für CANVAS/RFC1-assoziierte Erkrankungen liegt nur in ca. 50% der Patienten vor. Weitere Studiendaten legen nahe, dass bei bis zu 22% aller Patienten mit familiärer oder sporadischer spätbeginnender Ataxie eine biallelische Repeat-Expansion im RFC1-Gen verantwortlich sein könnte (Davies et al., 2022).

13.7 Diagnostik

Initiale Beschreibung als zerebelläre Ataxie mit bilateraler Vestibulopathie

Bereits zu Beginn der 1990er Jahre wurden erste Patienten mit zerebellärer Ataxie plus bilateraler Vestibulopathie beschrieben und 2004 als CABV (Cerebellar Ataxia with Bilateral Vestibulopathy)-Syndrom eingeordnet (Migliaccio et al., 2004). Mit zunehmenden Fallzahlen zeigte sich, dass weitere klinische Symptome zu dieser Entität gehören. In der Folge wurde die Kombination aus langsam progredienter zerebellärer Ataxie, bilateraler Vestibulopathie und axonaler überwiegend sensorischer Polyneuropathie erstmals 2011 als syndromale Entität (CANVAS, cerebellar ataxia with neuropathy and vestibular areflexia syndrome) zusammengefasst (Szmulewicz et al., 2011). In dieser Patientenkohorte wurde zudem auch ein gehäuftes Auftreten einer orthostatischen Dysregulation (Wu et al., 2014), neuropathischer Schmerzen sowie eines chronischen Hustens (Turner et al., 2023) beschrieben. Die 2016 publizierten diagnostischen Kriterien zum CANVAS-Syndrom unterscheiden ein klinisch mögliches, ein klinisch wahrscheinliches und ein klinisch gesichertes CANVAS-Syndrom und liefern zudem auch Kriterien für ein autoptisch gesichertes CANVAS-Syndrom (siehe hierzu den nachfolgenden Kasten) (Szmulewicz et al., 2016). Aufgrund der familiären Häufung wurde eine genetische Ursache vermutet und schließlich 2019 von zwei unabhängigen Gruppen bestätigt (siehe weiter oben).

Vorgeschlagene diagnostische Kriterien für das CANVAS

Diagnostische Kriterien für ein klinisch mögliches CANVAS:

- Klinischer Nachweis einer bilateralen vestibulären Unterfunktion und
- Klinische Zeichen einer zerebellären Unterfunktion und
- Abnorme Neurografien hinweisend auf eine Funktionsstörung sensibler Fasern sowie Ausschluss von Druckneuropathien oder anderer bekannter Ursache für die Neuropathie und
- Ausschluss hereditärer Ataxien, welche molekulargenetisch getestet werden können (insbesondere einer SCA3 sowie einer Friedreich Ataxie).

Diagnostische Kriterien für ein klinisch wahrscheinliches CANVAS:

- Klinischer Nachweis eines reduzierten visuell-verstärkten vestibulo-okulären Reflexes (visually-enhanced vestibulo-ocular reflex, VVOR) und
- Zerebelläre Atrophie im MRT und/oder klinische Zeichen einer zerebellären Unterfunktion und
- Abnorme Neurografien mit dem Muster einer überwiegend sensorischen Polyneuropathie mit geringer/fehlender Mitbeteiligung motorischer Nerven und
- Ausschluss hereditärer Ataxien, welche molekulargenetisch getestet werden können (insbesondere einer SCA3 sowie einer Friedreich Ataxie).

Diagnostische Kriterien für ein klinisch gesichertes CANVAS:

- Nachweis eines abnormen visuell-verstärkten vestibulo-okulären Reflexes (VVOR) mittels Videookulografie oder einer Drehstuhltestung und
- Nachweis einer zerebellären Atrophie im MRI mit Beteiligung des anterioren und dorsalen Vermis (Lobuli VI, VIIa und VII) sowie der lateralen zerebellären Hemisphären mit Betonung von Crus I (entsprechend dem vermalen Lobus VII) und
- Neurophysiologischer Nachweis einer Neuronopathie (Ganglionopathie) und
- Ausschluss hereditärer Ataxien, welche molekulargenetisch getestet werden können (insbesondere einer SCA3 sowie einer Friedreich Ataxie)

Diagnostische Kriterien für ein histopathologisch gesichertes CANVAS:

- Histologischer Nachweis einer vestibulären Neuronopathie (Ganglionopathie) im Felsenbein und
- Charakteristischer Befunde in der Autopsie einschließlich
  - einer makroskopisch nachweisbaren zerebellären Atrophie mit Betonung des anterioren und dorsalen Vermis (vermale Lobuli VI, VIIa und VII) sowie der lateralen zerebellären Hemisphären mit Betonung von Crus I entsprechend dem vermalen Lobus VII und
  - eines mikroskopischen Nachweises eines Verlustes von Neuronen in der Purkinje-Zellschicht im Zerebellum und
  - eines mikroskopischen Nachweises eines signifikanten Verlustes von Nervenzellen in den Spinalganglien, welcher üblicherweise von einem Verlust myelinisierter Neuronen in den Hintersträngen begleitet ist, und
- Ausschluss hereditärer Ataxien, welche molekulargenetisch getestet werden können (insbesondere einer SCA3 sowie einer Friedreich Ataxie).

Diagnostische Kriterien des CANVAS/der RFC1-assoziierten Erkrankung

Zur klinischen Diagnose eines CANVAS-Syndroms/einer RFC1-assoziierten Erkrankung sind das gleichzeitige Vorliegen peripher-vestibulärer sowie zentral-vestibulärer Defizite bei Patienten mit progredienter Ataxie sowie überwiegend sensorischer Polyneuropathie erforderlich. Gemäß den 2016 publizierten diagnostischen Kriterien für ein CANVAS-Syndrom ist zur klinisch gesicherten Diagnose eine quantitative vestibuläre Testung erforderlich, während ein klinisch wahrscheinliches CANVAS-Syndrom basierend auf einer Kombination von klinischen, elektrophysiologischen und bildgebenden Befunden festgestellt werden kann (siehe vorheriger Kasten für die Darstellung der verschiedenen Kriterien). Das Vorliegen diagnostischer Kriterien und die Möglichkeit einer molekulargenetischen Testung sowie der variable klinische Phänotyp bei Repeat-Expansionen im RFC1-

Gen unterstreichen die Relevanz einer dezidierten Abklärung von Patienten mit kombinierten peripheren-vestibulären und zerebellären Defiziten.

Der klinische Phänotyp bei RFC1-assoziierten Erkrankungen kann erheblich variieren (Malaquias et al., 2023) und es kann bei bis zu einem Drittel der Patienten eine inkomplette klinische Präsentation vorliegen, wie bei anschließender systematischer Testung von Patientenkohorten mit bislang unklarer zerebellärer Ataxie (Gisatulin et al., 2020), isolierter sensorischer Neuropathie (Curro et al., 2021) oder bilateraler Vestibulopathie (Traschutz et al., 2023) gezeigt werden konnte. Häufig finden sich zudem ein chronischer, nicht produktiver Husten sowie auch eine autonome Dysfunktion (v. a. im Sinne einer orthostatischen Dysregulation) (Cortese et al., 2020; Huin et al., 2022). Auch wurden kognitive Defizite in Zusammenhang mit RFC1-assoziierten Erkrankungen gebracht; so wiesen 71 % einer Kohorte einen reduzierten MoCA-Test auf und zeigten Anzeichen eines kognitiv-affektiven zerebellären Syndroms (Dujardin et al., 2024). Hier gilt es, bei solchen inkompletten klinischen Mustern an das Vorliegen eines CANVAS zu denken und die klinischen Befunde gezielt zu suchen, respektive durch apparative Diagnostik zu ergänzen.

Eine zerebelläre Ataxie ohne begleitende sensorische Neuropathie/Ganglionopathie ist hingegen sehr selten durch eine Mutation im RFC1 Gen bedingt (Hadjivassiliou et al., 2023). Ein Hörverlust ist kein typischer Befund eines CANVAS-Syndroms, wohingegen neuere Publikationen auch auf eine Beteiligung der Pyramidenbahn (spastische Tonuserhöhung, positiver Babinski, lebhafte Muskeleigenreflexe) in bis zur Hälfte der Patienten hinweisen (Huin et al., 2022).

Langsam progredienter Verlauf und oftmals sequenzielles Auftreten der drei Kardinalsymptome

Meist entwickeln sich die Kardinalsymptome eines CANVAS langsam und sequenziell, sodass oftmals Jahre vergehen, bis alle drei Kardinalsymptome vorliegen und die minimalen diagnostischen Kriterien (klinisch mögliches CANVAS-Syndrom) erfüllt sind (Szmulewicz et al., 2016). In bis zu 82 % der Patienten sind nebst den in der Definition des CANVAS-Syndroms betroffenen Systemen weitere Befunde bei RFC1-assoziierten Erkrankungen zu erheben im Sinne einer Multisystemerkrankung (Malaquias et al., 2023). Dabei kann ein chronischer, nicht produktiver Husten den zerebellären Zeichen um Jahre bis mehrere Jahrzehnte vorangehen und war in einzelnen Studien in bis zu 66 % der Patienten vorhanden (Cortese et al., 2020; Malaquias et al., 2023). So trat ein chronischer Husten in einer größeren Kohortenstudie im Schnitt 16 Jahre vor der Gangataxie auf (Traschutz et al., 2021). Gut die Hälfte aller Patienten (55 %) benötigt eine Gehhilfe zehn Jahre nach Symptombeginn, eine Rollstuhlbedürftigkeit besteht 15 Jahren nach Symptombeginn bei ca. 25 % der Patienten.

Die charakteristische bilaterale Vestibulopathie beim CANVAS-Syndrom/bei der RFC1-assoziierten Erkrankung ist durch eine vestibuläre Neuronopathie (Ganglionopathie des Ganglion Scarpae) bedingt. Der klinische Nachweis einer solchen bilateralen Vestibulopathie erfolgt über den (klinischen) Nachweis eines beidseitig verminderten angulären VOR mittels Kopfimpulstest oder durch die Prüfung der dynamischen Sehschärfe (dynamic visual acuity, DVA). Für die Diagnose einer zerebellären Ataxie sind der Nachweis zerebellärer okulomotorischer Störungen (z. B. einer sakkadierten Blickfolge, dysmetrischer Sakkaden, eines Downbeatnystagmus, eines Blickrichtungsnystagmus sowie eines Reboundnystagmus), einer Dysarthrie, einer Dysphagie, einer Extremitätenataxie oder einer Rumpfataxie erforderlich. Eine Gangataxie kann sowohl zerebellär, vestibulär oder sensorisch bedingt sein und ist dementsprechend unspezifisch. Ebenso kann ein abnormer Romberg-Test eine zerebelläre, peripher-vestibuläre oder spinale Funktionsstörung widerspiegeln. Die Prüfung des visuell-verstärkten VOR (VVOR) erfolgt mittels Durchführung langsamer Kopfrotationen des Patienten in der horizontalen Ebene (ca. 0,5 Hz), während dieser ein Objekt im Raum (meistens die Nase des Untersuchers) fixiert. Im Falle eines defizitären VOR sind die kompensatorischen Augenbewegungen nicht flüssig, sondern sakkadiert (Strupp et al., 2021) (siehe ▸ Video 13.3).

Die apparative Testung sollte sowohl eine MRT des Neurocraniums (mit Nachweis einer zerebellären Atrophie mit Betonung des anterioren sowie posterioren Vermis und des Crus I der zerebellären Hemisphären, siehe ▸ Abb. 13.1) wie auch eine elektrophysiologische Abklärung mittels Elektroneuromyografie und eine quantitative vestibuläre und okulomotorische Testung (einschließlich Video-Kopfimpulstest der horizontalen und vertikalen Bogengänge [siehe ▸ Abb. 13.2] und Messung des VVOR) enthalten. Auch eine Beteiligung wenig myelinisierter Nervenfasern im Sinne einer Small-Fiber-Neuropathie sollte gezielt gesucht werden, entweder mittels Quantifizierung der Sudomotorik oder mittels einer Hautbiopsie. Bei klinisch hohem Verdacht auf ein CANVAS Syndrom sollte die molekulargenetische Testung (Nachweis einer biallelischen Pentanukleotidexpansion im RFC1-Gen) erfolgen.

13.8 Differenzialdiagnosen

Breite Differenzialdiagnose einschließlich anderer hereditärer zerebellärer Ataxien

Aufgrund des variierenden Phänotyps und des Spektrums an klinischen Befunden ist die Differenzialdiagnose bei Patienten mit Verdacht auf ein CANVAS breit, insbesondere wenn eine molekulargenetische Testung (noch) nicht vorliegt. Eine begleitende sensorische axonale Polyneuropathie kann unabhängig von einer zerebellären Ataxie bestehen, z. B. im Rahmen eines Diabetes mellitus oder eines chronischen Alkoholabusus. Ebenso kann eine bilaterale Vestibulopathie vorbestehend (z. B. im Sinne eines Residualzustandes nach Behandlung mit Aminoglykosiden oder bei stattgehabter Meningoenzephalitis mit Innenohrbeteiligung) oder davon unabhängig sein. Andere hereditäre zerebelläre Ataxien können sich ebenfalls mit kombiniert peripher und zentral vestibulären Funktionsstörungen präsentieren, beispielhaft seien eine spinozerebelläre Ataxie (SCA) Typ 3 oder 6 (Tarnutzer et al., 2024), eine GAA-FGF14-assoziierte Ataxie

(Pellerin et al., 2023) und eine Friedreich-Ataxie genannt (Sohns et al., 2024). Ebenso sollten auch verschiedene sporadische Ursachen wie z. B. eine Multisystematrophie mit prädominanter zerebellärer Ataxie (MSAc) sowie eine Wernicke-Enzephalopathie (bei Thiaminmangel) in Betracht gezogen werden (siehe nachfolgender Kasten). Das Fehlen einer positiven Familienanamnese schließt zudem das Vorliegen einer RFC1-assoziierten Erkrankung keineswegs aus.

Differenzialdiagnosen zum CANVAS/RFC1-assoziierter Erkrankungen

Hereditäre Ursachen:

- Friedreich-Ataxie
- Spinozerebelläre Ataxien (SCA), insbes. SCA3, SCA6, SCA27B
- Autosomal-rezessive spastische Ataxie Typ Charlevoix-Saguenay (ARSACS)

Erworbene Ursachen:

- Multisystematrophie mit prädominant zerebellärer Ataxie (MSAc)
- Wernicke-Enzephalopathie (Vitamin B1-Mangel)
- Idiopathische zerebelläre Ataxie mit bilateraler Vestibulopathie
- Autoimmunlogische/paraneoplastische Kleinhirnerkrankung
- Toxische Kleinhirnerkrankungen (z. B. äthyltoxisch)

(siehe auch Cortese et al., 2022; Szmulewicz et al., 2016)

13.9 Therapie und Prognose

Symptomatische Behandlung der Oszillopsien sowie der Gangunsicherheit

Die therapeutischen Maßnahmen beim CANVAS-Syndrom/bei RFC1-assoziierten Erkrankungen sind zurzeit rein symptomatisch und konzentrieren sich auf verschiedene medikamentöse und nicht medikamentöse Ansätze zur Verbesserung der vorherrschenden Symptome, insbesondere aber einer Gangstörung oder einer Okulomotorikstörung mit z. B. Oszillopsien aufgrund eines Downbeatnystagmus oder eines Blickrichtungsnystagmus. Eine gezielte Gangschulung und vestibuläre Physiotherapie stellt eine wichtige nicht medikamentöse Maßnahme dar, welche ggf. auch durch eine stationäre rehabilitative Maßnahme noch intensiviert werden kann und darauf abzielt, die Mobilität und Selbständigkeit im Alltag möglichst zu erhalten und die Sturzgefahr zu minimieren. Eine logopädische Behandlung sollte bei vorliegender Dysarthrie und Dysphagie forciert werden. Verschiedene medikamentöse Therapien wurden bei Patienten mit zerebellärer Ataxie zur Verbesserung der Gangataxie sowie zur Reduktion von pathologischen Nystagmen in Primärposition (insbesondere eines Downbeatnystagmus) oder von Blickrichtungsnystagmen eingesetzt, spezifische Studiendaten zu Patienten mit CANVAS/RFC1-assoziierten Erkrankungen liegen jedoch nicht vor.

4-Aminopyridin/Fampridin und Acetyl-DL-Leucin zur Reduktion von Oszillopsien und Gangunsicherheit

In der Vergangenheit bei verschiedenen (hereditären) Ataxien verwendete Substanzen schließen den Einsatz von 4-Aminopyridin in retardierter Form als Fampridin (in einer Dosierung von 2 × 10 mg/d) wie auch die Verwendung von Chlorzoxazone (3–4 × 500 mg/d) oder Acetyl-Leucin (Tanganil, Dosierung 3–5 g/d) mit ein (Kalla et al., 2016; Lemos & Manto, 2022). Dabei konnte in einzelnen Studien die Gangunsicherheit vermindert, ein Downbeatnystagmus reduziert und die posturale Stabilität verbessert werden. Entsprechende Studienergebnisse beschränken sich jedoch meist auf Einzelfallberichte respektive kleine Fallserien ohne Randomisierung.

13.10 Literatur

Cortese, A., Curro, R., Vegezzi, E. et al. (2022). Cerebellar ataxia, neuropathy and vestibular areflexia syndrome (CANVAS): genetic and clinical aspects. *Pract Neurol*, *22*(1), 14–18. https://doi.org/10.1136/practneurol-2020-002822

Cortese, A., Simone, R., Sullivan, R. et al. (2019). Biallelic expansion of an intronic repeat in RFC1 is a common cause of late-onset ataxia. *Nat Genet*, *51*(4), 649–658. https://doi.org/10.1038/s41588-019-0372-4

Cortese, A., Tozza, S., Yau, W. Y. et al. (2020). Cerebellar ataxia, neuropathy, vestibular areflexia syndrome due to RFC1 repeat expansion. *Brain*, *143*(2), 480–490. https://doi.org/10.1093/brain/awz418

Curro, R., Salvalaggio, A., Tozza, S. et al. (2021). RFC1 expansions are a common cause of idiopathic sensory neuropathy. *Brain*, *144*(5), 1542–1550. https://doi.org/10.1093/brain/awab072

Davies, K., Szmulewicz, D. J., Corben, L. A. et al. (2022). RFC1-Related Disease: Molecular and Clinical Insights. *Neurol Genet*, *8*(5), e200016. https://doi.org/10.1212/NXG.0000000000200016

Dujardin, K., Tard, C., Digle, E. et al. (2024). Cognitive Impairment Is Part of the Phenotype of Cerebellar Ataxia, Neuropathy, Vestibular Areflexia Syndrome (CANVAS). *Mov Disord*, *39*(5), 892–897. https://doi.org/10.1002/mds.29750

Gisatulin, M., Dobricic, V., Zuhlke, C. et al. (2020). Clinical spectrum of the pentanucleotide repeat expansion in the RFC1 gene in ataxia syndromes. *Neurology*, *95*(21), e2912-e2923. https://doi.org/10.1212/WNL.0000000000010744

Hadjivassiliou, M., Curro, R., Beauchamp, N. et al. (2023). Can CANVAS due to RFC1 biallelic expansions present with pure ataxia? *J Neurol Neurosurg Psychiatry*. https://doi.org/10.1136/jnnp-2023-331381

Huin, V., Coarelli, G., Guemy, C. et al. (2022). Motor neuron pathology in CANVAS due to RFC1 expansions. *Brain*, *145*(6), 2121–2132. https://doi.org/10.1093/brain/awab449

Kalla, R., Teufel, J., Feil, K. et al. (2016). Update on the pharmacotherapy of cerebellar and central vestibular disorders. *J Neurol, 263 Suppl 1*, S24–29. https://doi.org/10.1007/s00415-015-7987-x

Lemos, J., Manto, M. (2022). Pharmacotherapy of cerebellar and vestibular disorders. *Curr Opin Neurol, 35*(1), 118–125. https://doi.org/10.1097/WCO.0000000000001015

Malaquias, M. J., Braz, L., Santos Silva, C. et al. (2023). Multisystemic RFC1-Related Disorder: Expanding the Phenotype Beyond Cerebellar Ataxia, Neuropathy, and Vestibular Areflexia Syndrome. *Neurol Clin Pract, 13*(5), e200190. https://doi.org/10.1212/CPJ.0000000000200190

Migliaccio, A. A., Halmagyi, G. M., McGarvie, L. A. et al. (2004). Cerebellar ataxia with bilateral vestibulopathy: description of a syndrome and its characteristic clinical sign. *Brain, 127*(Pt 2), 280–293. https://doi.org/10.1093/brain/awh030

Pellerin, D., Wilke, C., Traschutz, A. et al. (2023). Intronic FGF14 GAA repeat expansions are a common cause of ataxia syndromes with neuropathy and bilateral vestibulopathy. *J Neurol Neurosurg Psychiatry.* https://doi.org/10.1136/jnnp-2023-331490

Rafehi, H., Szmulewicz, D. J., Bennett, M. F. et al. (2019). Bioinformatics-Based Identification of Expanded Repeats: A Non-reference Intronic Pentamer Expansion in RFC1 Causes CANVAS. *Am J Hum Genet, 105*(1), 151–165. https://doi.org/10.1016/j.ajhg.2019.05.016

Sohns, E., Szmulewicz, D. J., Tarnutzer, A. A. (2024). Oculomotor and Vestibular Deficits in Friedreich Ataxia – Systematic Review and Meta-Analysis of Quantitative Measurements. *Cerebellum, 23*(6), 2269–2284. https://doi.org/10.1007/s12311-024-01716-8

Strupp M, Frenzel C, Goldschagg N, Halmagyi GM. Teaching Video NeuroImage: One Bedside Test, 2 Clinical Signs: One Vestibular, the Other Ocular Motor. Neurology 2021;97(5):e541-e542.

Szmulewicz, D. J., McLean, C. A., Rodriguez, M. L. et al. (2014). Dorsal root ganglionopathy is responsible for the sensory impairment in CANVAS. *Neurology, 82*(16), 1410–1415. https://doi.org/10.1212/WNL.0000000000000352

Szmulewicz, D. J., Roberts, L., McLean, C. A. et al. (2016). Proposed diagnostic criteria for cerebellar ataxia with neuropathy and vestibular areflexia syndrome (CANVAS). *Neurol Clin Pract, 6*(1), 61–68. https://doi.org/10.1212/CPJ.0000000000000215

Szmulewicz, D. J., Waterston, J. A., Halmagyi, G. M. et al. (2011). Sensory neuropathy as part of the cerebellar ataxia neuropathy vestibular areflexia syndrome. *Neurology, 76*(22), 1903–1910. https://doi.org/10.1212/WNL.0b013e31821d746e

Tarnutzer, A. A., Garces, P., Antoniades, C. A. (2024). Quantitative Oculomotor and Vestibular Profile in Spinocerebellar Ataxia Type 6 – Systematic Review and Meta-Analysis. *Cerebellum, 24*(1), 12. https://doi.org/10.1007/s12311-024-01774-y

Traschutz, A., Cortese, A., Reich, S. et al. (2021). Natural History, Phenotypic Spectrum, and Discriminative Features of Multisystemic RFC1 Disease. *Neurology, 96*(9), e1369-e1382. https://doi.org/10.1212/WNL.0000000000011528

Traschutz, A., Heindl, F., Bilal, M. et al. (2023). Frequency and Phenotype of RFC1 Repeat Expansions in Bilateral Vestibulopathy. *Neurology, 101*(10), e1001-e1013. https://doi.org/10.1212/WNL.0000000000207553

Turner, R. D., Hirons, B., Cortese, A. et al. (2023). Chronic Cough as a Genetic Neurological Disorder? Insights from Cerebellar Ataxia with Neuropathy and Vestibular Areflexia Syndrome (CANVAS). *Lung, 201*(6), 511–519. https://doi.org/10.1007/s00408-023-00660-4

Wu, T. Y., Taylor, J. M., Kilfoyle, D. H. et al. (2014). Autonomic dysfunction is a major feature of cerebellar ataxia, neuropathy, vestibular areflexia ›CANVAS‹ syndrome. *Brain, 137*(Pt 10), 2649–2656. https://doi.org/10.1093/brain/awu196

14 Episodische Ataxie

14.1 Anamnese

Ein 26-jähriger Patient berichtete, dass er seit dem dritten Lebensjahr an fluktuierend ausgeprägtem Schwankschwindel mit Gangunsicherheit leide, der sich episodisch über ca. eine halbe bis eine Stunde verstärke, teilweise dann von Übelkeit und Phono-/Photophobie begleitet sei, sodass er kaum das Haus verlassen könne. Stress (negativer, z. B. laute Umgebungen, aber auch positiver) und sportliche Betätigung lösen zuverlässig eine deutliche Schwindelverstärkung aus, manchmal kämen auch eine Dysarthrie und Standunsicherheit hinzu. In Dunkelheit sei die Gangunsicherheit insgesamt verstärkt wahrnehmbar. Ca. einmal pro Monat träten bitemporal drückende Kopfschmerzen ohne Begleitsymptome auf; während der episodisch verstärkten Schwankschwindelepisoden habe er noch keine begleitenden Kopfschmerzen wahrgenommen.

14.2 Klinischer Befund

Zerebelläre Okulomotorikstörung

Im neurologischen Untersuchungsbefund fand sich eine zentrale Okulomotorikstörung mit allseits sakkadierter Blickfolge, einem horizontalen Blickrichtungsnystagmus, der im Seitblick dissoziiert auffiel sowie einem Downbeatnystagmus im Seitblick. Der übrige neurologische Befund war unauffällig, insbesondere zeigten sich bei unauffälligem Finger-Nase-, Finger-Folge- und Knie-Hacke-Versuch, Romberg-Test und regelrechten Gang- und Standprüfungen keine Koordinationsstörungen.

14.3 Zusatzdiagnostik

Im orthoptischen Untersuchungsbefund fiel eine zerebelläre Okulomotorikstörung auf mit Blickrichtungsnystagmus, allseits grob sakkadierter Blickfolge, nach unten ausgefallenem sowie nach oben und horizontal gemindertem optokinetischen Nystagmus sowie einem Downbeatnystagmus. Die Fixationssuppression des vestibulo-okulären Reflexes war allseits gestört, die Sakkaden waren horizontal und vertikal metrisch.

Videookulografisch stellten sich die horizontalen und vertikalen Sakkaden symmetrisch mit normwertiger Geschwindigkeit, am ehesten hypometrisch, dar. In Primärposition fand sich ein links- und abwärtsschlägiger Nystagmus (links -1,07 °/s, abwärts 0,6 °/s), ebenso im Abblick (links 0,55 °/s, abwärts 1,07 °/s), im Rechtsblick ein abwärtsschläger Nystagmus (2,01 °/s), im Linksblick ein links- und abwärtsschlägiger Nystagmus (links 2,23 °/s, abwärts 1,55 °/s). Die vertikale und horizontale Blickfolge war grob sakkadiert. Der Befund entsprach insgesamt ebenfalls der orthoptisch gesehenen zerebellären Okulomotorikstörung.

Die peripher vestibuläre Testung mittels kalorischer Spülung erbrachte einen Normalbefund im Niedrigfrequenzbereich. Der Hochfrequenzbereich, getestet mittels videoassistiertem Kopfimpulstest, zeigte ein leicht reduziertes Verhältnis der Kopf- und Augenbewegung (gain) bei 60 ms von 0,65 bei Rechtsdrehung und 0,57 bei Linksdrehung (untere Normwertgrenze 0,7 ms), was differenzialdiagnostisch einem beidseitigen Teildefizit im Hochfrequenzbereich entsprechen könnte, oder, in diesem Falle wahrscheinlicher, messtechnisch bedingt bei beschriebener Okulomotorikstörung sein könnte.

Die Audiometrie war im Tief-, Mittel- und Hochtonbereich unauffällig.

Das kraniale Kernspintomogramm erbrachte einen Normalbefund, insbesondere keine Hinweise für strukturelle Auffälligkeiten im zentral vestibulären Bereich (Kleinhirn, Hirnstamm).

In der humangenetischen Testung fand sich eine heterozygote Mutation auf dem CACNA1 A-Gen (Variante c.2844_2853del p.(Ala951Serfs*115).

14.4 Beurteilung

Die Anamnese mit eindeutig durch Stress oder sportliche Betätigung ausgelöster episodischer Verstärkung des Dauerschwankschwindels legte den klinischen Verdacht auf eine autosomal dominante episodische Ataxie Typ 2 nahe. Ein weiterer diesbezüglich wichtiger Befund ist die deutliche zerebelläre Okulomotorikstörung. Auch wenn der Patient zwischen den Episoden über einen Dauerschwankschwindel klagte, fand sich neurologisch kein Nachweis einer dauerhaft vorhandenen Ataxie. Die bei diesem

Krankheitsbild oftmals mit den Schwindelepisoden einhergehenden Kopfschmerzen waren hier nicht zu eruieren.

14.5 Diagnostik und klinische Charakterisierung

Rezidivierende Episoden von Schwindel und Ataxie

Typische Leitsymptome einer episodischen Ataxie Typ 2 sind rezidivierende, oft Stunden anhaltende Episoden mit Schwindel und Ataxie, die durch körperliche Aktivität, Stress oder Alkohol ausgelöst werden können (Jen & Wan, 2018).

Auslösung durch körperliche Aktivität, Stress oder Alkohol

In einer Studie zur Charakterisierung klinischer und instrumenteller Befunde bei Patienten mit episodischer Ataxie unter 18 Jahren wurden die Schwindelepisoden zwischen fünf Minuten und zwölf Stunden beschrieben. Häufige Begleitsymptome waren Schwierigkeiten beim Gehen, Blässe und Sprechstörungen. Im interiktalen Intervall zeigten alle Patienten okulomotorische Störungen, weshalb eine standardisierte orthoptische Untersuchung obligat sein sollte, um auch subtile okulomotorische Befunde erkennen zu können (Filippopulos et al., 2022). In dieser Studie wurden diagnostische Kriterien vorgeschlagen, um Patienten mit wahrscheinlicher episodischer Ataxie identifizieren zu können. Bei Anwendung dieser Kriterien auf Patientenbeschreibungen aus früheren Studien zu episodischer Ataxie einschließlich der Typen 1–9 (siehe nachfolgender Kasten) zeigte sich eine hohe Sensitivität (Filippopulos et al., 2022).

Kriterien nach Klinik und Okulomotorik für die Diagnosestellung von Kindern und Jugendlichen mit episodischer Ataxie

A. Mindestens drei Episoden mit Schwindel, Benommenheit und/oder Ataxiesymptomen, die zwischen einer Minute und 72 Stunden andauern
B. Mindestens die Hälfte der Episoden ist mit mindestens zwei der folgenden sechs Merkmale assoziiert:
   - Sprechstörungen
   - Ataxie der Gliedmaßen
   - Gangschwierigkeiten/Notwendigkeit sich hinzulegen
   - Doppelbilder/Oszillopsien
   - Blässe/Schwäche
C. Mindestens einer der folgenden klinischen Befunde im anfallsfreien Intervall:
   - Vorhandensein eines Nystagmus (Provokations-, Blickrichtungs-, Downbeat-/Updbeat-, Rebound-Nystagmus)
   - Gestörte Blickfolge
   - Gestörte Fixationssuppression des VOR

- Gestörter optokinetischer Nystagmus
- Myokymie oder Myotonie

D. Alter < 18 Jahre
E. Nicht besser durch eine andere vestibuläre oder metabolische Erkrankung erklärbar (Die Komorbidität mit Epilepsie und/oder vestibulärer Migräne schließt eine episodische Ataxie nicht aus)

14.6 Pathogenese

Episodische Ataxien sind seltene, hauptsächlich auf eine zerebelläre Funktionsstörung zurückzuführende genetische Erkrankungen.

Genetisch bedingt, phänotypisch heterogen

Sie sind genetisch und phänotypisch heterogen (Jen, 2008), was die diagnostische Zuordnung weiter erschwert. Bislang wurden neun Phänotypen und Genotypen von episodischen Ataxien beschrieben (episodische Ataxie 1–9) (Jen, 2008; Jen & Wan, 2018; Piarroux et al., 2020), wobei die episodische Ataxie Typ 2 am häufigsten vorkommt (Spilioti et al., 2022).

Episodische Ataxie Typ 2 durch Mutationen im CACNA1A-Gen

Diese wird durch Mutationen im CACNA1A-Gen auf Chromosom 19p13 hervorgerufen, das für die Cav2.1-Untereinheit des spannungsgesteuerten Kalziumkanals vom P/Q-Typ kodiert (Ophoff et al., 1996), während die episodische Ataxie Typ 1 durch Mutationen des für den Kaliumkanal Kv1.1 kodierenden Gens KCNA1 auf Chromosom 12q13 verursacht wird (Browne et al., 1994). Episodische Ataxien werden in der Regel autosomal dominant vererbt (Jen, 2008; Jen & Wan, 2018; Piarroux et al., 2020), es sind aber auch spontane Mutationen beschrieben (D'Adamo et al., 2015; Jen et al., 2004), sodass betroffene Kinder/Jugendliche/junge Erwachsene nicht immer eine positive Familienanamnese aufweisen.

Empfehlung einer umfassenden genetischen Testung bei klinischem Verdacht

Aufgrund der gefundenen hohen Zahl der Spontanmutationen sollte eine episodische Ataxie auch bei Kindern, Jugendlichen und jungen Erwachsenen mit negativer Familienanamnese in Betracht gezogen werden. Bei Patienten, die die Diagnosekriterien erfüllen, sollten umfassende genetische Tests (z. B. Next Generation Sequencing) durchgeführt werden, um auch seltene oder bislang unbekannte genetische Mutationen zu identifizieren.

14.7 Differenzialdiagnosen

Die häufigsten Diagnosen für rezidivierende Schwindelepisoden bei Kindern, Jugendlichen und jungen Erwachsenen sind die vestibuläre Migräne des Kindesalters und der rezidivierende Schwindel des Kindesalters (Batu et al., 2015; Davitt et al., 2020; Jahn et al., 2011 ; van de Berg et al., 2021). Die Hauptmerkmale dieser Erkrankungen können sehr ähnlich sein und umfassen wiederkehrende Schwindelepisoden (Gefühl des Drehens der Umgebung, verschiedene Empfindungen der Körperorientierung und -lage), Kopfschmerzen und verschiedene Auslösefaktoren sowie eine oft nicht wegweisende klinische Untersuchung, zumindest in frühen Stadien. Außerdem wurden Überlappungssyndrome zwischen Migräne und episodischer Ataxie (Jen et al., 2004; Ophoff et al., 1996), Epilepsie und episodischer Ataxie (Paulhus et al., 2020) oder progressiver und episodischer Ataxie (z. B. spinozerebelläre Ataxie Typ 27, 27b und episodische Ataxie Typ 9) (Piarroux et al., 2020) beschrieben. Insbesondere seltene Erkrankungen wie die episodischen Ataxien sind manchmal schwer zu diagnostizieren. Aufgrund der unmittelbaren therapeutischen Relevanz (z. B. Therapieversuch mit 4-Aminopyridin bei episodischer Ataxie, andere Therapieverfahren bei vestibulärer Migräne), der unterschiedlichen Prognose (häufig progredient bei episodische Ataxie, gutartiger Verlauf bei rezidivierendem Schwindel des Kindesalters und vestibulärer Migräne) und der Auswirkungen auf die Familienplanung (autosomal-dominantes Vererbungsmuster bei episodischer Ataxie) ist es jedoch wichtig, solche Differenzialdiagnosen von episodischen Schwindelsyndromen nicht zu übersehen. Eine weitere Differenzialdiagnose für zerebelläre Ataxien sind autoimmunologisch bedingte vestibulo-zerebelläre Syndrome, die durch Autoantikörper nachgewiesen werden können (Narayan et al., 2020), oder paraneoplastische und toxikologisch verursachte vestibulo-zerebelläre Syndrome, die aber in der Regel einen anderen Verlauf wie episodische Ataxien aufweisen. Dies gilt auch für die genetisch und klinisch heterogene Gruppe der spinozerebellären Ataxien, die einen chronischen, nicht episodischen Verlauf aufweisen (Diener et al., 2023) (siehe nachfolgender Kasten).

Differenzialdiagnosen zu episodischen Ataxien

- Vestibuläre Migräne/vestibuläre Migräne des Kindesalters
- Rezidivierender Schwindel des Kindesalters
- Autoimmunologisch bedingte vestibulo-zerebelläre Syndrome
- Spinozerebelläre Ataxien
- Überlappungssyndrome zwischen
  - Vestibulärer Migräne und episodischer Ataxie
  - Epilepsie und episodischer Ataxie
  - Progressiver und episodischer Ataxie

14.8 Therapie

Behandlung von Ataxie und Okulomotorikstörung mit 4-Aminopyridin

Während es für alle episodischen Ataxiesyndrome keine kausalen Behandlungen gibt, stehen aber für die episodische Ataxie Typ II symptomatische Behandlungsmöglichkeiten zur Verfügung, insbesondere 4-Aminopyridin (Fampridin 2 × 10 mg/d) oder Azetazolamid (Strupp et al., 2011; Strupp et al., 2004). Beide sind – wie eine Placebo-kontrollierte Studie gezeigt hat – wirksam, letzteres wird deutlich schlechter vertragen (Muth et al., 2021).

Weitere Therapiemöglichkeiten: Azetazolamid, Acetyl-Leucin

Eine andere Substanz zur Behandlung zerebellärer Ataxien ist die modifizierte Aminosäure Acetyl-L-Leucin. Hier wurden positive Effekte in inzwischen drei klinischen Studien bei Niemann-Pick Typ C (NPC, Phase 2 und Phase 3 Studie (Bremova-Ertl et al., 2024) und Gangliosidose Typ 2 (Phase 2 Studie (Martakis et al., 2023)) nachgewiesen. Dasselbe Medikament hat auch einen neuroprotektiven Effekt bei NPC (Patterson et al., 2025) wird in RCTs weiter untersucht. Ein weiterer wichtiger Therapieansatz des zerebellären Schwindels ist Gleichgewichtstraining, insbesondere wenn eine Ataxie auch zwischen den Episoden vorhanden ist (Gandini et al., 2020). Der Therapieeffekt kann über die genaue orthoptische und okulomotorische Untersuchung sowie mithilfe der Posturografie und Ganganalyse objektiviert und quantifiziert werden.

14.9 Literatur

Batu, E. D., Anlar, B., Topcu, M. et al. (2015). Vertigo in childhood: a retrospective series of 100 children. *Eur J Paediatr Neurol*, *19*(2), 226–232. https://doi.org/10.1016/j.ejpn.2014.12.009

Bremova, T., Malinova, V., Amraoui, Y. et al. (2015). Acetyl-dl-leucine in Niemann-Pick type C: A case series. *Neurology*, *85*(16), 1368–1375. https://doi.org/10.1212/WNL.0000000000002041

Bremova-Ertl, T., et al., 2024. Trial of N-Acetyl-l-Leucine in Niemann-Pick Disease Type C. N Engl J Med. 390, 421-431.

Martakis, K., et al., 2023. Efficacy and Safety of N-Acetyl-l-Leucine in Children and Adults With GM2 Gangliosidoses. Neurology. 100, e1072-e1083.

Patterson, M.C., et al., 2025. Disease-Modifying, Neuroprotective Effect of N-Acetyl-l-Leucine in Adult and Pediatric Patients With Niemann-Pick Disease Type C. Neurology. 105, e213589.

Browne, D. L., Gancher, S. T., Nutt, J. G. et al. (1994). Episodic ataxia/myokymia syndrome is associated with point mutations in the human potassium channel gene, KCNA1. *Nat Genet*, *8*(2), 136–140. https://doi.org/10.1038/ng1094-136

D'Adamo, M. C., Hasan, S., Guglielmi, L. et al. (2015). New insights into the pathogenesis and therapeutics of episodic ataxia type 1. *Front Cell Neurosci*, *9*, 317. https://doi.org/10.3389/fncel.2015.00317

Davitt, M., Delvecchio, M. T., Aronoff, S. C. (2020). The differential diagnosis of vertigo in children: a systematic review of 2726 cases. *Pediatric emergency care*, *36*(8), 368–371.

Diener, H., Gerloff, C., Dieterich, M. et al. (2023). *Therapie und Verlauf neurologischer Erkrankungen* (H.-C. Diener, C. Gerloff, M. Dieterich, & M. Endres (Hrsg., 9. Aufl.). Kohlhammer.

Filippopulos, F. M., Schnabel, L., Dunker, K. et al. (2022). Episodic ataxias in children and adolescents: Clinical findings and suggested diagnostic criteria. *Front Neurol*, *13*, 1016856. https://doi.org/10.3389/fneur.2022.1016856

Gandini, J., Manto, M., Bremova-Ertl, T. et al. (2020). The neurological update: therapies for cerebellar ataxias in 2020. *J Neurol*, *267*(4), 1211–1220. https://doi.org/10.1007/s00415-020-09717-3

Jahn, K., Langhagen, T., Schroeder, A. S. et al. (2011). Vertigo and dizziness in childhood – update on diagnosis and treatment. *Neuropediatrics*, *42*(4), 129–134. https://doi.org/10.1055/s-0031-1283158

Jen, J., Kim, G. W., Baloh, R. W. (2004). Clinical spectrum of episodic ataxia type 2. *Neurology*, *62*(1), 17–22. https://doi.org/10.1212/01.wnl.0000101675.61074.50

Jen, J. C. (2008). Hereditary episodic ataxias. *Ann N Y Acad Sci*, *1142*, 250–253. https://doi.org/10.1196/annals.1444.016

Jen, J. C., Wan, J. (2018). Episodic ataxias. *Handb Clin Neurol*, *155*, 205–215. https://doi.org/10.1016/B978-0-444-64189-2.00013-5

Kaya, E., Smith, D. A., Smith, C. et al. (2020). Beneficial Effects of Acetyl-DL-Leucine (ADLL) in a Mouse Model of Sandhoff Disease. *J Clin Med*, *9*(4). https://doi.org/10.3390/jcm9041050

Kaya, E., Smith, D. A., Smith, C. et al. (2021). Acetyl-leucine slows disease progression in lysosomal storage disorders. *Brain Commun*, *3*(1), fcaa148. https://doi.org/10.1093/braincomms/fcaa148

Muth, C., Teufel, J., Schols, L. et al. (2021). Fampridine and Acetazolamide in EA2 and Related Familial EA: A Prospective Randomized Placebo-Controlled Trial. *Neurol Clin Pract*, *11*(4), e438-e446. https://doi.org/10.1212/CPJ.0000000000001017

Narayan, R. N., McKeon, A., Fife, T. D. (2020). Autoimmune Vestibulocerebellar Syndromes. *Semin Neurol*, *40*(1), 97–115. https://doi.org/10.1055/s-0039-3402061

Ophoff, R. A., Terwindt, G. M., Vergouwe, M. N. et al. (1996). Familial hemiplegic migraine and episodic ataxia type-2 are caused by mutations in the Ca2+ channel gene CACNL1 A4. *Cell*, *87*(3), 543–552. https://doi.org/10.1016/s0092-8674(00)81373-2

Paulhus, K., Ammerman, L., Glasscock, E. (2020). Clinical Spectrum of KCNA1 Mutations: New Insights into Episodic Ataxia and Epilepsy Comorbidity. *Int J Mol Sci*, *21*(8). https://doi.org/10.3390/ijms21082802

Pellerin, D., Danzi, M.C., Wilke, C. et al. (2023). Deep intronic FGF14 GAA repeat expansion in late-onset cerebellar atxia. New England Journal of Medicine 388, 128–141. https://doi.org/10.1056/nejmoa2207406

Piarroux, J., Riant, F., Humbertclaude, V. et al. (2020). FGF14-related episodic ataxia: delineating the phenotype of Episodic Ataxia type 9. *Ann Clin Transl Neurol*, *7*(4), 565–572. https://doi.org/10.1002/acn3.51005

Spilioti, M., Kiryttopoulos, A., Mouschou, M. (2022). Episodic Ataxia 1 & 2: Clinical Charateristics, Diagnosis and Management In (Vol. 31, pp. 79–86). Archives od Clinical Neurology

Schesny, M., Joncourt. F., Tarnutzer. A. A. (2019). Acetazolamide-Responsive Episodic Ataxia Linked to Novel Splice Site Variant in FGF14 Gene. *Cerebellum*, 18(3), 649–653. https://doi:10.1007/s12311-018-0997-3

Strupp, M., Kalla, R., Claassen, J. et al. (2011). A randomized trial of 4-aminopyridine in EA2 and related familial episodic ataxias. *Neurology*, *77*(3), 269–275. https://doi.org/10.1212/WNL.0b013e318225ab07

Strupp, M., Kalla, R., Dichgans, M. et al. (2004). Treatment of episodic ataxia type 2 with the potassium channel blocker 4-aminopyridine. *Neurology*, *62*(9), 1623–1625. https://doi.org/10.1212/01.wnl.0000125691.74109.53

Strupp, M., Teufel, J., Habs, M. et al. (2013). Effects of acetyl-DL-leucine in patients with cerebellar ataxia: a case series. *J Neurol*, *260*(10), 2556–2561. https://doi.org/10.1007/s00415-013-7016-x

van de Berg R, Widdershoven J, Bisdorff A, et al. Vestibular Migraine of Childhood and Recurrent Vertigo of Childhood: Diagnostic criteria Consensus document of the Committee for the Classification of Vestibular Disorders of the Barany Society and the International Headache Society. J Vestib Res 2021;31(1):1-9.

15 Getriggerte Schwindelepisoden: Zentraler Lageschwindel

15.1 Anamnese

Kurze lageabhängige Schwindelepisoden von 1–2 Min. seit 10 Tagen

Ein 44-jähriger, männlicher Patient stellte sich aufgrund wiederkehrender kurzer Schwindelepisoden in der Notaufnahme vor. Diese Episoden wurden vom Patienten erstmals vor ca. zehn Tagen bemerkt, dauerten jeweils zwischen einer und zwei Minuten an und wurden durch Kopfpositionsänderungen (insbesondere bei Kopfrotation zur linken Seite im Liegen) ausgelöst. In Ruhe war der Patient beschwerdefrei. Begleitend beschrieb der Patient eine deutliche Übelkeit während der Schwindelepisode sowie eine Gangunsicherheit im Intervall, wobei er aber noch selbständig gehen konnte. Weitere Beschwerden wurden auf Nachfrage hin verneint, insbesondere bestanden keine Sprach-, Sprech- oder Schluckstörungen, keine Kopfschmerzen oder Doppelbilder, wie auch kein Erbrechen (insbesondere auch nicht während der Schwindelepisoden). Die persönliche Krankheitsanamnese war negativ, es bestand keine regelmäßige Medikamenteneinnahme. Als vaskuläre Risikofaktoren fand sich einzig ein Nikotinkonsum von ca. 20 pack years. Eine HNO-fachärztliche Abklärung zwei Tage zuvor hatte keine eindeutige Diagnose ergeben, weswegen die Weiterverweisung in die Notaufnahme erfolgte.

15.2 Klinischer Befund

Horizontaler Spontannystagmus nach links in Rückenlage, kein Nystagmus in Seitenlage

Die klinisch-neurologische Untersuchung des Patienten in der Notaufnahme erfolgte in Rechts-Seitenlage aufgrund der Nausea und zeigte sich unauffällig bis auf einen leichtgradigen Schwindel, welcher im Supine-Roll-Test zur linken Seite ausgelöst werden konnte und von keinem eindeutigen lageabhängigen Nystagmus begleitet war. In Rückenlage zeigte sich ein leichtgradiger, nach links schlagender, horizontaler Spontannystagmus. Es wurde die Verdachtsdiagnose eines peripheren Lageschwindels (»Peripheral Positional Vertigo«, PPV) des rechts-lateralen Bogenganges gestellt, alternativ aber auch eine zentrale Schwindelursache in Erwägung gezogen. Zur näheren Diagnostik wurde eine detaillierte neuro-otologische

Untersuchung gleichentags geplant. Eine Blutentnahme, welche in der Notaufnahme erfolgte, ergab keine Hinweise auf systemische Entzündungszeichen, Leber- oder Nierenfunktionsstörungen oder eine Blutbildveränderung. Auf eine zerebrale Bildgebung wurde bei Verdachtsdiagnose PPV bewusst verzichtet zugunsten detaillierter Provokationsmanöver gleichentags.

15.3 Zusatzdiagnostik

Horizontaler apogeotroper Nystagmus und Behandlung des rechts-lateralen Bogenganges

Im Rahmen der Provokationsmanöver auf der Untersuchungsliege zeigte sich gleichentags (Tag 1) ein pathologischer Befund. Konkret fand sich bei Prüfung der lateralen Bogengänge mittels Supine-Roll-Test (SRT) ein horizontaler, apogeotroper (d. h. von der Erde weg schlagender) persistierender Nystagmus, welcher in Linksseitenlage deutlich ausgeprägter war als in Rechtsseitenlage, begleitet von intensivem Schwindel. Es wurde die Diagnose eines Kupulolithiasis des rechts-lateralen Bogenganges gestellt (apogeotrope Variante) und zweimalig ein 360°-SRT nach links sowie einmalig ein Gufoni-Manöver nach rechts (nose-up) durchgeführt. In der anschließenden Kontrolllagerung zeigte sich kein Nystagmus oder Schwindel mehr im SRT. Der Patient konnte in gebessertem Zustand wieder nach Hause entlassen werden.

Fehlende Besserung im Verlauf mit Wechsel zu geotroper Variante

Verlaufskontrollen am Tag 2 sowie Tag 6 ergaben erneut den Befund einer Kupulolithiasis des rechts-lateralen Bogenganges (apogeotrope Variante). Nach einmaligem Befreiungsmanöver (360° SRT nach links) kam es zu einem Wechsel von einer apogeotropen Variante zu einer geotropen Variante, welche entsprechend mittels eines 360°-Barbecue-Manöver nach rechts behandelt wurde. Im anschließend erneut durchgeführten Provokationsmanöver zeigte sich kein Nystagmus mehr, der Patient verneinte zudem das Auftreten eines lageabhängigen Schwindels. Aufgrund des jedoch immer nur vorübergehenden Therapieansprechens wurde eine zeitnahe MRT des Neurocraniums vereinbart und der Patient wurde instruiert, sich bei Beschwerdezunahme oder neuartigen Symptomen umgehend bei uns vorzustellen.

Durchführung einer cMRT und Nachweis multipler zerebraler zystischer Raumforderungen

Eine am Tag 6 durchgeführte cMRT ergab den Befund multipler zerebraler (▸ Abb. 15.1, Grafik A) und zerebellärer (▸ Abb. 15.1, Grafik B) zystischer Raumforderungen mit einem perifokalen Ödem und Kompression des 4. Ventrikels.

Abb. 15.1: MRT des Neurocraniums

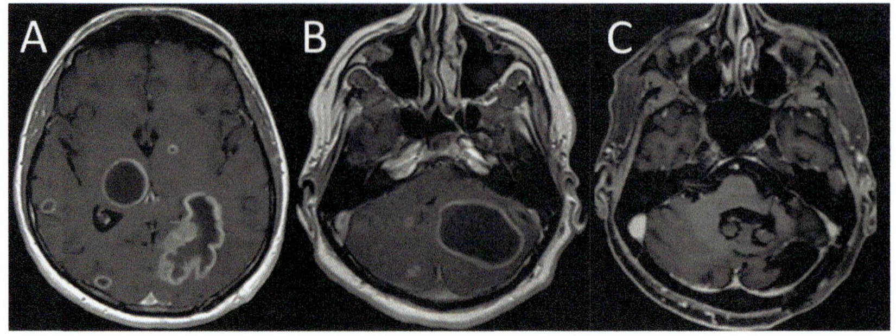

Bildbeschreibung: cMRT an Tag 6 bei einem Patienten mit persistierendem positionsabhängigem Schwindel, Nausea und apogeotropem Nystagmus im Supine-Roll-Test. Es zeigen sich multiple zystische zerebrale (supratentorielle) Raumforderungen (**A**), wie auch multiple infratentorielle (zerebelläre) zystische Raumforderungen (**B**). Dabei komprimiert eine große zerebelläre linkshemisphärische Läsion den 4. Ventrikel. Im Verlauf nach neun Monaten (**C**) zeigt sich ein Substanzdefekt nach linksseitiger subokzipitaler Kraniotomie und Tumorresektion im Bereich der linken zerebellären Hemisphäre (Quelle: Radiologie, Kantonsspital Baden, Schweiz).

15.4 Beurteilung

Aufgrund des fehlenden anhaltenden Therapieansprechens des wiederholt festgestellten positionsabhängigen Nystagmus und Schwindels sowie des MRT-Befundes wurde die Diagnose eines strukturellen zentralen positionsabhängigen Schwindels (»Central Positional Vertigo«, CPV) gestellt und der Patient wurde aufgrund der raumfordernden Wirkung der zerebellären zystischen Läsionen umgehend mittels Ambulanz auf die Neurochirurgie des nächstgelegenen Universitätskrankenhauses zur weiteren Diagnostik und Therapie verlegt.

Notfallmäßige neurochirurgische Dekompression und Resektion der zerebellären Raumforderung

Am Universitätskrankenhaus erfolgte die notfallmäßige Resektion der großen, zystischen links-zerebellären Läsion, welche zu einer Verlegung des 4. Ventrikels geführt hatte. Bei histologisch nachgewiesenem TTF1 (thyroid transcription factor 1)-positivem Adenokarzinom erfolgte ein Tumorstaging und die ausgedehnte Suche nach einem Primarius. Dabei zeigte sich ein Rundherd in der Lunge links als mutmaßlicher Primärtumor sowie multiple ossäre wie auch hepatische Metastasen. Es erfolgte eine Ganzhirnbestrahlung sowie eine gezielte Bestrahlung der ossären Metastasen.

Aufgrund des Nachweises einer EGFR-Mutation erfolgte eine Chemotherapie mit einem EGFR-Inhibitor (Osimertinib).

Im Verlauf zeigte sich neun Monate nach Diagnosestellung eine mäßige Gangunsicherheit sowie ein deutliches Schwanken im Romberg-Test. Im Provokationsmanöver nach rechts bestand weiterhin ein horizontaler, apogeotroper Nystagmus ohne Schwindel oder Nausea, bei Kopfdrehung nach links fand sich kein Nystagmus. Von onkologischer Seite war der Patient in partieller Remission.

15.5 Pathogenese

Einordnung der Symptomatik als getriggertes episodisches vestibuläres Syndrom

Beim hier vorgestellten Fall handelt es sich gemäß dem TiTraTE- Schema (*Timing, Triggers and Targeted Examination*) um ein getriggertes episodisches vestibuläres Syndrom (tEVS) (Newman-Toker & Edlow, 2015). Zusammen mit der Bildgebung und der für einen peripheren Lageschwindel ungewöhnlichen, persistierenden Symptomatik trotz wiederholter Repositionsmanöver wurde die Diagnose eines zentralen positionsabhängigen Schwindels (CPV) sowie eines zentralen positionsabhängigen Nystagmus (»Central Positional Nystagmus«, CPN) gestellt. Läsionen, welche zu einem CPV führen, sind typischerweise um den 4. Ventrikel herum lokalisiert (▶ Abb. 15.2) und können sowohl Anteile des Hirnstammes wie auch des Kleinhirnes, respektive die Verbindungen zwischen diesen beiden Strukturen, betreffen (Lemos & Strupp, 2022; Macdonald et al., 2017).

Präferenziell Mitbeteiligung des zerebellären Nodulus und Uvula

Besonders häufig sind die caudalen Anteile des zerebellären Vermis, d. h. der Nodulus und die Uvula sowie die Tonsillen, von solch strukturellen (ischämischen, entzündlichen oder neoplastischen) Läsionen betroffen (Choi et al., 2015). Es können aber auch nicht läsionelle Funktionsstörungen wie z. B. eine vestibuläre Migräne oder ein paraneoplastisches zerebelläres Ausfallssyndrom zu einem positionsabhängigen zentralen Nystagmus und Schwindel führen.

Gestörte zentrale Integration von Bogengangssignalen und Otolithensignalen

Es wird angenommen, dass durch die Funktionsstörung des Vestibulozerebellums die zentrale Integration von Bogengangssignalen und Otolithensignalen gestört sowie der Velocity-Storage-Mechanismus (d. h. die zentral verlängerte Wahrnehmung von Bewegungsreizen) abnorm verlängert ist. Dies führt dazu, dass die berechnete Kopf- sowie Augenposition fehlerhaft ist. Als Folge hiervon werden scheinbar kompensatorische Augenbewegungen, wie z. B. ein anhaltender apogeotroper Nystagmus bei Durchführung des Provokationsmanövers (d. h. in Rechts- und Linksseitenlage), ausgelöst (Choi et al., 2018; Choi et al., 2015; Glasauer et al., 2001). Dies führt meist ebenfalls zu paroxysmalem oder persistierendem, lageabhängigem Schwindel.

Unterscheidung verschiedener Formen eines positionsabhängigen Schwindels und Nystagmus

Es werden verschiedene Formen eines getriggerten (positionsabhängigen) Nystagmus (positional nystagmus, PN) und Schwindels (positional vertigo, PV) unterschieden. Dauert die Symptomatik weniger als 60 Sekunden, so wird von einem paroxysmalen positionsabhängigen Schwindel und Nystagmus gesprochen; sind die Beschwerden mehr als 60 Sekunden anhaltend, so werden diese als persistierend bezeichnet und der Nystagmus dann als persistierender positionsabhängiger Nystagmus klassifiziert.

Abb. 15.2: Verteilungsmuster struktureller Läsionen

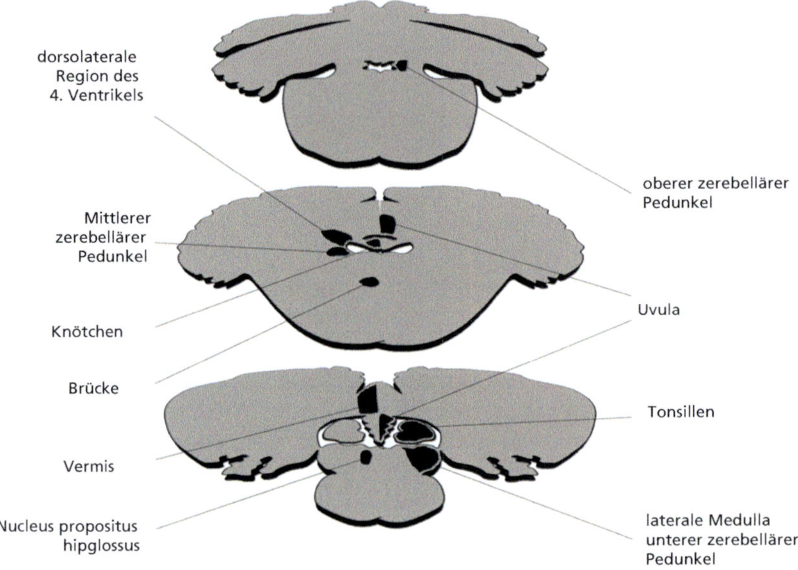

Bildbeschreibung: Strukturelle Läsionen, welche zu einem zentralen positionsabhängigen Nystagmus führen können. Zur übersichtlicheren Darstellung ist jeder Läsionsort nur auf einer Seite angegeben. Die anatomischen Strukturen sind gemäß (Tatu et al., 1996) dargestellt (Abbildung übernommen aus Abbildung übernommen aus Lemos, J., Strupp, M. [2022]. Central positional nystagmus: an update. J Neurol, 269(4), 1851–1860, https://doi.org/10.1007/s00415-021-10852-8, mit freundlicher Genehmigung von Springer Nature).

15.6 Epidemiologie

Zentrale Ursache eines positionsabhängigen Nystagmus bei 11–12 % aller Patienten

Ein positionsabhängiger Nystagmus findet sich bei ca. 10,5–21 % aller Patienten, welche wegen Schwindel oder Gleichgewichtsstörungen abgeklärt werden (Roberts et al., 2016). In zwei retrospektive Studien wiesen 11–12 % aller Patienten mit positionsabhängigem Nystagmus eine zentrale Ursache auf (Bertholon et al., 2006; Lawson et al., 2008), was die Relevanz einer dezidierten Abklärung und die Suche nach strukturellen Ursachen unterstreicht. Ebenso ist ein PN bei vestibulärer Migräne sehr häufig zu beobachten. So wiesen in einer prospektiven Studie bis zu 90 % aller Patienten mit vestibulärer Migräne in der Episode einen positionsabhängigen zentralen Nystagmus auf (Young et al., 2021). Werden alle Patienten mit zentral-bedingtem akutem vestibulärem Syndrom (AVS) zusammen betrachtet, so ließ sich in einer Studie bei jedem Dritten ein zentraler positionsabhängiger Nystagmus (CPN) beobachten (Lemos et al., 2019). In einer Patientenkohorte mit Verdachtsdiagnose Cupulolithiasis des lateralen Bogenganges erhielten 11 % nach umfassender Abklärung die Diagnose eines CPN (Pena Navarro et al., 2023).

15.7 Diagnostik

Die Beurteilung eines positionsabhängigen, paroxysmalen oder persistierenden Schwindels und Nystagmus richtet sich nach den vorgeschlagenen diagnostischen Kriterien (▶ Tab. 15.1). Dabei ist nebst einer detaillierten klinisch-neurologischen Untersuchung die korrekte Durchführung und Interpretation der Provokationsmanöver essenziell. Dazu gehören die Beurteilung des Nystagmusmusters (Schlagrichtung, Latenz, Dauer, zeitlicher Verlauf), das Ansprechen auf Repositionsmanöver sowie das Vorliegen von Begleitbefunden (fokal-neurologische Defizite) und die Ergebnisse zusätzlicher Abklärungen (MRT des Neurocraniums). Die Wertigkeit der verschiedenen diagnostischen Maßnahmen ist in ▶ Tab. 15.1 zusammengefasst.

Tab. 15.1: Nystagmusmuster bei verschiedenen Provokationsmanövern im Vergleich (PPV vs. CPV)

Provokationsmanöver	Nystagmusmuster bei PPV	Nystagmusmuster bei CPV
Diagnostische Lagemanöver zur Prüfung der posterioren (und anterioren) Bogengänge	• Torsionell-geotroper Nystagmus bei PPV des posterioren Bogenganges mit – Crescendo-decrescendo-Muster – Latenz von wenigen Sekunden – Dauer meist 5–15 s • Vertikaler (Downbeat-) Nystagmus (mit/ohne apogeotropem torsionellem Nystagmus bei PPV des anterioren Bogenganges, s. selten)	• Downbeatnystagmus – Paroxysmal (Dauer meist 10–15 s) oder persistierend (> 60 s Dauer) • Sehr selten horizontaler (geotrop oder apogeotrop), torsioneller oder vertikaler (Upbeat-)Nystagmus

Tab. 15.1: Nystagmusmuster bei verschiedenen Provokationsmanövern im Vergleich (PPV vs. CPV) – Fortsetzung

Provokationsmanöver	Nystagmusmuster bei PPV	Nystagmusmuster bei CPV
90°-Supine-Roll-Test (SRT) zur Testung der lateralen Bogengänge	Horizontaler geotroper oder (seltener) apogetroper Nystagmus • Latenz sehr kurz oder fehlend • Dauer variabel, kann persistierend sein	• Horizontaler apogeotroper oder (deutlich seltener) geotroper Nystagmus – Teilweise nur bei Lagerung auf eine Seite zu beobachten – Latenz kurz oder fehlend – Dauer sehr variabel (paroxysmal oder persistierend) • Sehr selten vertikaler (Upbeat- oder Downbeat-)Nystagmus
Kopfreklination in Rückenlage (Straight head hanging, SHH)	Torsioneller und nach oben schlagender (upbeat) Nystagmus bei PPV des posterioren Bogenganges	Vertikaler (Downbeat-) Nystagmus

Tabellenbeschreibung: Quelle: Carmona et al. (2022); Choi & Kim (2019); Koohi et al. (2023); Lemos & Strupp (2022); Macdonald et al. (2017).
Abkürzungen: CPV = zentraler positionsabhängiger Schwindel; PPV = peripherer Lageschwindel (peripheral positional vertigo).

Kein PPV bei Nystagmusmustern, die bei Provokationsmanövern nicht zu der Ebene des stimulierten Bogenganges passen

Zur Einordnung des positionsabhängigen Schwindels und Nystagmus gehört sowohl die Suche nach einem PPV des posterioren Bogenganges (und des kontralateralen anterioren Bogenganges) mittels Anwendung des Hallpike-Dix-Manövers (HDM) wie auch die Abklärung hinsichtlich eines möglichen PPV des lateralen Bogenganges mittels Supine-Roll-Test (SRT) (Bhattacharyya et al., 2017). Zeigen sich in den Provokationsmanövern Nystagmusmuster, welche nicht zu der Ebene des stimulierten Bogenganges passen, so spricht dies gegen das Vorliegen eines PPV. Dies kann beispielhaft bei Prüfung der posterioren Bogengänge (Diagnostische Lagemanöver) beobachtet werden, im Sinne eines rein vertikalen, nach unten schlagenden (downbeat) Nystagmus anstelle des torsionell-geotropen Nystagmus beim PPV des posterioren Bogenganges. Dieses Nystagmusmuster ist suggestiv für eine zentrale Ursache, könnte aber allenfalls auch mit einem PPV des kontralateralen anterioren Bogenganges verwechselt werden. Diese Form des PPV ist für weniger als 5 % aller Fälle verantwortlich (Bhattacharyya et al., 2017) und kann sich mit isoliertem nach unten schlagendem Nystagmus zeigen oder in Kombination mit einem torsionellen apogeotropen Nystagmus (Yang et al., 2019). Somit ist eine Fehldiagnose bei PPV-typischem Muster bei Prüfung der posterioren Bogengänge mittels Diagnostischem Lagemanöver sehr unwahrscheinlich.

Apogeotrope/geotrope horizontale Nystagmen

Findet sich hingegen bei Prüfung der lateralen Bogengänge im SRT ein horizontaler geotroper oder apogeotroper Nystagmus von paroxysmalem oder auch persistierendem Charakter, so kann dieser Befund sowohl durch einen PPV des lateralen Bogenganges (geotrope oder apogeotrope Variante) wie auch durch eine zentrale Ursache bedingt sein (siehe ▶ Tab. 15.1). Während die apogeotrope Variante des PPV des lateralen Bogenganges deutlich seltener ist als die geotrope Variante, ist gleichzeitig ein apogeotroper positionsabhängiger Nystagmus die häufigste Form eines zentralen positionsabhängigen Schwindels. Hier besteht also eine deutlich höhere Gefahr einer Fehldiagnose.

Bei Durchführung einer Kopftieflage ohne seitliche Rotation (sog. Straight-head-hanging[SHH]-Test) findet sich beim PPV des posterioren Bogenganges ein torsioneller und nach oben schlagender (upbeat) Nystagmus (Ling et al., 2021), wohingegen bei zentralen Fällen ein nach unten schlagender (downbeat) Nystagmus zu beobachten ist.

Fehlendes Ansprechen auf Repositionsmanöver suggestiv für zentrale Ursache

Zeigt sich kein anhaltendes Ansprechen auf Repositionsmanöver oder ist das Nystagmusmuster bei Durchführung der Provokationsmanöver suggestiv für eine zentrale Ursache, so ist die MRT des Neurocraniums inkl. Kontrastmittel-gestützter Sequenzen diagnostische Maßnahme der Wahl. Sollte sich dabei kein Nachweis struktureller Läsionen ergeben und ist die Kopfschmerzanamnese blande (d. h. es finden sich keine Hinweise für eine vestibuläre Migräne gemäß den diagnostischen Kriterien [Lempert et al., 2022]), so ist ebenfalls eine Lumbalpunktion zwecks Suche nach (autoimmun-)entzündlichen Ursachen wichtig.

Tab. 15.2: Vorgeschlagene diagnostische Kriterien

Diagnostische Maßnahmen, unterteilt nach Relevanz	Unterstützender Befund
Hohe diagnostische Relevanz	
Zerebrale Bildgebung	Passende strukturelle Läsion in der MRT
Klinisch-neurologische Untersuchung	Fokal-neurologische Zeichen
Repositionsmanöver	Fehlendes anhaltendes Ansprechen auf wiederholte Repositionsmanöver
Schlagrichtung des Nystagmus deckt sich nicht mit der Ebene des stimulierten Bogenganges	Diagnostische Lagemanöver: rein vertikaler, nach unten schlagender (downbeat) Nystagmus SRT: rein vertikaler, nach oben (upbeat) oder unten (downbeat) schlagender Nystagmus

Tab. 15.2: Vorgeschlagene diagnostische Kriterien – Fortsetzung

Diagnostische Maßnahmen, unterteilt nach Relevanz	Unterstützender Befund
Geringe/fehlende diagnostische Relevanz	
Paroxysmaler oder persistierender horizontaler (geotroper, apogeotroper) Nystagmus	SRT: Befund vereinbar sowohl mit einem PPV wie auch einem CPN
Intensität des PN	Crescendo-decrescendo Muster sowohl bei PPV wie auch bei CPN zu beobachten.
Latenz des PN	Große Überlappung bezüglich Latenz des PN (fehlend bis mehrere Sekunden) bei PPV und CPN
Dauer des PN	Große Überlappung bezüglich Dauer des PN bei PPV und CPN
Erschöpfbarkeit des PN	Sowohl bei PPV wie auch bei CPN zu beobachten
Natürlicher Verlauf	Spontane Besserung sowohl bei PPV wie auch bei CPN (z. B. bei lakunärer Ischämie) möglich

Tabellenbeschreibung: Kriterien für das Vorliegen eines zentralen positionsabhängigen Nystagmus.
Abkürzungen: CPN = zentraler positionsabhängiger Nystagmus; HDM = Hallpike-Dix-Manöver; MRT = Magnetresonanztomografie; PN = positionsabhängiger Nystagmus; PPV = peripherer Lageschwindel (peripheral positional vertigo); SRT = Supine-Roll-Test.

15.8 Differenzialdiagnosen

Oftmals werden Patienten mit zentralem positionsabhängigem Schwindel mit PPV fehldiagnostiziert und wiederholt mit Repositionsmanövern behandelt.

In der Notaufnahme kann die korrekte diagnostische Einordnung dieser verschiedenen Entitäten schwierig sein, mit entsprechend vielen Fehldiagnosen (Koohi et al., 2023). Bei den allermeisten Patienten, welche eine Diagnose eines zentralen (paroxysmalen) positionsabhängigen Schwindels oder eines zentralen positionsabhängigen Nystagmus erhalten haben, wurde initial die Diagnose eines PPV gestellt, was zu nicht zielgerichteten Therapien, verzögerter korrekter Diagnosestellung und Therapieeinleitung führen kann.

Wichtige Differenzialdiagnosen

Verschiedene periphere und zentrale Ursachen können das klinische Bild eines PPV imitieren (siehe ▶ Tab. 15.3 für eine Auflistung). Für die Differenzialdiagnose entscheidend ist der zeitliche Verlauf. Liegt ein (sub-)akuter Beginn vor, so unterscheidet sich die Differenzialdiagnose deutlich von denjenigen Fällen, bei welchen bereits seit Wochen oder Monaten ein positionsabhängiger Schwindel besteht. Bei (sub-)akutem Beginn sind v.a. entzündliche wie auch neoplastische und ischämische/hämorrhagische Läsionen als mögliche Ursache eines zentralen (paroxysmalen) positionsabhängigen Schwindels zu suchen (Anagnostou et al., 2008; Choi et al., 2018; Choi et al., 2015; Johkura, 2007; Johkura et al., 2019). Daneben gilt die vestibuläre Migräne als häufigste nicht läsionelle Ursache eines zentralen positionsabhängigen Schwindels, charakteristischerweise mit einem persistierenden geotropen oder seltener apogeotropen zentralen positionsabhängigen Nystagmus (Young et al., 2019; Young et al., 2021). Aber auch Intoxikationen, z.B. mit anfallssupprimierenden Substanzen, oder paraneoplastische Syndrome können zu einem zentralen positionsabhängigen Nystagmus führen (Choi et al., 2014). Bei der vestibulären Migräne ist im Gegensatz zum PPV die Nystagmusintensität meist deutlich geringer und es zeigt sich bei Prüfung der lateralen Bogengänge keine klare Seitenasymmetrie (Young et al., 2019; Young et al., 2021).

Tab. 15.3: Verschiedene Ursachen eines positionsabhängigen Schwindels und/oder Nystagmus

Periphere Ursachen	Zentrale Ursachen
• PPV (insbes. lateraler Bogengang) • Morbus Menière • Vestibularisschwannom • Chronische unilaterale Vestibulopathie (z.B. bei stattgehabter akuter unilateraler Vestibulopathie und fehlender/inkompletter peripherer Erholung) • Zervikaler Schwindel (siehe Fallbeispiel in ▶ Kap. 22)	• Ischämischer/hämorrhagischer Schlaganfall (zerebellär [Nodulus, Uvula, Tonsillen], zerebellärer Pedunkel, Hirnstamm [periventrikulär]) • Hirneigene Tumore wie Ependymome oder Gliome • Zerebrale Metastasen (Hirnstamm, Kleinhirn) • Autoimmun-entzündliche Ursachen (Schub einer Multiplen Sklerose im Bereich des Kleinhirnes oder eines zerebellären Pedunkels, anti-GAD-assoziierte Ataxie) • Paraneoplastisch, para- oder postinfektiöse autoimmune Zerebellitis • Neurodegenerativ (sporadisch, hereditär)-zerebelläre Ausfallssyndrome, MSAc • Vestibuläre Migräne • Medikamentös-toxisch (Intoxikation mit anfallssupprimierenden Substanzen, Neuroleptika, Amiodaron) • Chiari-Malformation

Tabellenbeschreibung: Quelle: Bertholon et al. (2002); Choi & Kim (2019); De Schutter et al. (2019); Koohi et al. (2023); Lemos & Strupp (2022); Macdonald et al. (2017); Marcelli et al. (2024); Roberts et al. (2016). Abkürzungen: anti-GAD-Ak = Glutamatdecarboxylase-Antikörper; PPV = peripher Lageschwindel (*peripheral positional vertigo*); MSAc = Multisystematrophie vom zerebellären Typ.

Zu den läsionellen Ursachen gehören sowohl umschriebene Ischämien im Bereich der zerebellären Pedunkel, des zerebellären Nodulus und/oder der Uvula, der Tonsillen oder auch des Hirnstammes (pontin, medullär). Daneben können sich Tumore im Bereich des Hirnstammes oder auch des Kleinhirnes sich durch eine rein positionsabhängige Symptomatik manifestieren. Entzündliche Läsionen (z. B. im Rahmen einer Multiplen Sklerose) können ebenfalls einen zentralen positionsabhängigen Schwindel hervorrufen (Anagnostou et al., 2008). Auch ein Morbus Menière kann in der Episode einen lageabhängigen geotropen oder apogeotropen Nystagmus und Schwindel aufweisen (Lechner et al., 2014; Young et al., 2019).

Bei chronischem Verlauf auch an hereditäre/sporadische Ataxien denken

Ist ein chronischer, positionsabhängiger Schwindel und Nystagmus bekannt, so unterscheidet sich die Differenzialdiagnose deutlich von (sub-) akuten Bildern. Weiterhin stellt der PPV eine wichtige Differenzialdiagnose dar (entweder aufgrund fehlender Diagnosestellung und Behandlung oder rezidivierendem Auftreten). An zentralen Ursachen finden sich mitunter (langsam wachsende) Neoplasien (lokalisiert um den 4. Ventrikel herum), welche meist im SRT einen apogeotropen, persistierenden positionsabhängigen Nystagmus zeigen (Cho et al., 2017; Joshi et al., 2020). Aber auch verschiedene hereditäre zerebelläre Ataxien (Choi et al., 2018; De Schutter et al., 2019) oder wiederkehrende Episoden einer vestibulären Migräne können einen zentralen positionsabhängigen Nystagmus und Schwindel verursachen.

Ein positionsabhängiger Nystagmus ohne begleitenden Schwindel kann jedoch auch einen Zufallsbefund bei Durchführung der Provokationsmanöver darstellen. Dies gilt z. B. für Patienten mit stattgehabter und zentral kompensierter akuter unilateraler Vestibulopathie in Form eines Lagenystagmus (meist horizontal und zum gesunden Ohr hin schlagend) oder auch für Patienten mit degenerativer Kleinhirnerkrankung und lageabhängigem nach unten schlagendem (downbeat) Nystagmus. Ebenso können vorbestehende Kleinhirnerkrankungen das Nystagmusmuster eines PPV verfälschen, wie z. B. für die SCA6 (Yu-Wai-Man et al., 2009) oder für die zerebelläre Form der Multisystematrophie (MSAc) (Bertholon et al., 2003) in einzelnen Fällen beschrieben.

15.9 Therapie und Prognose

Ursachenorientierte Therapie des zentralen (paroxysmalen) positionsabhängigen Schwindels

Die Therapie des zentralen, positionsabhängigen Schwindels sollte nach Möglichkeit ursachenorientiert erfolgen. Dies setzt allerdings voraus, dass im Rahmen der diagnostischen Abklärung auch eine spezifische, zugrunde liegende Erkrankung identifiziert werden kann. Dazu gehört z. B. die Behandlung eines Schubes einer Multiplen Sklerose oder einer autoimmunentzündlichen Kleinhirnerkrankung mittels Steroiden, Plasmapherese, Immunglobulinen und/oder Rituximab oder die neurochirurgische Versorgung bei raumfordernder Kleinhirnblutung oder Neoplasie. Ist eine gezielte Therapie nicht möglich oder nicht wirksam, so kann ein lageabhängiger Schwindel sowie eine begleitende (lageabhängige) Nausea mittels Antivertiginosa (z. B. mit Dimenhydrinat) und Antiemetika (z. B. mit Ondansetron) vorübergehend symptomatisch behandelt werden. Eine dezidierte vestibuläre Physiotherapie und ggf. auch eine stationäre Neurorehabilitation (z. B. bei stattgehabtem Schlaganfall oder erfolgter Tumorresektion mit entsprechenden Residuen und fokal-neurologischen Defiziten) stellen weitere etablierte therapeutische Maßnahmen dar.

Prognose entscheidend abhängig von der zugrunde liegenden Ursache

Die Prognose des zentralen, positionsabhängigen Schwindels ist ebenfalls in erster Linie von der zugrunde liegenden Ursache abhängig. Während die Prognose bei vestibulärer Migräne oder auch umschriebenen (lakunären) Ischämien meist günstig ist, leiden viele Patienten nach einer Tumorresektion in der hinteren Schädelgrube über alltagsrelevante Residuen wie z. B. eine anhaltende Gleichgewichtsstörung, Leistungsintoleranz oder Konzentrationsstörungen. Bei Vorliegen einer Multiplen Sklerose ist die suffiziente, leitliniengerechte immunmodulatorische Behandlung entscheidend, während bei stattgehabtem Schlaganfall die konsequente Sekundärprophylaxe für die Prognose eminent ist. Bei metastasierenden Tumorleiden ist leider meist von einer ungünstigen Prognose und Tumorprogress auszugehen.

15.10 Literatur

Anagnostou, E., Varaki, K., Anastasopoulos, D. (2008). A minute demyelinating lesion causing acute positional vertigo. *J Neurol Sci*, *266*(1–2), 187–189. https://doi.org/10.1016/j.jns.2007.09.013

Argaet, E. C., Bradshaw, A. P., Welgampola, M. S. (2019). Benign positional vertigo, its diagnosis, treatment and mimics. *Clin Neurophysiol Pract*, *4*, 97–111. https://doi.org/10.1016/j.cnp.2019.03.001

Bertholon, P., Antoine, J. C., Martin, C. et al. (2003). Simultaneous occurrence of a central and a peripheral positional nystagmus during the Dix-Hallpike manoeuvre. *Eur Neurol*, *50*(4), 249–250. https://doi.org/10.1159/000073868

Bertholon, P., Bronstein, A. M., Davies, R. A. et al. (2002). Positional down beating nystagmus in 50 patients: cerebellar disorders and possible anterior semicircular canalithiasis. *J Neurol Neurosurg Psychiatry*, *72*(3), 366–372. https://doi.org/10.1136/jnnp.72.3.366

Bertholon, P., Tringali, S., Faye, M. B. et al. (2006). Prospective study of positional nystagmus in 100 consecutive patients. *Ann Otol Rhinol Laryngol*, *115*(8), 587–594. https://doi.org/10.1177/000348940611500804

Bhattacharyya, N., Gubbels, S. P., Schwartz, S. R. et al. (2017). Clinical Practice Guideline: Benign Paroxysmal Positional Vertigo (Update). *Otolaryngol Head Neck Surg*, *156*(3_suppl), S1-S47. https://doi.org/10.1177/0194599816689667

Carmona, S., Zalazar, G. J., Fernandez, M. et al. (2022). Atypical Positional Vertigo: Definition, Causes, and Mechanisms. *Audiol Res*, *12*(2), 152–161. https://doi.org/10.3390/audiolres12020018

Cho, B. H., Kim, S. H., Kim, S. S. et al. (2017). Central positional nystagmus associated with cerebellar tumors: Clinical and topographical analysis. *J Neurol Sci*, *373*, 147–151. https://doi.org/10.1016/j.jns.2016.12.050

Choi, J. Y., Glasauer, S., Kim, J. H. et al. (2018). Characteristics and mechanism of apogeotropic central positional nystagmus. *Brain*, *141*(3), 762–775. https://doi.org/10.1093/brain/awx381

Choi, J. Y., Kim, J. H., Kim, H. J. et al. (2015). Central paroxysmal positional nystagmus: Characteristics and possible mechanisms. *Neurology*, *84*(22), 2238–2246. https://doi.org/10.1212/WNL.0000000000001640

Choi, J. Y., Kim, J. S. (2019). Central positional nystagmus: Characteristics and model-based explanations. *Prog Brain Res*, *249*, 211–225. https://doi.org/10.1016/bs.pbr.2019.04.012

Choi, S. Y., Park, S. H., Kim, H. J. et al. (2014). Paraneoplastic downbeat nystagmus associated with cerebellar hypermetabolism especially in the nodulus. *J Neurol Sci*, *343*(1–2), 187–191. https://doi.org/10.1016/j.jns.2014.05.030

De Schutter, E., Adham, Z. O., Kattah, J. C. (2019). Central positional vertigo: A clinical-imaging study. *Prog Brain Res*, *249*, 345–360. https://doi.org/10.1016/bs.pbr.2019.04.022

Glasauer, S., Dieterich, M., Brandt, T. (2001). Central positional nystagmus simulated by a mathematical ocular motor model of otolith-dependent modification of Listing's plane. *J Neurophysiol*, *86*(4), 1546–1554. https://doi.org/10.1152/jn.2001.86.4.1546

Johkura, K. (2007). Central paroxysmal positional vertigo: isolated dizziness caused by small cerebellar hemorrhage. *Stroke*, *38*(6), e26–27; author reply e28. https://doi.org/10.1161/STROKEAHA.106.480319

Johkura, K., Kudo, Y., Sugawara, E. (2019). Differential diagnosis of apogeotropic positional nystagmus in the emergency room. *J Neurol Sci*, *400*, 180–181. https://doi.org/10.1016/j.jns.2019.04.003

Joshi, P., Mossman, S., Luis, L. et al. (2020). Central mimics of benign paroxysmal positional vertigo: an illustrative case series. *Neurol Sci*, *41*(2), 263–269. https://doi.org/10.1007/s10072-019-04101-0

Koohi, N., Male, A. J., Kaski, D. (2023). Acute positional vertigo in the emergency department-peripheral vs. central positional nystagmus. *Front Neurol*, *14*, 1266778. https://doi.org/10.3389/fneur.2023.1266778

Lawson, J., Bamiou, D. E., Cohen, H. S. et al. (2008). Positional vertigo in a Falls Service. *Age Ageing*, *37*(5), 585–589. https://doi.org/10.1093/ageing/afn151

Lechner, C., Taylor, R. L., Todd, C. et al. (2014). Causes and characteristics of horizontal positional nystagmus. *J Neurol*, *261*(5), 1009–1017. https://doi.org/10.1007/s00415-013-7223-5

Lemos, J., Martins, A. I., Duque, C. et al. (2019). Positional Testing in Acute Vestibular Syndrome: a Transversal and Longitudinal Study. *Otol Neurotol*, *40*(2), e119-e129. https://doi.org/10.1097/MAO.0000000000002067

Lemos, J., Strupp, M. (2022). Central positional nystagmus: an update. *J Neurol*, *269*(4), 1851–1860. https://doi.org/10.1007/s00415-021-10852-8

Lempert, T., Olesen, J., Furman, J. et al. (2022). Vestibular migraine: Diagnostic criteria. *J Vestib Res*, *32*(1), 1–6. https://doi.org/10.3233/VES-201644

Ling, X., Kim, H. J., Lee, J. H. et al. (2021). Diagnostic Value of Straight Head Hanging in Posterior Canal Benign Paroxysmal Positional Vertigo. *J Clin Neurol*, *17*(4), 558–562. https://doi.org/10.3988/jcn.2021.17.4.558

Macdonald, N. K., Kaski, D., Saman, Y. et al. (2017). Central Positional Nystagmus: A Systematic Literature Review. *Front Neurol*, *8*, 141. https://doi.org/10.3389/fneur.2017.00141

Marcelli, V., Giannoni, B., Volpe, G. et al. (2024). Downbeat nystagmus: a clinical and pathophysiological review. *Front Neurol*, *15*, 1394859. https://doi.org/10.3389/fneur.2024.1394859

Newman-Toker, D. E., Edlow, J. A. (2015). TiTrATE: A Novel, Evidence-Based Approach to Diagnosing Acute Dizziness and Vertigo. *Neurol Clin*, *33*(3), 577–599, viii. https://doi.org/10.1016/j.ncl.2015.04.011

Pena Navarro, P., Pacheco Lopez, S., Almeida Ayerve, C. N. et al. (2023). Early Diagnosis of Central Disorders Mimicking Horizontal Canal Cupulolithiasis. *Brain Sci*, *13*(4). https://doi.org/10.3390/brainsci13040562

Roberts, R. A., Bittel, S. N., Gans, R. E. (2016). Positional Nystagmus in Patients Evaluated for Dizziness and Imbalance. *Advances in Otolaryngology*, *2016*(1), 6974836. https://doi.org/https://doi.org/10.1155/2016/6974836

Tatu, L., Moulin, T., Bogousslavsky, J. (1996). Arterial territories of human brain: brainstem and cerebellum. *Neurology*, *47*(5), 1125–1135. https://doi.org/10.1212/wnl.47.5.1125

von Brevern, M., Bertholon, P., Brandt, T. et al. (2015). Benign paroxysmal positional vertigo: Diagnostic criteria. *J Vestib Res*, *25*(3–4), 105–117. https://doi.org/10.3233/VES-150553

Yang, X., Ling, X., Shen, B. et al. (2019). Diagnosis strategy and Yacovino maneuver for anterior canal-benign paroxysmal positional vertigo. *J Neurol*, *266*(7), 1674–1684. https://doi.org/10.1007/s00415-019-09312-1

Young, A. S., Lechner, C., Bradshaw, A. P. et al. (2019). Capturing acute vertigo: A vestibular event monitor. *Neurology*, *92*(24), e2743-e2753. https://doi.org/10.1212/WNL.0000000000007644

Young, A. S., Nham, B., Bradshaw, A. P. et al. (2021). Clinical, oculographic, and vestibular test characteristics of vestibular migraine. *Cephalalgia*, *41*(10), 1039–1052. https://doi.org/10.1177/03331024211006042

Yu-Wai-Man, P., Gorman, G., Bateman, D. E. et al. (2009). Vertigo and vestibular abnormalities in spinocerebellar ataxia type 6. *J Neurol*, *256*(1), 78–82. https://doi.org/10.1007/s00415-009-0068-2

16 Funktioneller Schwindel

16.1 Fall 1

16.1.1 Anamnese

Eine 62-jährige Patientin berichtet, dass sie vor einem Jahr für zwei Tage unter heftigem Drehschwindel mit Übelkeit und Erbrechen gelitten habe. Weitere Begleitsymptome habe sie nicht bemerkt. Bei der damaligen ambulanten Vorstellung in der Nothilfe eines Krankenhauses zeigte sich ein Spontannystagmus nach links mit einem pathologischen Kopfimpulstest nach rechts, ohne weitere fokal-neurologische Zeichen. Die Symptomatik sei als Ausfall des rechten Gleichgewichtsorgans eingeordnet, sie sei damals mit Cortison behandelt worden.

Nach Rückgang des anfänglichen Drehschwindels bemerkte die Patientin nach wenigen Wochen einen bis heute anhaltenden Schwankschwindel mit Gangunsicherheit und Falltendenz nach links, bei starker Konzentration auch einen Kopfdruck mit Nackenschmerzen. Während die Symptomatik in Dunkelheit und auf unebenem Grund vermehrt verspürt wurde, ist die Patientin im Liegen nahezu beschwerdefrei. Sie verneint eine tageszeitliche Modulation, bemerkt aber eine situative Zunahme bei vielen äußeren Reizen. So muss sie sich beim Einkaufen am Einkaufswagen festhalten, verwendet zwischenzeitlich auch Stöcke beim Gehen. Wenn sie sich in einer angespannten oder stressbehafteten Situation befindet, sei der Schwankschwindel ebenfalls vermehrt zu spüren. Insgesamt habe sich die Symptomatik seit einem Jahr nicht verbessert, eher bemerke sie sogar eine Zunahme in verschiedensten Situationen, zuletzt auch während einer abendlichen Feier.

16.1.2 Klinischer Befund

Besserung des Stehvermögens unter Ablenkung

Pathologisch zeigte sich ein diskreter Kopfschüttelnystagmus nach links. Im Romberg-Test stand die Patientin unsicher mit deutlicher Besserung unter Ablenkung durch geleichzeitiges Rechnen (Rückwärtszählen von 100 in 7er-Schritten).

16.1.3 Zusatzdiagnostik

Im orthoptischen Untersuchungsbefund zeigte sich ebenfalls der Kopfschüttelnystagmus nach links. Die Messung der subjektiven visuellen Vertikalen erbrachte statisch und dynamisch kein Abweichen, bei Untersuchung des Augenhintergrundes waren keine Auffälligkeiten im Sinne einer Fundusverrollung nachzuweisen.

Die peripher vestibuläre Testung zeigte in der kalorischen Spülung ein deutliches peripher vestibuläres Defizit im Niedrigfrequenzbereich rechts (Seitendifferenz 88 % zuungunsten rechts). Auch im Hochfrequenzbereich, getestet mittels Video-HIT, fand sich ein peripher vestibuläres Defizit rechts mit reduziertem Verhältnis der Kopf -und Augenbewegungsgeschwindigkeit (gain) bei 60 ms von 0,47 (untere Normwertgrenze 0,7 ms) bei Rechtsdrehung bei normwertigem Befund für die Linksdrehung mit 0,99.

In der Posturografie fand sich eine Richtungsabweichung ausschließlich in AP-Auslenkung ohne sonstige erhöhte Schwankungswerte. Beim Stehen mit geöffneten Augen schwankte die Patientin deutlicher, spreizte zur Gleichgewichtsstabilisierung ihre Finger auseinander, unter Augenschluss war der Stand sicherer, ebenso beim Tandemstand (Fuß vor Fuß). Die automatisierte Analyse der Körperschwankungen unter den verschiedenen Bedingungen erbrachte das Muster eines funktionellen Schwindels. Eine auswärtige Audiometrie war im Tief-, Mittel- und Hochtonbereich unauffällig. Das kraniale Kernspintomogramm mit und ohne Kontrastmittel hatte bereits während der notfallmäßigen Vorstellung vor einem Jahr einen unauffälligen Befund erbracht.

16.2 Fall 2

16.2.1 Anamnese

Ein 45-jähriger Patient bemerkte vor zwei Jahren einen Schwankschwindel, der initial nach längerem Gehen aufgetreten sei. Es sei keine zuvor durchgemachte Erkrankung erinnerlich, beruflich und privat sei es ihm sehr gut gegangen. Im Verlauf der Monate habe sich dieses Beschwerdebild insofern verstärkt, als der Schwankschwindel bis heute täglich in fluktuierender Intensität ca. 30 Min. nach dem Aufstehen einsetze und den ganzen Tag über anhalte. Sichere auslösende Faktoren kann der Patient nicht benennen, insbesondere keine eindeutige situative Modulation. Wenn er ein bis zwei Gläser Alkohol trinke, ginge es ihm jedoch insgesamt besser, ebenso wenn er Sport mache oder Fahrrad fahre. Nach dem Absteigen sei der Schwankschwindel allerdings vermehrt zu verspüren. Andere neurologische Beschwerden werden nicht berichtet. Gestürzt sei er bisher noch nicht, fühle sich aber insbesondere unsicher, wenn er sich nach vorne beuge. Im Liegen seien die Beschwerden tendenziell besser. Er verneint eine Veränderung in Dunkelheit oder auf unebenem Grund.

16.2.2 Klinischer Befund

Neurologisch leichte Unsicherheit im Stand mit Besserung unter Ablenkung

Neurologisch zeigten sich keine Auffälligkeiten, insbesondere keine vestibulären, okulomotorischen oder somatosensorischen Defizite. Im Romberg-Test etwas vermehrtes Schwanken, er stand unter Ablenkung, z. B. durch Zahlen auf den Rücken schreiben, sicherer; unspezifisches Abweichen im Unterberger-Tretversuch.

16.2.3 Zusatzdiagnostik

Der orthoptische Untersuchungsbefund erbrachte bis auf eine dezent nach oben sakkadierte Blickfolge einen unauffälligen Befund. Die subjektive visuelle Vertikale zeigte kein Abweichen, bei Untersuchung des Fundus fand sich keine Verrollung.

Die peripher vestibuläre Testung mittels kalorischer Spülung zeigte keinen Hinweis auf ein peripher vestibuläres Defizit im Niedrigfrequenzbereich. Auch der Hochfrequenzbereich, getestet mittels videoassistiertem Kopfimpulstest, war unauffällig mit normalem Verhältnis der Kopf -und Augenbewegungsgeschwindigkeit (gain) bei 60 ms von 0,80 bei Rechtsdrehung und 0,90 bei Linksdrehung.

In der Posturografie konnten alle Testbedingungen allein ausgeführt werden. Auf festem Boden stehend sowie auf Schaumstoff und mit geöffneten Augen waren die Schwankwerte erhöht, lagen in den übrigen Bedingungen im Normbereich. In der automatisierten Analyse des Schwankverhaltens unter den verschiedenen Bedingungen ergab sich das Muster eines funktionellen Schwindels.

Die auswärtige Audiometrie war im Tief-, Mittel- und Hochtonbereich unauffällig.

Das auswärtige kraniale Kernspintomogramm zeigte einen Normalbefund.

16.3 Beurteilung

Situativ verstärkter Dauerschwankschwindel

Die Anamnese eines Dauerschwankschwindels mit situativer Verstärkung, beispielsweise in Menschenansammlungen, in stressbehafteten Situationen, mit Besserung nach leichtem Alkoholgenuss oder während sportlicher Betätigung, spricht für einen funktionellen Schwindel.

Entstehung ohne oder nach vestibulärer Vorerkrankung oder psychosozialer Stresssituation

Während sich bei dem Patienten des zweiten Fallbeispiels der Schwindel ohne vorherige (vestibuläre oder andere) Erkrankung entwickelte, es keine psychosozialen auslösenden Belastungsfaktoren gab und somit ein primär funktioneller Schwankschwindel vorliegt, wurde im Fallbeispiel 1 der Schwankschwindel durch eine organische Schwindelerkrankung, eine akute unilaterale Vestibulopathie, ausgelöst, entsprechend einem sekundär funktionellen Schwankschwindel. Die klinisch neurologische Untersuchung erbrachte im Fallbeispiel 2 lediglich ein leicht vermehrtes Schwanken im Romberg-Test mit Besserung bei Ablenkung, die apparative peripher und zentral vestibuläre Diagnostik verblieb unauffällig. Im Fallbeispiel 1 zeigte sich bis auf ein Schwanken im Romberg-Test, das sich nach Ablenkung besserte, ebenfalls ein unauffälliger Befund.

Zusatzdiagnostik unauffällig bzw. mit Zeichen der abgelaufenen Vorerkrankung

Die vestibuläre Diagnostik konnte das initial auslösende peripher vestibuläre Defizit rechts nachweisen, welches aber aufgrund des unauffälligen orthoptischen Untersuchungsbefundes ohne Abweichung der subjektiven visuellen Vertikalen und ohne Fundusverrollung als zentral kompensiert einzuordnen ist. Der Provokationsnystagmus, der rasch abklang, ist hier nicht als fehlende zentrale Kompensation zu werten.

Posturografisch funktionelles Schwankmuster

In beiden Fällen konnte durch Auswertung der posturografischen Untersuchung die klinische Diagnose des funktionellen Schwindels bestätigt werden. Beim Patienten des Fallbeispiels 1, der initial eine unilaterale Vestibulopathie erlitt, dann den sekundär funktionellen Schwindel entwickelte, zeigten die farbkodierten Konfidenzareale unter den verschiedenen Bedingungen wie Normalstand, Tandemstand, Stehen mit offenen und geschlossenen Augen, Stehen auf Schaumstoff initial (▶ Abb. 16.1) das Muster der unilateralen Vestibulopathie (UV), bei der späteren Untersuchung (▶ Abb. 16.2) das Muster des funktionellen Schwindels.

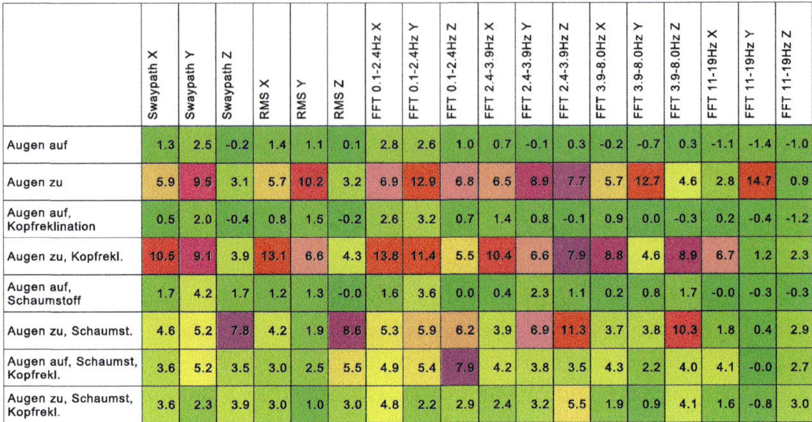

	Swaypath X	Swaypath Y	Swaypath Z	RMS X	RMS Y	RMS Z	FFT 0.1-2.4Hz X	FFT 0.1-2.4Hz Y	FFT 0.1-2.4Hz Z	FFT 2.4-3.9Hz X	FFT 2.4-3.9Hz Y	FFT 2.4-3.9Hz Z	FFT 3.9-8.0Hz X	FFT 3.9-8.0Hz Y	FFT 3.9-8.0Hz Z	FFT 11-19Hz X	FFT 11-19Hz Y	FFT 11-19Hz Z
Augen auf	1.3	2.5	-0.2	1.4	1.1	0.1	2.8	2.6	1.0	0.7	-0.1	0.3	-0.2	-0.7	0.3	-1.1	-1.4	-1.0
Augen zu	5.9	9.5	3.1	5.7	10.2	3.2	6.9	12.9	6.8	6.5	8.9	7.7	5.7	12.7	4.6	2.8	14.7	0.9
Augen auf, Kopfreklination	0.5	2.0	-0.4	0.8	1.5	-0.2	2.6	3.2	0.7	1.4	0.8	-0.1	0.9	0.0	-0.3	0.2	-0.4	-1.2
Augen zu, Kopfrekl.	10.5	9.1	3.9	13.1	6.6	4.3	13.8	11.4	5.5	10.4	6.6	7.9	8.8	4.6	8.9	6.7	1.2	2.3
Augen auf, Schaumstoff	1.7	4.2	1.7	1.2	1.3	-0.0	1.6	3.6	0.0	0.4	2.3	1.1	0.2	0.8	1.7	-0.0	-0.3	-0.3
Augen zu, Schaumst.	4.6	5.2	7.8	4.2	1.9	8.6	5.3	5.9	6.2	3.9	6.9	11.3	3.7	3.8	10.3	1.8	0.4	2.9
Augen auf, Schaumst, Kopfrekl.	3.6	5.2	3.5	3.0	2.5	5.5	4.9	5.4	7.9	4.2	3.8	3.5	4.3	2.2	4.0	4.1	-0.0	2.7
Augen zu, Schaumst, Kopfrekl.	3.6	2.3	3.9	3.0	1.0	3.0	4.8	2.2	2.9	2.4	3.2	5.5	1.9	0.9	4.1	1.6	-0.8	3.0

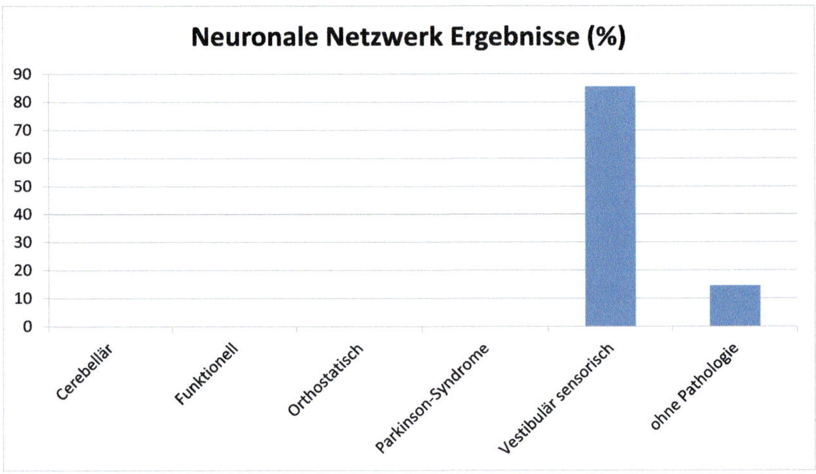

Abb. 16.1: Posturografiebefund mit farbkodierten Konfidenzarealen bei initial unilateraler Vestibulopathie (UV)

	Swaypath X	Swaypath Y	Swaypath Z	RMS X	RMS Y	RMS Z	FFT 0.1-2.4Hz X	FFT 0.1-2.4Hz Y	FFT 0.1-2.4Hz Z	FFT 2.4-3.9Hz X	FFT 2.4-3.9Hz Y	FFT 2.4-3.9Hz Z	FFT 3.9-8.0Hz X	FFT 3.9-8.0Hz Y	FFT 3.9-8.0Hz Z	FFT 11-19Hz X	FFT 11-19Hz Y	FFT 11-19Hz Z
Augen auf	0.5	2.4	-0.2	2.6	2.8	-0.5	3.5	3.8	-0.8	-0.2	-0.1	-0.9	-0.0	-0.2	0.0	-0.5	0.2	-1.4
Augen zu	0.2	1.9	0.0	2.9	4.5	-0.3	1.9	4.7	-0.2	1.0	2.4	-0.7	1.1	3.4	0.8	0.8	4.8	-1.1
Augen auf, Kopfreklination	4.5	7.9	0.3	4.4	10.7	-0.1	12.0	13.1	0.3	8.2	7.8	1.3	5.7	6.3	0.9	4.2	7.1	-0.9
Augen zu, Kopfrekl.	5.6	3.1	0.9	12.6	6.6	1.4	8.9	7.6	1.6	7.9	1.0	3.7	4.1	0.9	3.8	0.0	0.9	-0.3
Augen auf, Schaumstoff	1.1	1.6	0.5	4.1	3.5	-0.0	1.9	3.1	0.0	1.3	0.5	1.0	1.2	-0.1	0.8	1.5	-0.3	-0.3
Augen zu, Schaumst.	-0.5	0.4	-0.7	3.5	0.1	-0.7	1.1	1.0	-0.5	-0.5	-0.7	-1.0	-0.7	-0.3	-0.1	-0.1	0.4	-0.5
Augen auf, Schaumst, Kopfrekl.	2.2	1.0	0.1	7.2	6.9	1.1	6.1	4.5	2.0	-0.1	0.7	0.6	-0.5	0.1	0.8	-0.8	0.4	2.0
Augen zu, Schaumst, Kopfrekl.	-0.5	-0.0	-0.1	0.7	0.4	-0.0	0.2	0.9	-0.2	-0.7	-0.1	0.4	-0.9	-0.3	0.4	-0.8	0.5	-0.3

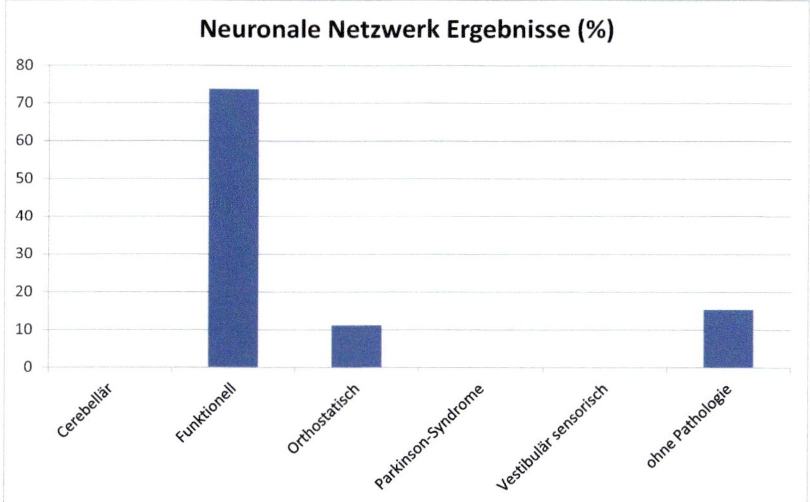

Abb. 16.2: Posturografiebefund mit farbkodierten Konfidenzarealen bei im Verlauf funktionellem Schwindel

Beim zweiten Patienten zeigte sich in den Konfidenzarealen ein funktionelles Muster, zusätzlich eine leichte orthostatische Komponente (► Abb. 16.3).

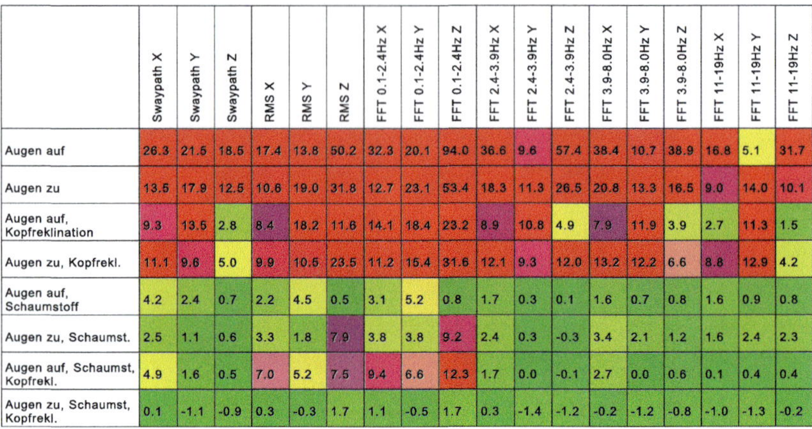

	Swaypath X	Swaypath Y	Swaypath Z	RMS X	RMS Y	RMS Z	FFT 0.1-2.4Hz X	FFT 0.1-2.4Hz Y	FFT 0.1-2.4Hz Z	FFT 2.4-3.9Hz X	FFT 2.4-3.9Hz Y	FFT 2.4-3.9Hz Z	FFT 3.9-8.0Hz X	FFT 3.9-8.0Hz Y	FFT 3.9-8.0Hz Z	FFT 11-19Hz X	FFT 11-19Hz Y	FFT 11-19Hz Z
Augen auf	26.3	21.5	18.5	17.4	13.8	50.2	32.3	20.1	94.0	36.6	9.6	57.4	38.4	10.7	38.9	16.8	5.1	31.7
Augen zu	13.5	17.9	12.5	10.6	19.0	31.8	12.7	23.1	53.4	18.3	11.3	26.5	20.8	13.3	16.5	9.0	14.0	10.1
Augen auf, Kopfreklination	9.3	13.5	2.8	8.4	18.2	11.6	14.1	18.4	23.2	8.9	10.8	4.9	7.9	11.9	3.9	2.7	11.3	1.5
Augen zu, Kopfrekl.	11.1	9.6	5.0	9.9	10.5	23.5	11.2	15.4	31.6	12.1	9.3	12.0	13.2	12.2	6.6	8.8	12.9	4.2
Augen auf, Schaumstoff	4.2	2.4	0.7	2.2	4.5	0.5	3.1	5.2	0.8	1.7	0.3	0.1	1.6	0.7	0.8	1.6	0.9	0.8
Augen zu, Schaumst.	2.5	1.1	0.6	3.3	1.8	7.9	3.8	3.8	9.2	2.4	0.3	-0.3	3.4	2.1	1.2	1.6	2.4	2.3
Augen auf, Schaumst, Kopfrekl.	4.9	1.6	0.5	7.0	5.2	7.5	9.4	6.6	12.3	1.7	0.0	-0.1	2.7	0.0	0.6	0.1	0.4	0.4
Augen zu, Schaumst, Kopfrekl.	0.1	-1.1	-0.9	0.3	-0.3	1.7	1.1	-0.5	1.7	0.3	-1.4	-1.2	-0.2	-1.2	-0.8	-1.0	-1.3	-0.2

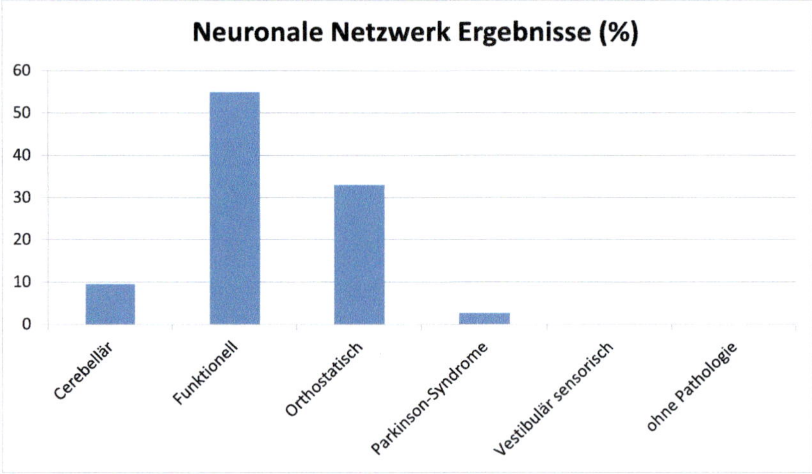

Abb. 16.3: Posturografiebefund mit farbkodierten Konfidenzarealen bei funktionellem Schwindel mit zusätzlich Hinweisen für möglichen orthostatischen Tremor

Auffälligkeiten im Gangmuster im Sinne einer zusätzlichen funktionellen Gangstörung zeigte sich bei keinem der beiden Patienten.

16.4 Diagnostik und klinische Charakterisierung

In der aktuellen Internationalen Klassifikation der Krankheiten (ICD-11) wird dieser nicht organisch bedingte Schwindel mit oft begleitender Stand- und Gangunsicherheit unter dem Begriff »Persistent Postural-Perceptual Dizziness« (PPPD) geführt (Staab et al., 2017).

Der »Phobische Schwankschwindel« (PPV) ist eine durch bestimmte typische Merkmale charakterisierte Unterform (Brandt, 1996) des funktionellen Schwindels. Dies gilt auch für den »Visuellen Schwindel«.

In den diagnostischen Kriterien des PPPD (siehe nachfolgender Kasten) werden nach den Auslösern drei Subtypen differenziert, der visuell dominante Typ führt mit 47 % (Staab et al., 2017; Yagi et al., 2021). Die aktuellen diagnostischen Kriterien für PPPD sind wie folgt (Kriterien unter https://www.thebaranysociety.org/icvd-consensus-documents/ (Staab et al. 2017), Übersetzung durch den Verfasser):

Diagnosekriterien der Bárány Society für Persistent Postural-Perceptual Dizziness (PPPD)

1. Persistierender fluktuierender Schwankschwindel und/oder Unsicherheit an den meisten Tagen über einen Zeitraum von mindestens drei Monaten; die Symptome müssen während eines Tages über Stunden anhalten und im Tagesverlauf zunehmen.
2. Die Symptome sind spontan vorhanden, können durch folgende Faktoren verstärkt werden:
   - Aufrechte Körperposition
   - Aktive oder passive Körperbewegungen, unabhängig von einer Richtung
   - Sich bewegende visuelle Reize oder komplexe visuelle Muster
3. Die Symptome treten meist nach einer Störung des Gleichgewichts auf, seltener entwickeln sie sich langsam. Vorausgegangene Ereignisse können akute, episodische oder chronische organische vestibuläre Erkrankungen, neurologische oder andere Krankheiten oder psychologischer Stress sein. Sie können anderen Erkrankungen vorausgehen, gleichzeitig bestehen oder diese überdauern.
4. Die Symptome verursachen eine signifikante funktionelle Beeinträchtigung.
5. Die Symptome sind durch eine andere Erkrankung nicht besser erklärbar

Die klinischen Leitsymptome des funktionellen Schwindels sind in folgender Übersicht zusammengefasst (Brandt et al., 2015a).

Klinische Leitsymptome des funktionellen Schwindels

1. Chronischer spontaner Schwankschwindel für Monate oder länger
2. Dissoziation zwischen objektiven Balancetests und subjektiver Standunsicherheit
3. Fallangst ohne anamnestische Stürze
4. Verbesserung während körperlicher Aktivität, Ablenkung oder unter Alkohol
5. Unangemessene starke Angst
6. Schwankschwindel kombiniert mit nicht vestibulären Symptomen
7. Bestimmte Auslösesituationen und Vermeidungsverhalten

8. Drehschwindel ohne begleitenden Spontannystagmus
9. Ungewöhnliche oder bizarre Stand- und Gangmuster
10. Chronische Unsicherheit und Schwankschwindel nach Transport in Fahrzeugen

Alle Formen dieses Schwindelsyndroms sind chronisch funktionelle Störungen, die durch Schwindel und ängstliches subjektives Ungleichgewicht beim Stehen und Gehen trotz normaler Leistungen in vestibulären und klinischen Gleichgewichtstests gekennzeichnet sind (Brandt, 1996; Dieterich et al., 2016).

Häufigstes Schwindelsyndrom

Der funktionelle Schwindel ist die häufigste Diagnose in einer interdisziplinären tertiären Schwindelambulanz (Deutsches Zentrum für Schwindel und Gleichgewichtsstörungen) (Brandt & Dieterich, 2017). Man unterscheidet zwischen primär funktionellen Schwindelsyndromen, d. h. ohne Vorliegen einer vorherigen Erkrankung oder sonstiger Belastungsfaktoren, und sekundär funktionellen Schwindelsyndromen, die sich meist nach einer organisch vestibulären Erkrankung oder psychosozialen Belastungssituation entwickeln (Dieterich et al., 2016). Die Häufigkeit eines funktionellen Schwindels als primäre Ursache vestibulärer Symptome liegt zwischen 8–10 % (Staab, 2013). Eine Untersuchung zur Alters- und Geschlechtsverteilung beim phobischen Schwankschwindel zeigte, dass die meisten Betroffenen mittleren Alters sind (2. bis 5. Dekade) mit einem Überwiegen des weiblichen Geschlechts (Huppert et al., 1995).

Perfektionistische und anankastische Persönlichkeitszüge

Neben den im vorherigen Kasten aufgelisteten klinischen Leitsymptomen finden sich als weitere Charakteristika des funktionellen und phobischen Schwindels bestimmte Persönlichkeitsmerkmale wie eine perfektionistische oder anankastische Primärpersönlichkeit mit Neigung zu verstärkter Introspektion bei niedrigen Werten für Extroversion. Die Patienten haben einen hohen eigenen Anspruch, sind aber leicht irritierbar und ängstlich (Kapfhammer et al., 1997; Staab et al., 2014). Je nach begleitenden psychischen Erkrankungen (Depressionen oder Angsterkrankungen) können weitere Symptome vorhanden sein wie Leistungsabfall und Abgeschlagenheit, Antriebs- und Konzentrationsstörungen, Störungen von Affekt- und Stimmungslage, Schlafstörungen, vegetative Symptome wie Schweißausbruch, Herzrasen oder Luftnot. Die Symptomatik kann zu einer subjektiv empfundenen Einschränkung der Berufs- und Alltagsaktivitäten führen.

16.5 Neurophysiologische und bildgebende Charakteristika

Neurophysiologische Untersuchungen freien aufrechten Standes (posturografische und EMG-Messungen der Muskelaktivität) zeigen beim funktionellen Schwindel eine inadäquate muskuloskelettale Versteifung mit Ko-Kontraktion der Antischwerkraftmuskulatur (Bein- und Nackenmuskeln) (Krafczyk et al., 2006; Querner et al., 2000; Schniepp et al., 2014b; Wuehr et al., 2013, 2017).

Versteifung durch gleichzeitige Anspannung antagonistischer Muskelgruppen

Dies führt zu einer starreren und weniger flexiblen Haltung, was wiederum das subjektive Unsicherheitsgefühl verstärkt und die ängstliche Gleichgewichtskontrolle weiter verschlechtert (Wuehr et al., 2013, 2017). Dies führt zu einer Art Teufelskreis, Circulus vitiosus, der Körperinstabilität (Brandt et al., 2015b) (▶ Abb. 16.4).

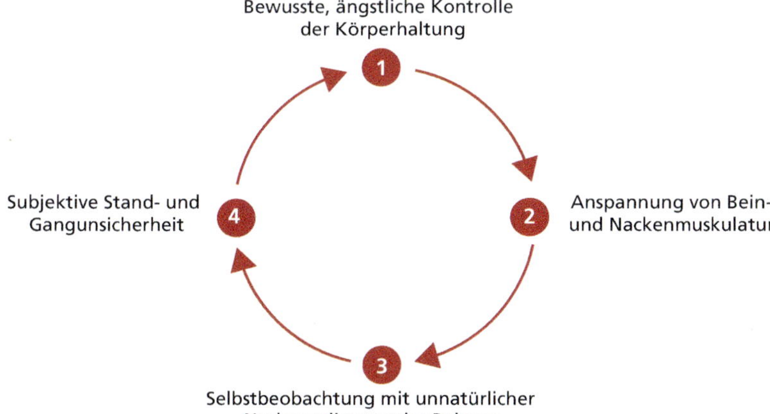

Abb. 16.4: Circulus vitiosus der Körperinstabilität

Bildbeschreibung: Modifiziert und übersetzt nach Huppert et al. (2024), Acrophobia and visual height intolerance: advances in epidemiology and mechanisms. *J Neurol*, 267, 231–240, https://doi.org/10.1007/s00415-020-09805-4 (lizensiert nach CC BY 4.0, https://creativecommons.org/licenses/by/4.0/).

Eine unzureichende Haltungskontrolle kann spontan entstehen, wird verstärkt und manchmal auch ausgelöst durch bestimmte visuelle Wahrnehmungsreize oder soziale Situationen wie überfüllte Räume (Wuehr et al., 2017). Die Ablenkung der Patienten durch kognitive Doppelaufgaben (z. B. Rechnen und Namenlisten erstellen) normalisiert die Beinmuskelaktivität und damit das Gleichgewicht (Wuehr et al., 2017). Die Beeinträchtigung des Stands korreliert mit Unsicherheitsgefühl und subjektiver Sturzangst, obwohl Patienten mit funktionellem Schwindel im Vergleich zu gesunden

Kontrollpersonen keine höhere Sturzrate aufweisen (Schlick et al., 2016). Diese versteifte Haltungskontrolle durch Muskelkokontraktion ist typisch für den funktionellen Schwindel, aber nicht spezifisch, da Stand und Gang bei Personen mit visueller Höhenintoleranz (vHI) oder Akrophobie eine ähnliche Versteifung der Antigravitationsmuskulatur aufweisen, wenn sie Höhen ausgesetzt sind (Wuehr et al., 2014, 2019). Die automatisierte Analyse des Schwankmusters in der Posturografie mithilfe von künstlichen neuronalen Netzwerken erlaubt es, die unter den verschiedenen Bedingungen gemessenen Schwankparameter einem für funktionellen Schwindel typischen Muster zuzuordnen und von anderen Differenzialdiagnosen (s. o.) abzugrenzen (Brandt et al., 2012; Krafczyk et al., 2006).

Gangmuster mit variabler Schrittlänge, Ausfallschritten

Der Gang von Patienten mit phobischem Schwankschwindel ist durch eine verringerte Ganggeschwindigkeit und kürzere Schrittlänge gekennzeichnet (Schniepp et al., 2014a, 2014b). Die Analyse des Gangs auf einem Gangteppich erbringt unterschiedliche Muster bei verschiedenen Ganggeschwindigkeiten: Bei langsamer und selbst gewählter Geschwindigkeit zeigen diese Patienten eine geringere Variabilität im Vergleich zu Gesunden. Sie versuchen durch stärkere Kontrolle das Schwanken zu vermeiden, eine Besserung bis Normalisierung dieser auffälligen Parameter tritt bei schneller Geschwindigkeit ein. Bei funktionellem Schwindel, bei dem sich oft bizarre Gangmuster mit Ausfallschritten, großer Variabilität der Schrittlänge und auch haltsuchenden Armabduktionen finden, normalisiert sich bei Ablenkung das Gangbild, im Gegensatz zu den Patienten mit phobischem Schwankschwindel (Schniepp et al., 2014b).

Reduktion der Augen- und Kopfbewegungen in der schwindelauslösenden Situation

Bei Patienten mit funktionellem Schwindel ergab die Analyse der visuellen Exploration durch Augen- und Kopfbewegungen während des Gangs in einer schwindelauslösenden Situation (große Menschenmenge) signifikante Unterschiede zu gesunden Kontrollpersonen. Die Augen- und Kopfpositionen waren in der vertikalen Ebene mehr nach unten in Richtung des Bodens vor ihnen gerichtet mit häufigeren vertikalen Orientierungsbewegungen großer Amplitude in Richtung des Endes des Bodens geradeaus. Die Umgebung wird nicht oder vermindert exploriert. Besonders ängstliche Patienten zeigten außerdem eine mehr oder weniger ausgeprägte nervöse visuelle Erkundung ihrer horizontalen Umgebung auf der Suche nach möglichem Halt zur Vermeidung drohender Stürze. Die pathologischen Veränderungen in der Augen-Kopf-Koordination während der Fortbewegung korrelieren mit einem höheren Maß an Unbehagen und Angst vor dem Sturz (Penkava et al., 2020). Diese neurophysiologischen Veränderungen sind von Bedeutung für die pathophysiologische Interpretation des motorischen Verhaltens.

Bildgebende Befunde

Passend zu diesen motorischen Veränderungen zeigten Bildgebungsstudien eine Volumenminderung der grauen Substanz im Kleinhirn bei gleichzeitiger Volumenzunahme im Thalamus und motorischen Kortex beidseits als Zeichen der verminderten automatischen sensomotorischen Kontrolle und gesteigerten Willkürmotorik. Außerdem fanden sich Netzwerkveränderungen in Hirnregionen, die in die Regulation des Affektes, in Angstgeneralisierung, Interozeption und kognitive Kontrolle involviert sind (Popp et al., 2018). Diese Verminderung der Verbindungen von Arealen im präfrontalen Kortex zum Kleinhirn beidseits bei Verstärkung der Konnektivität zum Thalamus, zur vorderen Insel, zu Parahippocampus, Amygdala und anteriorem Cingulum, des Netzwerks für Emotionen, Angst und Depression, entsprechen den Befunden einer vermehrten Komorbidität mit Depressionen und Angsterkrankungen (Staab, 2012). Die bei den Patienten beobachtete veränderte visuelle Bewegungsverarbeitung kann aus einem veränderten Zustand der sensorischen und zerebellären Netzwerkkonnektivität resultieren (Huber et al., 2020). Weitere Studien konnten eine Dysfunktion des Präcuneus aufzeigen, möglicherweise verantwortlich für Störungen bei der Wahrnehmung der Umgebung und der Regulation von Körperhaltung und Bewegungen (Im et al., 2021; Teh et al., 2022).

16.6 Pathogenese

Die Theorie über die Entstehung geht davon aus, dass bei einer gewissen Prädisposition, zu der womöglich eine vestibuläre Erkrankung kommt, nach Abklingen der organischen Erkrankung eine ängstliche Kontrolle des Gleichgewichts persistiert, die dann bei entsprechenden Auslösern zu einer ängstlichen Ko-Kontraktion der Bein- und Nackenmuskulatur führt, die den Körper versteifen lässt. Bei aktiven Bewegungen führt dies zu einer Störung der Raumkonstanz-Wahrnehmung, ein im Jahre 1950 beschriebenes sensomotorisches Regelungsprinzip für die Wahrnehmung von Raumkonstanz während aktiver Eigenbewegungen (Reafferenzprinzip) (von Holst & Mittelstaedt, 1950). Aktive Körperbewegungen führen zu einer Reizung der vestibulären, visuellen und somatosensorischen Sinnesorgane (Reafferenz), deren Eingangssignale mit einem durch frühere Bewegungserfahrung geeichten, multisensorischen Erwartungsmuster (antizipierte Afferenz) verglichen werden. Der Vergleich ist möglich, da gleichzeitig mit dem Bewegungsimpuls eine Efferenzkopie ausgesandt wird. Stimmen die aktuelle Sinnesreizung und das Erwartungsmuster überein, so wird die Bewegung unter Erhaltung der Raumkonstanz wahrgenommen. Kommt es jedoch (in Folge einer teilweisen Entkopplung der Efferenzkopie) zu einer Inkongruenz zwischen eingehendem und antizipiertem Reizmuster, wie dies bei einer unphysiologischen Bewegungsversteifung der Fall sein kann, so werden fälschlicherweise Scheinbewegungen der Umwelt wahrgenommen, und es entsteht eine akute Schwindelempfindung (Brandt, 1996; Brandt & Dieterich, 1986).

16.7 Differenzialdiagnosen

Zu den Differenzialdiagnosen gehören vestibuläre und nicht vestibuläre organische Schwindelsyndrome, die mit episodischem oder chronischem Schwindel einhergehen, sowie psychiatrische Erkrankungen. Zu den organischen vestibulären Syndromen zählen die bilaterale Vestibulopathie, die vestibuläre Migräne sowie zerebellär bedingter Schwindel und Basalganglienschwindel. Zu den nicht vestibulären zählt der orthostatische Schwindel. Psychiatrische Syndrome umfassen Panikerkrankungen, Angsterkrankungen und Depressionen, die mit funktionellem Schwindel einhergehen können.

Das Mal-de-Débarquement-Syndrom, ein nach passivem Transport in Schiffen oder Flugzeugen persistierender Schwankschwindel an Land, kann lange anhaltend bestehen, Übergänge zu funktionellem Schwindel sind möglich (Murphy, 1993; Saha & Cha, 2020).

Differenzialdiagnosen zu funktionellem Schwindel

- Episodische und persistierende vestibuläre Schwindelsyndrome
  - Bilaterale Vestibulopathie
  - Vestibuläre Migräne
  - Zerebellärer Schwindel und Basalganglienschwindel
- Nicht vestibuläre Schwindelsyndrome
  - Orthostatisch bedingter Schwindel
  - Mal-de-Débarquement-Syndrom als eine Unterform des funktionellen Schwindels
  - Visueller Schwindel als eine Unterform des funktionellen Schwindels
- Psychiatrisch bedingter Schwindel
  - Im Rahmen von Angst- und Panikerkrankungen
  - Im Rahmen depressiver Syndrome
  - Zervikaler Schwindel

16.8 Therapie

Ausführliche Diagnostik

Therapiebausteine sind ausführliche Anamneseerhebung, körperliche und neurologische Untersuchung sowie vestibuläre Diagnostik, um die Charakteristika des Syndroms erfassen und andere Schwindelerkrankungen ausschließen zu können. Die Untersuchungen inklusive kranialer Kernspintomografie sollten normal sein bzw. evtl. Residuen einer Vorerkrankung zeigen, die aber nicht die jetzige Symptomatik erklären. Die Besprechung der Befunde mit dem Patienten dient dazu, diesem die Angst vor einer verborgenen organischen Erkrankung zu nehmen.

Erläuterung des Pathomechanismus mit ängstlicher Stand- und Gangkontrolle

Im Sinne einer psychoedukativ-kognitiven Therapie wird mit dem Patienten der Pathomechanismus des Syndroms besprochen sowie der Teufelskreis inklusive der ängstlichen Stand- und Gangkontrolle dargestellt. Sollte sich posturografisch ein funktionelles Muster gezeigt haben, was bedeutet, dass die Standunsicherheit umso besser wird, je schwieriger die Aufgaben werden (vermehrtes Schwanken bei einfachen Standaufgaben wie Fuß neben Fuß, sichererer Stand auf Schaumstoff und Fuß vor Fuß), wird dies dem Patienten erläutert und damit die theoretische Darstellung der Entstehung von Schwindel durch Störung der Raumkonstanz während aktiver Bewegungen mit in der Folge vermehrter Muskelanspannung und ängstlicher Gleichgewichtskontrolle durch auch neurophysiologisch nachgewiesenes entsprechendes Schwankmuster illustriert. Die sich daraus ableitende Verhaltensanweisung ist, dass die Patienten regelmäßigen Ausdauersport machen und die Auslösesituation nicht meiden, sondern diese im Sinne einer Eigendesensibilisierung bewusst aufsuchen sollen. Hierbei unterstützend sollten auch Entspannungsverfahren wie autogenes Training regelmäßig angewandt werden.

Ist die Balance der Patienten normal, so ist Gleichgewichtstraining nicht indiziert, da es unter Umständen einen kontraproduktiven Effekt haben könnte, da die Patienten sich dann noch mehr auf ihre Balance konzentrieren, was der gewünschten Distanzierung und Ablenkung von den Beschwerden entgegenwirken würde.

Kognitive Verhaltenstherapie, unter Umständen zusätzliche Psychopharmakotherapie

Sollten diese Maßnahmen nicht erfolgreich sein, kommt als weitere Therapiemöglichkeit eine psychotherapeutische Behandlung in Form einer Verhaltenstherapie in Betracht. Je nach klinischem Bild, der Zuordnung des funktionellen Syndroms und der möglicherweise vorliegenden psychiatrischen Komorbidität kann eine ergänzende pharmakologische Behandlung durchgeführt werden. Mit Erfolg eingesetzt werden Antidepressiva wie selektive Serotoninwiederaufnahmehemmer (z. B. Escitalopram 5–10 mg/d) (Staab, 2013) oder andere Präparate, je nach psychiatrischer Komorbidität und Begleitsymptomen wie Schlafstörungen (z. B. trizyklische Antidepressiva wie Amitriptylin). Diese individuell angepasste Therapie kann bzw. sollte über mehrere Wochen bis Monate durchgeführt werden, um die Symptomatik auch langfristig positiv beeinflussen zu können.

Therapeutisch-edukatives Prozedere zeigt günstigen Verlauf in Langzeitstudien

Langzeitverlaufsuntersuchungen nach diesem therapeutisch-edukativen Prozedere bei einer langen Nachbeobachtungszeit konnten eine deutliche Befundbesserung beziehungsweise Beschwerdefreiheit bei ca. drei Viertel der Patienten nachweisen. Auch nach bereits lange bestehender Symptomatik waren Besserungen möglich (Brandt et al., 1994; Huppert et al., 2005). Studien konnten auch eine Besserung der Haltungsregulation nachweisen (Best et al., 2015). Die Kombination von kognitiver Verhaltenstherapie in Kombination mit vestibulärer Rehabilitation wies eine signifikante Besserung der Beschwerden unmittelbar nach Therapie auf, der positive Effekt war bei einer Nachuntersuchung eines Teils der Patienten nach einem Jahr nicht mehr nachweisbar (Holmberg et al., 2007; Holmberg et al., 2006). Eine systematische Analyse weiterer Therapiestudien konnte die Wirksamkeit psychotherapeutisch-psychosomatischer Behandlungsansätze belegen (Edelman et al., 2012; Mahoney et al., 2013; Schmid et al., 2011).

Zum funktionellen Schwindel gibt es bislang weiterhin keine positiven Placebo-kontrollierten Studien oder aktuelle Cochrane Reviews. Für die Wirksamkeit nicht pharmakologischer Interventionen, insbesondere Physiotherapie, gibt es keine Evidenz, obwohl sie oft empfohlen werden (Webster et al., 2023b). Physiotherapie bei organisch gesunden Patienten mit funktionellem Schwindel kann nach Auffassung der Autoren sogar zu einer Verstärkung der Symptome durch vermehrte Selbstbeobachtung führen. In Bezug auf die pharmakologische Therapie sind die Behandlungseffekte sehr unsicher, da keine Placebo-kontrollierten Studien vorliegen (Webster et al., 2023a).

Sollten bei sekundär funktionellem Schwindel noch Restsymptome einer initialen vestibulären Erkrankung vorhanden sein, die allerdings nicht die gesamte Beschwerdesymptomatik erklären können, sind zum einen Gleichgewichtsübungen mit Auge-Kopf-Koordinations- und Kopf-Rumpf-Stabilisierungsübungen zu empfehlen, zum anderen je nach vorliegendem Krankheitsbild und Befund weitere, unter Umständen auch medikamentöse Therapiemaßnahmen. Bei zusätzlichen orthostatischen Beschwerden sollte eine entsprechende Behandlung erfolgen, da durch rezidivierend auftretende organisch bedingte Schwindelsensationen die ängstliche Gang- und Standkontrolle somatosensorisch verstärkt werden könnte.

16.9 Literatur

Best, C., Tschan, R., Stieber, N. et al. (2015). STEADFAST: Psychotherapeutic Intervention Improves Postural Strategy of Somatoform Vertigo and Dizziness. *Behav Neurol*, *2015*, 456850. https://doi.org/10.1155/2015/456850

Brandt, T. (1996). Phobic postural vertigo. *Neurology*, *46*, 1515–1519.

Brandt, T., Dieterich, M. (1986). Phobischer Episoden-Schwankschwindel, ein neues Syndrom. *Münch Med Wochenschr*, *128*, 247–250.

Brandt, T., Dieterich, M. (2017). The dizzy Patient: don't forget disorders of the central vestibular system. *Nat Rev Neurol*, *13*(6), 352–362. https://doi.org/10.1038/nrneurol.2017.58

Brandt, T., Huppert, D., Dieterich, M. (1994). Phobic postural vertigo: a first follow-up. *J Neurol*, *241*(4), 191–195. https://doi.org/10.1007/BF00863767

Brandt, T., Huppert, D., Strupp, M. et al. (2015a). Functional dizziness: diagnostic keys and differential diagnosis. *J Neurol*, *262*(8), 1977–1980. https://doi.org/10.1007/s00415-015-7826-0

Brandt, T., Kugler, G., Schniepp, R. et al. (2015b). Acrophobia impairs visual exploration and balance during standing and walking. *Ann N Y Acad Sci*, *1343*, 37–48. https://doi.org/10.1111/nyas.12692

Brandt, T., Strupp, M., Novozhilov, S., et al. (2012). Artificial neural network posturography detects the transition of vestibular neuritis to phobic postural vertigo. *J Neurol*, *259*(1), 182–184. https://doi.org/10.1007/s00415-011-6124-8

Dieterich, M., Staab, J. P., Brandt, T. (2016). Functional (psychogenic) dizziness. *Handb Clin Neurol*, *139*, 447–468. https://doi.org/10.1016/B978-0-12-801772-2.00037-0

Edelman, S., Mahoney, A. E., Cremer, P. D. (2012). Cognitive behavior therapy for chronic subjective dizziness: a randomized, controlled trial. *American journal of otolaryngology*, *33*(4), 395–401.

Holmberg, J., Karlberg, M., Harlacher, U. et al. (2007). One-year follow-up of cognitive behavioral therapy for phobic postural vertigo. *Journal of neurology*, *254*, 1189–1192.

Holmberg, J., Karlberg, M., Harlacher, U. et al. (2006). Treatment of phobic postural vertigo: a controlled study of cognitive-behavioral therapy and self-controlled desensitization. *Journal of neurology*, *253*, 500–506.

Huber, J., Flanagin, V. L., Popp, P. et al. (2020). Network changes in patients with phobic postural vertigo. *Brain Behav*, *10*(6), e01622. https://doi.org/10.1002/brb3.1622

Huppert, D., Kunihiro, T., Brandt, T. (1995). Phobic postural vertigo (154 patients): Its association with vestibular disorders *Journal of Audiological Medicine*, *4(2)*, 97–103.

Huppert, D., Strupp, M., Rettinger, N. et al. (2005). Phobic postural vertigo–a long-term follow-up (5 to 15 years) of 106 patients. *J Neurol*, *252*(5), 564–569. https://doi.org/10.1007/s00415-005-0699-x

Im, J. J., Na, S., Jeong, H., Chung, Y. A. (2021). A Review of Neuroimaging Studies in Persistent Postural-Perceptual Dizziness (PPPD). *Nucl Med Mol Imaging*, *55*(2), 53–60. https://doi.org/10.1007/s13139-020-00675-2

Kapfhammer, H. P., Mayer, C., Hock, U. et al. (1997). Course of illness in phobic postural vertigo. *Acta Neurol Scand*, *95*(1), 23–28. https://doi.org/10.1111/j.1600-0404.1997.tb00063.x

Krafczyk, S., Tietze, S., Swoboda, W., et al. (2006). Artificial neural network: A new diagnostic posturographic tool for disorders of stance. *Clinical Neurophysiology*, *117*(8), 1692–1698. https://doi.org/https://doi.org/10.1016/j.clinph.2006.04.022

Mahoney, A. E., Edelman, S., Cremer, P. D. (2013). Cognitive behavior therapy for chronic subjective dizziness: longer-term gains and predictors of disability. *American journal of otolaryngology*, *34*(2), 115–120.

Murphy, T. P. (1993). Mal de debarquement syndrome: a forgotten entity? *Otolaryngol Head Neck Surg*, *109*(1), 10–13. https://doi.org/10.1177/019459989310900103

Penkava, J., Bardins, S., Brandt, T. et al. (2020). Spontaneous visual exploration during locomotion in patients with phobic postural vertigo. *J Neurol*, *267*(Suppl 1), 223–230. https://doi.org/10.1007/s00415-020-10151-8

Popp, P., Zu Eulenburg, P., Stephan, T. et al. (2018). Cortical alterations in phobic postural vertigo – a multimodal imaging approach. *Ann Clin Transl Neurol*, *5*(6), 717–729. https://doi.org/10.1002/acn3.570

Querner, V., Krafczyk, S., Dieterich, M. et al. (2000). Patients with somatoform phobic postural vertigo: the more difficult the balance task, the better the balance performance. *Neurosci Lett*, *285*(1), 21–24. https://doi.org/10.1016/s0304-3940(00)01008-9

Saha, K., Cha, Y. H. (2020). Mal de Debarquement Syndrome. *Semin Neurol*, *40*(1), 160–164. https://doi.org/10.1055/s-0039-3402740

Schlick, C., Schniepp, R., Loidl, V. et al. (2016). Falls and fear of falling in vertigo and balance disorders: A controlled cross-sectional study. *J Vestib Res*, *25*(5–6), 241–251. https://doi.org/10.3233/VES-150564

Schmid, G., Henningsen, P., Dieterich, M. et al. (2011). Psychotherapy in dizziness: a systematic review. *Journal of Neurology, Neurosurgery & Psychiatry*, *82*(6), 601–606.

Schniepp, R., Kugler, G., Wuehr, M. et al. (2014a). Quantification of gait changes in subjects with visual height intolerance when exposed to heights. *Front Hum Neurosci*, *8*, 963. https://doi.org/10.3389/fnhum.2014.00963

Schniepp, R., Wuehr, M., Huth, S. et al. (2014b). Gait characteristics of patients with phobic postural vertigo: effects of fear of falling, attention, and visual input. *J Neurol*, *261*(4), 738–746. https://doi.org/10.1007/s00415-014-7259-1

Staab, J. P. (2012). Chronic subjective dizziness. *CONTINUUM: Lifelong Learning in Neurology*, *18*(5), 1118–1141.

Staab, J. P. (2013). Behavioural Neuro-Otology. In *Oxford textbook of vertigo and imbalance* (pp. 0). Oxford University Press. https://doi.org/10.1093/med/9780199608997.003.0030

Staab, J. P., Eckhardt-Henn, A., Horii, A. et al. (2017). Diagnostic criteria for persistent postural-perceptual dizziness (PPPD): Consensus document of the committee for the Classification of Vestibular Disorders of the Barany Society. *J Vestib Res*, *27*(4), 191–208. https://doi.org/10.3233/VES-170622

Staab, J. P., Rohe, D. E., Eggers, S. D. et al. (2014). Anxious, introverted personality traits in patients with chronic subjective dizziness. *J Psychosom Res*, *76*(1), 80–83. https://doi.org/10.1016/j.jpsychores.2013.11.008

Teh, C. S., Mah, M. C., Rahmat, K. et al. (2022). Neuroimaging Systematic Review in Persistent Postural-Perceptual Dizziness: The Elaborate Alterations in the Delicate Network to Remain Balanced. *Otol Neurotol*, *43*(1), 12–22. https://doi.org/10.1097/MAO.0000000000003389

von Holst, E., Mittelstaedt, H. (1950). Das Reafferenzprinzip. *Naturwissenschaften*, *37*(20), 464–476. https://doi.org/10.1007/BF00622503

Webster, K. E., Harrington Benton, N. A., Judd, O. et al. (2023a). Pharmacological interventions for persistent postural-perceptual dizziness (PPPD). *Cochrane Database Syst. Rev.*, 3, CD015188.

Webster, K. E., Harrington Benton, N. A., Judd, O. et al. (2023a). Non pharmacological interventions for persistent postural-perceptual dizziness (PPPD). *Cochrane Database Syst. Rev.*, 3, CD015333.

Wuehr, M., Brandt, T., Schniepp, R. (2017). Distracting attention in phobic postural vertigo normalizes leg muscle activity and balance. *Neurology*, *88*(3), 284–288. https://doi.org/10.1212/WNL.0000000000003516

Wuehr, M., Breitkopf, K., Decker, J. et al. (2019). Fear of heights in virtual reality saturates 20 to 40 m above ground. *J Neurol*, *266*(Suppl 1), 80–87. https://doi.org/10.1007/s00415-019-09370-5

Wuehr, M., Kugler, G., Schniepp, R. et al. (2014). Balance control and anti-gravity muscle activity during the experience of fear at heights. *Physiol Rep*, *2*(2), e00232. https://doi.org/10.1002/phy2.232

Wuehr, M., Pradhan, C., Novozhilov, S. et al. (2013). Inadequate interaction between open- and closed-loop postural control in phobic postural vertigo. *J Neurol*, *260*(5), 1314–1323. https://doi.org/10.1007/s00415-012-6797-7

Yagi, C., Morita, Y., Kitazawa, M. et al. (2021). Subtypes of Persistent Postural-Perceptual Dizziness. *Front Neurol*, *12*, 652366. https://doi.org/10.3389/fneur.2021.652366

17 Mal-de-Débarquement-Syndrom

17.1 Anamnese

Die 46-jährige Patientin berichtete, seit mehreren Jahren unter rezidivierendem Schwankschwindel zu leiden, der vor allem nach Flugreisen auftrat, einmalig auch nach einer einwöchigen Segelreise bei Rückkehr an Land. Diese Episoden dauerten jeweils zwischen wenigen Tagen und mehreren Wochen an. Der Schwankschwindel fühle sich an, »als sei man wie auf einem Boot«. Im Rahmen einer dieser Episoden sei sie stationär aufgenommen worden, eine Liquoruntersuchung sei unauffällig verlaufen. Bei der Prüfung der Gleichgewichtsorgane durch warmes und kaltes Wasser habe man ein einseitiges Defizit gefunden, weshalb eine Cortisonbehandlung erfolgt sei. Die Beschwerden hielten nach den Infusionen an und bildeten sich erst nach einigen Wochen zurück. Letztes Jahr kam es nach einer mehrstündigen Busreise zu gleichartigem Schwankschwindel, der mittlerweile schon drei Monate anhalte, sich aber insgesamt in den letzten Wochen leicht gebessert habe. Dieser Schwankschwindel sei stets gleichartig und vor allem bewegungsabhängig bemerkbar; im Liegen und ruhigen Sitzen bestünden keine Beschwerden. Eine Beschwerdezunahme gäbe es auch in Dunkelheit, in Menschenmengen, aber nicht nach Alkoholkonsum. Eine gerichtete Fallneigung bestünde nicht, ebenso wenig eine Sturzneigung. Der Schwankschwindel sei zwar sehr störend, die Patientin könne jedoch im Alltag Tätigkeiten normal durchführen. Lediglich beim Radfahren käme es verstärkt zu Problemen, weswegen sie während der Wochen mit Schwankschwindel Fahrradfahren und anderen Sport gemieden habe. Begleitsymptome bestünden keine, insbesondere keine Hörsymptome.

17.2 Klinischer Befund

Unauffälliger neurologischer Befund

Der neurologische Untersuchungsbefund war unauffällig, insbesondere zeigten sich bei unauffälligem Finger-Nase-, Finger-Folge- und Knie-Hacke-Versuch, Romberg-Test und regelrechten Gang- und Standprüfungen keine Koordinationsstörungen. Die Testung der Okulomotorik war ebenfalls ohne Auffälligkeiten. Bei unauffälligem Reflexstatus und normaler Sensibilitätsprüfung inklusive Pallästhesie ergaben sich keine Hinweise für eine Polyneuropathie.

17.3 Zusatzdiagnostik

Im orthoptischen Untersuchungsbefund zeigte sich eine diskrete zentrale Okulomotorikstörung in der Vertikalebene bei vertikal dezent sakkadierter Blickfolge. Die subjektive visuelle Vertikale war unauffällig, bei Prüfung des Fundus zeigte sich keine Verrollung.

Die peripher vestibuläre Testung mittels kalorischer Spülung erbrachte einen Normalbefund im Niedrigfrequenzbereich. Im videoassistierten Kopfimpulstest zeigte sich ebenfalls ein Normalbefund für den Hochfrequenzbereich.

Die Audiometrie war im Tief-, Mittel- und Hochtonbereich unauffällig.

In der Posturografie zeigte sich ein niederfrequentes Schwankmuster in der anterior-posterioren Richtung beim Stehen mit geschlossenen Augen mit einem deutlichen Anstieg im niederfrequenten Schwingungsspektrum (0.2–0.3 Hz).

Das kraniale MRT erbrachte einen Normalbefund, insbesondere keine Hinweise für Auffälligkeiten im zentral vestibulären Bereich (Kleinhirn, Hirnstamm).

17.4 Beurteilung

Anhaltender Schwankschwindel nach passiver Bewegung

In Anbetracht der Anamnese mit einem anhaltenden Bewegungsgefühl im Sinne eines Schwankschwindels jeweils nach einer länger dauernden passiven Bewegung wie Flugreise oder Schifffahrt und der unauffälligen vestibulären Diagnostik liegt bei der Patientin ein Mal-de-Débarquement-Syndrom (MdDS) vor. Die orthoptisch detektierte dezent vertikal sakkadierte Blickfolge ist als Nebenbefund zu werten und als alleiniger Befund nicht hinweisend auf eine zentral vestibuläre Funktionsstörung, zumal das kraniale Kernspintomogramm einen Normalbefund ergab. In der Posturografie-Untersuchung stellte sich ein niederfrequentes Schwankmuster dar, wie es bei Patienten mit MdDS beschrieben ist (Dai et al., 2014, 2017; Schepermann et al., 2019).

17.5 Diagnostik und klinische Charakterisierung

Das MdDS ist die Wahrnehmung eines anhaltenden niederfrequenten Schaukelns, Wippens oder Schwankens und einer subjektiven Instabilität, die selten nach mehr oder weniger längerer Exposition passiver Bewegung auftritt.

Es geht häufig mit einem Haltungsungleichgewicht sowohl beim Stehen als auch beim Gehen einher (Cha et al., 2018; Clark et al., 2013; Nachum et al., 2004), mit einem typischen oszillierenden, niederfrequenten Schwanken des Körpers, verbunden mit dem inneren Gefühl des Schaukelns (Dai et al., 2014). Für den Betroffenen ist es eine beunruhigende Störung, die einige Tage bis zu Monaten oder gar Jahren andauern kann (Saha & Cha, 2020; Van Ombergen et al., 2016). Als persistierend wird es bezeichnet, wenn es über einen Monat anhält.

Oszillierende Körperschwankungen und oft Haltungsungleichgewicht

Bei längerer Persistenz ist ein Übergang in einen funktionellen Schwindel möglich. Betroffene Personen können Begleitsymptome wie räumliche Orientierungsstörungen, Kopfschmerzen, Bewegungsintoleranz oder Angst entwickeln. Die vestibuläre Diagnostik ist unauffällig, ebenso der neurologische Befund.

Übergang in funktionellen Schwindel möglich

In den meisten Fällen tritt das MdDS nach einer langen Seereise auf, es wurde aber auch nach Land- oder Flugreisen berichtet (Hain et al., 1999). Eine vorübergehende Form von MdDS-ähnlichen Symptomen (< 48 Stunden), die auch als Landkrankheit bezeichnet wird, ist ein häufiges Phänomen, das bei 72–80% der Personen nach derartigen Expositionen auftritt (Gordon et al., 1992; Hain & Cherchi, 2016). MdDS ist ein seit langem bekanntes Phänomen, dessen Beschreibungen bis zu Erasmus von Darwin (Darwin, 1796) und sogar zu antiken griechischen und römischen Autoren zurückreichen (Huppert et al., 2016). Die systematische zeitgenössische Untersuchung von MdDS begann jedoch erst 1987 mit einer Fallserie über sechs Patienten (Brown & Baloh, 1987). Es gilt als seltene Erkrankung; detaillierte epidemiologische Informationen zu dieser Krankheit fehlen bislang (Van Ombergen et al., 2016). Ein vorübergehendes MdDS betrifft immerhin 70–80% der Bevölkerung.

Gut dokumentiert ist, dass MdDS überwiegend bei Frauen auftritt und dass eine starke Assoziation mit Migräne besteht (Cha et al., 2018). Die Erkrankung sollte nicht mit der Bewegungskrankheit verwechselt werden, die während und nicht nach der Bewegungsexposition beginnt und im Gegensatz zu MdDS häufig Übelkeit hervorruft (Hain & Cherchi, 2016).

Häufiger bei Frauen, Assoziation zu Migräne

Das Klassifikationskomitee der Bárány Gesellschaft hat im Jahre 2020 ein Konsensusdokument mit folgenden diagnostischen Kriterien erarbeitet. Die aktuellen diagnostischen Kriterien für das MdDS sind wie folgt (Kriterien unter https://www.thebaranysociety.org/icvd-consensus-documents/ [(Cha et al., 2020), Übersetzung durch den Verfasser):

Diagnosekriterien der Bárány Society für das Mal-de-Débarquement-Syndrom

A. Nicht rotatorischer Schwindel mit oszillierenden, wackelnden oder schwankenden Körpersensationen, die kontinuierlich oder die überwiegende Zeit des Tages bestehen.
B. Beginn innerhalb von 48 Stunden nach Beendigung einer Exposition mit passiven Körperbewegungen.
C. Die Symptome können sich vorübergehend während erneuter passiver Körperbewegung (z. B. Autofahrten) verringern.
   1. MdDS in Entstehung: Symptome sind vorhanden, aber der Beobachtungszeitraum ist kürzer als ein Monat.
   2. Vorübergehendes MdDS: Die Symptome verschwinden während eines Monats, der Beobachtungszeitraum erstreckt sich mindestens bis zum Zeitpunkt der Rückbildung.
   3. Anhaltendes MdDS: Die Symptome dauernd länger als einen Monat.
D. Andauern der Symptome für mehr als 48 Stunden
E. Nicht besser erklärbar durch eine andere vestibuläre oder metabolische Erkrankung

17.6 Pathogenese

Die Pathogenese des MdDS ist unbekannt, aber es werden verschiedene Pathomechanismen diskutiert. Warum das übliche vorübergehende Phänomen der Landkrankheit nach längerer Bewegungsexposition in seltenen Fällen in den anhaltenden Zustand der MdDS mündet, ist ungeklärt.

Verschiedene Theorien zur Pathogenese

Ursachen und spezifische Veränderungen der Hirnaktivität, die zu einem anhaltenden MdDS führen, sind unbekannt. Eine derzeit diskutierte Hypothese zum Pathomechanismus des MdDS geht davon aus, dass bei den Betroffenen eine Rekalibrierung der sensomotorischen Reflexe, die während der passiven Bewegungsexposition auftritt, nach dem Aussteigen aus dem Fahrzeug nicht erfolgt (Hain & Cherchi, 2016; Nachum et al., 2004). Eine alternative Hypothese geht davon aus, dass MdDS aus einer anormalen und anhaltenden Synchronisation der Gehirnnetzwerkaktivität resultieren kann, die durch eine anfängliche Anpassung an eine Umgebung mit geringer Schwingungsamplitude, wie sie während einer Schiffsreise auftritt, ausgelöst wird, also die Annahme, dass subjektive Schaukelwahrnehmung und objektive Haltungsschwankungen möglicherweise eine zentrale Ursache haben (Hain & Cherchi, 2016; Mucci et al., 2018a; Schepermann et al., 2019). Weiter wird diskutiert, ob eine verstetigende Rekalibrierung vestibulärer Haltungs- und Blickstabilisierungsreflexe stattfindet (Cohen et al., 2018; Dai et al., 2014) oder ob »Pseudohalluzinationen« des vestibulären Gedächtnisses vorliegen (Moeller & Lempert, 2007). In einem experimentellen Modell zur Auslösung der Symptome bei Gesunden (Schepermann et al., 2019) fand sich nach 30 Min. Exposition auf einer Hexapod-Bewegungsplattform mit niederfrequenter oszillatorischer Bewegungsstimulation um drei Achsen posturografisch ein niederfrequentes Körperschwankspektrum, v. a. als Vorwärts-/Rückwärtsschwankungen. Ein solches niederfrequentes oszillierendes Körperschwingen findet man auch bei Patienten mit MdDS (Dai et al., 2014; Schepermann et al., 2019).

Posturografisch niederfrequente Körperschwankungen auffällig

Diese Körperschwankungen konnten posturografisch bis 60 Min. nach Stimulation kontinuierlich gemessen werden. Ob dieses Modell zur systematischen Untersuchung der Pathophysiologie beitragen kann, ist derzeit offen. Auch bleibt unklar, ob die experimentell provozierte, vorübergehende Form des MdDS ein gemeinsames pathophysiologisches Substrat mit dem dauerhaften Zustand des MdDS teilt. Zumindest widersprechen die Ergebnisse dieser Studie der Hypothese, dass das Syndrom eine isolierte Funktionsstörung des vestibulozerebellären Systems in der Roll-Ebene durch Aktivierung des Geschwindigkeitsspeichers vestibulärer Neurone ist (Cohen et al., 2018).

17.7 Differenzialdiagnosen

Die wichtigste Differenzialdiagnose für einen länger anhaltenden, auch situationsabhängigen Schwankschwindel ist ein funktioneller Schwindel, für den ebenfalls ein situatives Auftreten bzw. eine situative Verstärkung nach einer passiven Bewegungsexposition beschrieben ist (Brandt et al., 2015).

Wichtige Differenzialdiagnose und Überlappung mit oder Übergang in funktionellen Schwindel

Das hier vorliegende regelhafte Zurückbilden der Symptomatik und Wiederauftreten nach Bewegungsexposition spricht allerdings dagegen. Sollte allerdings ein MdDS nach drei Monaten nicht rückgebildet sein, ist ein Übergang in einen funktionellen Schwindel vorstellbar. Hier sollte dann eine entsprechende Diagnostik erfolgen (siehe ► Kap. 16). Eine andere Differenzialdiagnose für einen dauerhaften Schwankschwindel wäre eine bilaterale Vestibulopathie, die durch peripher vestibuläre Gleichgewichtstestung mittels kalorischer Untersuchung und Video-Kopfimpulstest abgegrenzt werden kann.

17.8 Therapie

Therapeutische Empfehlungen sind nicht validiert

Die verfügbaren therapeutischen Optionen sind begrenzt, gleichwohl werden (gerade aufgrund der unklaren Pathophysiologie des MdDS) vielfältige therapeutische Empfehlungen ausgesprochen. Sie reichen von medikamentöser Behandlung mit Antidepressiva (v. a. SSRI) oder gar vorübergehender Gabe von Tranquilizern über visuelle und vestibuläre Bewegungsprogramme, transkranielle Magnetstimulation sowie »Neueineichung« des vestibulo-okulären Reflexes (Canceri et al., 2018; Cha et al., 2013, 2019; Cohen, 2019; Van Ombergen et al., 2016). Die Patienten profitieren allerdings nur selten von einer vestibulären Physiotherapie, und herkömmliche vestibuläre Suppressiva führen in der Regel nicht zu einer Linderung der Symptome (Hain & Cherchi, 2016). Experimentelle Behandlungsansätze, bei denen Paradigmen der visuell-vestibulären Gewöhnung (Dai et al., 2014) oder der transkraniellen Magnetstimulation (Cha et al., 2016) eingesetzt wurden, zeigten noch nicht endgültig bewertbare Erfolge bei der Behandlung des MdDS. Nachuntersuchungen zeigen jedoch ein häufiges Wiederauftreten der Symptome kurz nach der Behandlung (Dai et al., 2017). Darüber hinaus wurde die Wiederaufnahme passiver Bewegungen, z. B. beim Autofahren, häufig als erfolgreiche Bewältigungsstrategie zur Linderung von MdDS-assoziierten Symptomen beschrieben (Hain & Cherchi, 2016; Mucci et al., 2018b).

Zukünftige vergleichende neurophysiologische und bildgebende Untersuchungen werden Aufschluss darüber geben, ob das experimentell ausgelöste MdDS und das länger anhaltende MdDS nach passiver Bewegung pathogenetische Gemeinsamkeiten aufweisen. Inwieweit individuelle Prädispositionen oder andere ungünstige Umweltbedingungen das Auftreten eines MdDS begünstigen, ist noch ungeklärt. Hier könnte die experimentell induzierte, vorübergehende Form von MdDS als Modell für die Untersuchung und Entwicklung von Präventions- und Behandlungsstrategien dienen.

Wichtig: Ausschluss anderer vestibulärer Erkrankungen, Psychoedukation

Wichtig ist es in jedem Fall, die Betroffenen sorgfältig zu untersuchen, um andere vestibuläre Erkrankungen auszuschließen. Ähnlich wie beim funktionellen Schwindel kommt der Psychoedukation, d. h. Aufklärung über die möglichen Entstehungsmechanismen und die in der Regel günstige Prognose, ein bedeutsamer Stellenwert im therapeutischen Gefüge zu. Die Betroffenen erhalten die Verhaltensanweisung, regelmäßigen Ausdauersport zu machen sowie Situationen, die das Schwankgefühl verstärken, nicht zu meiden, sondern sich gezielt zu exponieren. Der Rat ist eine möglichst normale Lebensführung, auch um der Entwicklung eines funktionellen Schwindels vorzubeugen.

17.9 Literatur

Brandt, T., Huppert, D., Strupp, M. et al. (2015). Functional dizziness: diagnostic keys and differential diagnosis. *J Neurol*, *262*(8), 1977–1980. https://doi.org/10.1007/s00415-015-7826-0

Brown, J. J., Baloh, R. W. (1987). Persistent mal de debarquement syndrome: a motion-induced subjective disorder of balance. *Am J Otolaryngol*, *8*(4), 219–222. https://doi.org/10.1016/s0196-0709(87)80007-8

Canceri, J. M., Brown, R., Watson, S. R. et al. (2018). Examination of Current Treatments and Symptom Management Strategies Used by Patients With Mal De Debarquement Syndrome. *Front Neurol*, *9*, 943. https://doi.org/10.3389/fneur.2018.00943

Cha, Y. H., Baloh, R. W., Cho, C. et al. (2020). Mal de debarquement syndrome diagnostic criteria: Consensus document of the Classification Committee of the Barany Society. *J Vestib Res*, *30*(5), 285–293. https://doi.org/10.3233/VES-200714

Cha, Y. H., Cui, Y., Baloh, R. W. (2013). Repetitive transcranial magnetic stimulation for mal de debarquement syndrome. *Otol Neurotol*, *34*(1), 175–179. https://doi.org/10.1097/MAO.0b013e318278bf7c

Cha, Y. H., Cui, Y. Y., & Baloh, R. W. (2018). Comprehensive Clinical Profile of Mal De Debarquement Syndrome. *Front Neurol*, *9*, 261. https://doi.org/10.3389/fneur.2018.00261

Cha, Y. H., Deblieck, C., Wu, A. D. (2016). Double-Blind Sham-Controlled Crossover Trial of Repetitive Transcranial Magnetic Stimulation for Mal de Debarquement Syndrome. *Otol Neurotol*, *37*(6), 805–812. https://doi.org/10.1097/MAO.0000000000001045

Cha, Y. H., Gleghorn, D., Doudican, B. (2019). Occipital and Cerebellar Theta Burst Stimulation for Mal De Debarquement Syndrome. *Otol Neurotol*, *40*(9), e928-e937. https://doi.org/10.1097/MAO.0000000000002341

Clark, B. C., LePorte, A., Clark, S. et al. (2013). Effects of persistent Mal de debarquement syndrome on balance, psychological traits, and motor cortex exctiability. *J Clin Neurosci*, *20*(3), 446–450. https://doi.org/10.1016/j.jocn.2012.06.004

Cohen, B. (2019). Dedication to Mingjia Dai, Ph.D. for Discovery of the First Successful Treatment of the Mal de Debarquement Syndrome. *Front Neurol*, *10*, 1196. https://doi.org/10.3389/fneur.2019.01196

Cohen, B., Yakushin, S. B., Cho, C. (2018). Hypothesis: The Vestibular and Cerebellar Basis of the Mal de Debarquement Syndrome. *Front Neurol*, *9*, 28. https://doi.org/10.3389/fneur.2018.00028

Dai, M., Cohen, B., Cho, C.,et al. (2017). Treatment of the Mal de Debarquement Syndrome: A 1-Year Follow-up. *Front Neurol*, *8*, 175. https://doi.org/10.3389/fneur.2017.00175

Dai, M., Cohen, B., Smouha, E. et al. (2014). Readaptation of the vestibulo-ocular reflex relieves the mal de debarquement syndrome. *Front Neurol*, *5*, 124. https://doi.org/10.3389/fneur.2014.00124

Darwin, E. (1796). Why after voyage ideas of vibratory motions are peceivd on shore In *Zoonomia: The Laws of Organic Life* (Vol. 1, pp. 231–243). J. Jhonson https://doi.org/10.1037/13922-020

Gordon, C. R., Spitzer, O., Shupak, A. et al. (1992). Survey of mal de debarquement. *BMJ*, *304*(6826), 544. https://doi.org/10.1136/bmj.304.6826.544

Hain, T. C., Cherchi, M. (2016). Mal de debarquement syndrome. *Handb Clin Neurol*, *137*, 391–395. https://doi.org/10.1016/B978-0-444-63437-5.00028-5

Hain, T. C., Hanna, P. A., Rheinberger M. A. (1999). Mal de debarquement. *Arch Otolaryngol Head Neck Surg*, *125*(6), 615–620. https://doi.org/10.1001/archotol.125.6.615

Huppert, D., Oldelehr, H., Krammling, B. et al. (2016). What the ancient Greeks and Romans knew (and did not know) about seasickness. *Neurology*, *86*(6), 560–565. https://doi.org/10.1212/WNL.0000000000002355

Moeller, L., Lempert, T. (2007). Mal de debarquement: pseudo-hallucinations from vestibular memory? *J Neurol*, *254*(6), 813–815. https://doi.org/10.1007/s00415-006-0440-4

Mucci, V., Cha, Y. H., Wuyts, F. L. et al. (2018a). Perspective: Stepping Stones to Unraveling the Pathophysiology of Mal de Debarquement Syndrome with Neuroimaging. *Front Neurol*, *9*, 42. https://doi.org/10.3389/fneur.2018.00042

Mucci, V., Perkisas, T., Jillings, S. D. et al. (2018b). Sham-Controlled Study of Optokinetic Stimuli as Treatment for Mal de Debarquement Syndrome. *Front Neurol*, *9*, 887. https://doi.org/10.3389/fneur.2018.00887

Nachum, Z., Shupak, A., Letichevsky, V. et al. (2004). Mal de debarquement and posture: reduced reliance on vestibular and visual cues. *Laryngoscope*, *114*(3), 581–586. https://doi.org/10.1097/00005537-200403000-00036

Saha, K., Cha, Y. H. (2020). Mal de Debarquement Syndrome. *Semin Neurol*, *40*(1), 160–164. https://doi.org/10.1055/s-0039-3402740

Schepermann, A., Bardins, S., Penkava, J. et al. (2019). Approach to an experimental model of Mal de Debarquement Syndrome. *J Neurol*, *266*(Suppl 1), 74–79. https://doi.org/10.1007/s00415-019-09345-6

Van Ombergen, A., Van Rompaey, V., Maes, L. K. et al. (2016). Mal de debarquement syndrome: a systematic review. *J Neurol*, *263*(5), 843–854. https://doi.org/10.1007/s00415-015-7962-6

18 Schwindel bei orthostatischer Dysregulation

18.1 Anamnese

Eine 82-jährige, rüstige und bislang weitgehend gesunde Patientin klagt seit einigen Monaten über ein rezidivierendes Benommenheitsgefühl, teilweise mit Schwarzwerden vor den Augen über wenige Sekunden, vor allem beim Aufstehen aus der Hocke oder nach längerem Liegen, Aufrichten aus vornüber gebeugter Haltung und bei langem Stehen. Schwindel beim Hinlegen oder beim Umdrehen im Bett werden ebenso wie begleitende fokal-neurologische Defizite verneint. Im Sitzen und Liegen besteht Beschwerdefreiheit. Seit einem Jahr bemerkt die Patientin darüber hinaus eine Stand- und Gangunsicherheit, die sich in Dunkelheit oder auf unebenem Grund nicht verstärke. Zu Stürzen sei es bisher nicht gekommen. Auf Nachfrage berichtet die Patientin, dass es ihr schwerfalle, ausreichend zu trinken. Medikamente nimmt die Patientin nicht ein. Die bereits durchgeführte Duplexsonografie der extrakraniellen hirnversorgenden Arterien ergab eine leichte Arteriosklerose ohne Hinweis auf hämodynamisch relevante Stenosen. Eine kraniale Kernspintomografie nativ und mit Kontrastmittel sowie einer MR-Angiografie zeigten das Altersmaß nicht überschreitende, supratentorielle Marklagerläsionen, am ehesten mikroangiopathischer Genese, bei ansonsten unauffällig darstellbaren Gefäßen.

18.2 Klinischer Befund

Unauffälliger neurologischer Befund

Im neurologischen Untersuchungsbefund findet sich eine altersentsprechende, allseits leicht sakkadierte Blickfolgebewegung, der übrige Befund ist unauffällig, insbesondere zeigen sich kein Lagenystagmus, keine Koordinationsstörungen, der Gang ist unauffällig mit normaler Schrittlänge und unauffälligem Mitschwingen der Arme, der Romberg-Test ist sicher, im Unterberger-Tretversuch zeigt sich kein Abweichen, auch der Einbeinstand ist sicher durchführbar. Die Pallästhesie ist regelrecht mit 7/8 an den Malleoli mediales beidseits, die Muskeleigenreflexe sind seitengleich mittellebhaft auslösbar.

18.3 Zusatzdiagnostik

Der orthoptische Untersuchungsbefund erbrachte bis auf eine altersentsprechend sakkadierte Blickfolge einen unauffälligen okulomotorischen Befund, die Messung der subjektiven visuellen Vertikalen erbrachte kein Abweichen (bei allerdings relativ großer Spannbreite der einzelnen Werte), bei Darstellung des Augenhintergrundes zeigte sich keine Verrollung.

Die peripher vestibuläre Testung mittels kalorischer Spülung zeigte kein Defizit im Niedrigfrequenzbereich, im Video-Kopfimpulstest gab es keinen Hinweis auf ein alltagsrelevantes, peripher vestibuläres Defizit im Hochfrequenzbereich (Verstärkungsfaktor bei 60 ms rechts 0,87, links 0,80). Die Posturografie zeigte ein normales Schwankmuster.

Das bereits im Vorfeld durchgeführte kraniale Kernspintomogramm zeigte bis auf die beschriebenen, das Altersmaß nicht überschreitenden supratentoriellen, mikroangiopathischen Marklagerläsionen einen unauffälligen Befund, insbesondere im Kleinhirn- und Hirnstammbereich.

Elektrokardiografisch fanden sich weder in Ruhe- noch bei Belastungsbedingungen, ebenso wenig im Langzeit-EKG Rhythmusstörungen oder andere Auffälligkeiten, die von der Patientin bereits durchgeführte Langzeit-Blutdruckmessung zeigte Werte zwischen 115/75 und maximal 155/90 mmHg.

18.4 Beurteilung

Die vestibuläre Funktionsdiagnostik erbrachte keinen Hinweis auf ein anhaltendes, alltagsrelevantes zentral- oder peripher-vestibuläres Funktionsdefizit oder eine akute vestibuläre Tonusimbalance.

Benommenheitsschwindel mit präsynkopalen Begleitbeschwerden

Auch klinisch-neurologisch ergab sich ein altersentsprechend regelrechter Befund, insbesondere ohne Hinweise auf eine der Gangunsicherheit möglicherweise zugrunde liegende Sensibilitätsstörung. Angesichts des rezidivierenden, kurzen Benommenheitsschwindels mit präsynkopalen Begleitbeschwerden und der anamnestisch geringen täglichen Flüssigkeitsaufnahme ist von einer orthostatischen Genese der Beschwerden auszugehen im Sinne einer orthostatischen Dysregulation. Diagnostisch sollte noch ergänzend ein Schellong-Test durchgeführt werden (s. u.).

18.5 Diagnostik und klinische Charakterisierung

Leitsymptom dieser häufigen Schwindelursache sind wiederholte, durch den Übergang von Sitzen oder Liegen in die aufrechte Position ausgelöste Schwindelepisoden.

Schwindelepisoden ausgelöst durch Lagewechsel vom Liegen oder Sitzen zum Stehen

Die diagnostischen Kriterien für sicheren und wahrscheinlichen hämodynamisch orthostatischen Schwindel sind im folgenden Kasten aufgelistet. Die aktuellen diagnostischen Kriterien für den hämodynamisch orthotstatischen Schwindel sind wie folgt (Kriterien unter https://www.thebaranysociety.org/icvd-consensus-documents/ [(Kim et al. 2029), Übersetzung durch den Verfasser):

Diagnosekriterien für sicheren und wahrscheinlichen hämodynamisch orthostatischen Schwindel

Hämodynamisch orthostatischer Schwindel

Die Kriterien A – C sollten erfüllt sein:

A. Fünf oder mehr Episoden von Benommenheit, Unruhe oder Schwindel, die durch Aufstehen ausgelöst werden (d. h. ein Wechsel der Körperhaltung vom Liegen zum Sitzen/Stehen oder vom Sitzen zum Stehen), oder die in aufrechter Position vorhanden sind und im Sitzen oder Liegen abklingen
B. Orthostatische Hypotension, posturales Tachykardie-Syndrom oder Synkope, aufgetreten im Stehen oder beim Neigen des Kopfs nach oben (»Head-up-Tilt-Test«)
C. Nicht besser durch eine andere Krankheit erklärbar

Wahrscheinlicher hämodynamischer orthostatischer Schwindel

Die Kriterien A und C (siehe oben) sollten erfüllt sein, zusätzlich Kriterium B:

B. Mindestens eines der folgenden Begleitsymptome
- Generalisierte Schwäche oder Müdigkeit
- Schwierigkeiten beim Denken oder bei Konzentration
- Verschwommenes Sehen
- Tachykardie oder Herzklopfen

Eine orthostatische Hypotension sollte zur Sicherung der Diagnose mit einem Schellong-Test nachgewiesen werden, der mit einer Liege- und Stehzeit von jeweils zehn Minuten einhergeht; dies gelingt. Anstelle dieses »klassischen« Tests ist auch ein aktiver Stehtest möglich, bei dem eine Stehzeit von drei Minuten erforderlich ist. Gemessen und protokolliert

Diagnostik mittels Schellong-Test oder aktivem Stehtest

werden Blutdruck und Puls im Liegen kurz vor dem Aufstehen und dann dreimal im Minutenabstand nach dem Hinstellen.

Abfall des Blutdrucks nach Aufrichten

Bei einer orthostatischen Hypotension kommt es zu einem Abfall des systemischen Blutdrucks, meist durch eine autonome Störung (neurogene orthostatische Hypotension), bei der die autonomen Kompensationsmechanismen wie Vasokonstriktion und Zunahme der Herzfrequenz einem relevanten Blutdruckabfall nicht ausreichend entgegenwirken können. Nach variabler Latenz kann auch ein anhaltender Blutdruckabfall mit Symptomen der orthostatischen Intoleranz bis zur Synkope auftreten. Im Liegen normalisieren sich Blutdruck und Symptome in der Regel rasch. Je nach Latenz zwischen Aufstehen und Blutdruckabfall können folgende Subtypen unterschieden werden (Diener et al., 2023):

- Die klassische orthostatische Hypotension ist definiert als anhaltender Abfall des systolischen Blutdrucks um ≥ 20 mmHg und/oder des diastolischen Blutdrucks um ≥ 10 mmHg innerhalb von drei Minuten nach dem Aufstehen. Betroffen sind meist ältere Patienten.
- Eine initiale orthostatische Hypotension bedeutet einen systolischen Blutdruckabfall um > 40 mmHg binnen Sekunden nach dem Hinstellen, die Dauer beträgt meist < 30 s. Dies tritt bei jüngeren athletischem und bei älteren Menschen auf.
- Eine progrediente orthostatische Hypotension ist ein langsamer Abfall des systolischen Blutdrucks im Stehen, betrifft meist älterer Menschen mit verminderter kardialer Auswurfleistung und autonomer Störung (Kim et al., 2019).

Diagnostik mittels Kipptisch-Untersuchung

Ein Kipptisch-Test (Stehzeit 45 Min., oder Stehzeit 20 Min. und weitere 20 Min. mit zusätzlichem Provokationsreiz durch Isoprenalin oder Nitroglycerin) dient dem Nachweis einer orthostatischen vasovagalen Synkope bzw. einer verzögerten orthostatischen Hypotension in Verbindung mit einer Synkope oder Präsynkope.

Bei Synkopen kardiale Diagnostik empfohlen

Dieser Test wird empfohlen nach einer Synkope unklarer Genese, die mit Verletzungen durch einen Sturz oder einem hohen Risiko für solche Verletzungen einhergegangen ist, nach wiederholten Synkopen bei Patienten ohne Hinweis auf eine kardiale Erkrankung und bei Patienten mit kardialer Erkrankung nach Ausschluss einer kardialen Synkopen-Ursache (Diener et al., 2023).

18.6 Differenzialdiagnosen

Andere Ursachen für orthostatische Intoleranz, unter Umständen mit Synkopen, sind kardiale Synkopen oder vasovagale Synkopen. Diagnostisch sind entsprechende Verfahren anzuwenden wie eine ausführliche EKG-

Untersuchung, unter Umständen EKG-Monitoring, Belastungs-EKG, Echokardiografie oder Doppler-/Duplexsonografie der Halsgefäße.

Posturales Tachykardiesyndrom

Treten keine Synkopen auf, aber Symptome einer orthostatischen Intoleranz, ist bei jüngeren Patienten ein posturales Tachykardiesyndrom (POTS) zu erwägen, v. a. bei Schwankschwindel im Stehen, einem Gefühl der Leere im Kopf und Herzrasen. Hierbei kommt es im Stehen ohne relevanten Blutdruckabfall zu einem unphysiologischen Pulsanstieg um ≥ 30 Schläge/Min. oder zu einem absoluten Pulsanstieg auf ≥ 120 Schläge/Min.

Karotissinus-Syndrom

Das seltene Karotissinus-Syndrom, auch hyperaktiver Karotissinusreflex genannt, stellt ebenfalls eine Differenzialdiagnose dar. Dieses Syndrom gehört neben anderen Ursachen wie Druck auf das Herz oder vagale Reflexe zu den mechanisch-reflektorischen Ursachen eines akuten Kreislaufstillstandes. Durch Druck auf den Karotissinus, der an der Aufgabelung der A. carotis communis in die A. carotides interna und externa lokalisiert ist, kann eine Bradykardie bis zu einem resultierenden Herzstillstand ausgelöst werden. Druck auf den Karotissinus können beispielsweise eine Kopfneigung nach hinten/zur Seite oder auch Tumore im Halsbereich auslösen. Bei klinischen Hinweisen auf ein mögliches hypertensives Karotissinussyndrom und bei Patienten > 40 Jahre mit Synkopen unklarer Ätiologie, bei denen die Basisuntersuchungen keine diagnostisch wegweisenden Befunde ergeben haben, sollte eine ergänzende diagnostische Karotissinusmassage durchgeführt werden (Brignole et al., 2018; Zörner et al., 2018). Dabei werden beim liegenden Patienten nach Ausschluss relevanter Karotisplaques oder -stenosen beide Aa. carotides nacheinander unter EKG- und Blutdruck-Aufzeichnung und bei liegender Venenverweilkanüle (evtl. zusätzlich Gabe von Atropin) für jeweils fünf bis zehn Sekunden mit konstantem, sanftem Druck massiert. Wenn es während bzw. unmittelbar nach der Karotissinusmassage zu einer Synkope mit Asystolie > 3 s und/oder einem systolischen Blutdruckabfall um ≥ 50 mmHg kommt, gilt der Test als diagnostisch beweisend (Brignole et al., 2018). Die weitere Therapie erfolgt internistisch, je nach Befund und Auftretenshäufigkeit mit Schrittmacherimplantation, die Prognose wird als gut beschrieben (Merx et al., 1981).

Eine weitere Differenzialdiagnose bei abhängig auftretendem Schwindel, z. B. nach dem Aufrichten, ist ein peripherer Lageschwindel (peripheral positional vertigo: PPV). Hier erlaubt der bei den diagnostischen Lagemanövern sichtbare Lagenystagmus eine Differenzierung und führt zur Diagnose (s. ► Kap. 5).

Wichtig zur anamnestischen Differenzierung: Patienten mit PPV berichten über Schwindel beim Hinlegen und Aufrichten, solche mit orthostatischem Schwindel nur beim Aufrichten.

Neurodegenerative Erkrankungen mit orthostatischer Dysregulation

Krankheiten, die mit orthostatischer Dysregulation einhergehen können, sind der Morbus Parkinson und Parkinson-Syndrome, idiopathische oder atypische wie die progressive supranukleäre Blickparese, kortikobasale Degeneration, Multisystematrophie oder Demenz mit Lewy-Körperchen: Hier sollte die klinisch-neurologische Untersuchung Hinweise liefern

(Hypokinese, Rigor, u. U. Tremor, sonstige Symptome wie vertikale Sakkaden-/Blickparese, kognitive Defizite) (Diener et al., 2023).

Wichtig ist, anamnestisch Medikamente wie Antihypertensiva und Diuretika zu erfassen, die ebenfalls zu einer orthostatischen Dysregulation führen können (Strupp et al., 2023) (siehe nachfolgender Kasten).

Differenzialdiagnosen zu orthostatischer Intoleranz

- Kardiale vasovagale Synkopen
- Karotissinus-Syndrom
- Peripherer Lageschwindel (PPV)
- Parkinson-Syndrom
  - Morbus Parkinson
  - Atypisch: progressive supranukleäre Blickparese, kortikobasale Degeneration, Multisystematrophie, Demenz mit Lewy-Körperchen
- Medikamente

18.7 Therapie

Bei orthostatischer Hypotension sollte eine Medikamentenüberprüfung hinsichtlich Antihypertensiva und Diuretika erfolgen.

Medikamentenüberprüfung empfohlen

Außerdem wird Patienten empfohlen, auf eine ausreichende tägliche Trinkmenge (2–2,5 l) und Salzzufuhr zu achten, was im vorgestellten Fall erste Maßnahme sein sollte. Überdies empfiehlt sich eine vorbeugende muskuläre Anspannung, vor allem von Waden und Gesäß sowie das Kreuzen der Beine und Muskelanspannung bei längerem Stehen, außerdem ein schrittweises Aufrichten aus liegender/vornüber gebeugter Position.

Gegensteuern mittels Verhaltensmaßnahmen

Sollten die Beschwerden trotzdem weiter bestehen, können Stützstrumpfhosen, Kompressionsstrümpfe oder abdominelle Bandagen den Blutdruckabfall reduzieren (Eschlböck et al., 2017).

Medikamentöser Therapieversuch

Bei weiter anhaltenden Beschwerden einer orthostatischen Hypotension trotz Ausschöpfens aller allgemeinen Maßnahmen, kann ein Behandlungsversuch mit Midodrin (3 × 2,5–10 mg p. o.), sofern kein Hypertonus im Liegen vorliegt, oder bei jüngeren Erwachsenen mit Fludrocortison (1–2 mg p. o.) erwogen werden. Pyridostigmin kann bei Patienten mit leichter ausgeprägter orthostatischer Hypotension durch einen geringen Blutdruckanstieg im Stehen ohne wesentliche Steigerung des Blutdrucks im Liegen die Häufigkeit einer Synkope reduzieren (Diener et al., 2023; Singer et al., 2006). Midodrin, Fludrocortison, Betablocker oder Ivabradin können bei posturalem Tachykardiesyndrom erwogen werden (Diehl et al., 2020).

18.8 Literatur

Brignole, M., Moya, A., De Lange, F. J. et al. (2018). 2018 ESC Guidelines for the diagnosis and management of syncope. *European Heart Journal*, 1843–1948.

Diehl, R., Haubrich, C., Steinhoff, B. (2020). Synkopen, S1-Leitlinie, 2020. Deutsche Gesellschaft für Neurologie (Hrsg.), Leitlinien für Diagnostik und Therapie in der Neurologie. www.dgn.org/leitlinien (abgerufen am 17.5. 2023).

Diener, H., Gerloff, C., Dieterich, M. et al. (2023). *Therapie und Verlauf neurologischer Erkrankungen* (H.-C. Diener, C. Gerloff, M. Dieterich, & M. Endres, 9. Aufl.). Kohlhammer.

Eschlböck, S., Wenning, G., Fanciulli, A. (2017). Evidence-based treatment of neurogenic orthostatic hypotension and related symptoms. *Journal of Neural Transmission*, *124*, 1567–1605. https://doi.org/10.1007/s00702-017-1791-y

Kim, H. A., Bisdorff, A., Bronstein, A. M. et al. (2019). Hemodynamic orthostatic dizziness/vertigo: diagnostic criteria. *Journal of Vestibular Research*, *29*(2–3), 45–56. https://doi.org/10.3233/ves-190655

Merx, W., Effert, S., Hanrath, P. et al. (1981). Hyperactive carotid sinus reflex (author's transl). *Deutsche Medizinische Wochenschrift (1946)*, *106*(5), 135–140. https://doi.org/10.1055/s-2008-1070272

Singer, W., Sandroni, P., Opfer-Gehrking, T. L. et al. (2006). Pyridostigmine treatment trial in neurogenic orthostatic hypotension. *Archives of neurology*, *63*(4), 513–518. https://doi.org/10.1001/archneur.63.4.noc50340

Strupp, M., Brandt, T., Dieterich, M. (2023). *Vertigo and Dizziness, Common Complaints* (3. ed.). Springer.

Zörner, B., Steffel, J., Linnebank, M. et al. (2018). Recurrent syncope due to carotid sinus hypersensitivity in cerebral atherosclerosis. *Clinical and Translational Neuroscience*, *2*(1). https://doi.org/10.1177/2514183x18764788

19 Schwindel/Gangstörung und extrapyramidale Syndrome

19.1 Anamnese

Progrediente Gangunsicherheit, Vergesslichkeit und Dranginkontinenz

Im Rahmen einer stationären Diagnostik bei rezidivierenden Fieberschüben und chronischer Diarrhoe berichtete der 68-jährige Patient erstmals über eine langsam zunehmende Gangunsicherheit sowie eine vermehrte Vergesslichkeit. Auf Nachfrage hin wurde auch eine Dranginkontinenz bestätigt. Eine cCT war nicht wegweisend und ergab leicht erweiterte innere und äußere Liquorräume. Im Rahmen der Nachsorge in der neurologischen Ambulanz zwei Monate später ergab die detaillierte Befragung, dass Anzeichen einer Gangunsicherheit bereits vor zwei Jahren erstmals bemerkt wurden. Im Verlauf traten vor einem Jahr eine langsam zunehmende Vergesslichkeit, kognitive Verlangsamung und Dranginkontinenz auf.

Rechtsbetontes hypokinetisch rigides extrapyramidal-motorisches Syndrom

In der klinischen Untersuchung wurde ein breitbasiges, verlangsamtes Gangbild mit vermindertem Mitschwingen des rechten Armes, einem leichten, rechtsbetonten Rigor sowie eine Bradydysdiadochokinese in der alternierenden Pronation und Supination rechtsbetont beschrieben. Es wurde zu diesem Zeitpunkt bei Vorliegen einer Hakim-Trias (dementielles Syndrom, Gangstörung, Urininkontinenz) ein möglicher Normaldruckhydrozephalus (NPH) diskutiert, differenzialdiagnostisch aber auch ein beginnendes rechtsbetontes Parkinsonsyndrom in Erwägung gezogen und nach ausführlicher Aufklärung die Indikation zum Liquorablassversuch gestellt. Nach Ablass von 40 ml Liquor (mit unauffälligem Liquorbefund) zeigte sich 24 Stunden später sowohl eine markante Verbesserung der Kognition (Montreal Cognitive Assessment [MoCA] von 18 auf 24 von 30 Punkten) als auch der 7-Meter-Gehstrecke (Reduktion der Dauer von 7 s auf 5 s). Dieser Effekt ließ nach einer Woche wieder merklich nach. Aufgrund des positiven Ansprechens erfolgte die Einlage eines ventrikulo-peritonealen Shunts (VP-Shunt) zur Behandlung des NPH. Nach Einlage des VP-Shunts trat jedoch keine anhaltende Verbesserung von Kognition, Gangstörung oder Urininkontinenz auf.

Persistierendes extrapyramidal-motorisches Syndrom nach Einlage eines ventrikulo-peritonealen Shunts

Klinisch-neurologisch wurde drei Monate nach VP-Shunteinlage weiterhin ein kleinschrittiges Gangbild mit vermindertem Mitschwingen des rechten Armes, leichtem Rigor des rechten Armes sowie Bradykinesien für alternierende Bewegungen und leichter Hypomimie beschrieben, einem MDS-UPDRS (Movement Disorders Society Unified

Parkinson Disease Rating Scale) III von 13 Punkten entsprechend. Begleitend bestand nun auch eine Obstipation. Es erfolgte zu diesem Zeitpunkt keine regelmäßige Medikamenteneinnahme.

In der Folge kam es unter regelmäßiger physiotherapeutischer Behandlung zu einer langsamen Zunahme der Gangunsicherheit mit Schwankschwindel sowie wiederholten Stürzen und sturzbedingten Verletzungen. Aus diesem Grund erfolgte neun Monate nach Erstkontakt die Überweisung in die Schwindelambulanz. Dabei berichtete der Patient über einen im Stehen und Gehen anhaltenden, ungerichteten Schankschwindel sowie eine ausgeprägte Sturzneigung. Ebenso beschrieben die Angehörigen eine zunehmende psychomotorische Verlangsamung, eine Schluckstörung, eine merklich leisere Sprache und eine stark schwankende Stimmung. Der Patient selbst erwähnte eine Durchschlafstörung, verneinte aber lebhafte Träume/Albträume. Ein Ausagieren im Schlaf oder Atemgeräusche wurden von den Angehörigen nicht beobachtet.

Bei fehlender Besserung unter fortgesetzter Physiotherapie erfolgte drei Monate später ein Therapieversuch mit Levodopa (Madopar 3 × 125 mg/d). Hierunter zeigte sich bezüglich der Gangunsicherheit, des Rigors sowie der Bradykinesie keine eindeutige Besserung, es bestand gleichzeitig eine ausgeprägte Müdigkeit als Nebenwirkung.

19.2 Klinischer Befund

Eine detaillierte neurologische Untersuchung bei Erstvorstellung in der Schwindelambulanz neun Monate nach erstmaliger Dokumentation der Gleichgewichts- und Gangstörung bestätigte das Vorliegen eines deutlich kleinschrittigen Gangbildes mit vermindertem Mitschwingen des rechten Armes, vornübergebeugtem Oberkörper sowie einer moderaten Hypomimie. Ebenso zeigte sich eine leichtgradige Hypophonie. Bei Prüfung der posturalen Reflexe (abrupter Zug nach hinten) waren vier bis fünf Korrekturschritte erforderlich, der Patient musste jedoch nicht aufgefangen werden.

Prüfung der Okulomotorik

Eine dezidierte Untersuchung der Okulomotorik ergab leicht sakkadierte Folgebewegungen horizontal und vertikal. Die Sakkadenprüfung zeigte sich leicht hypometrisch, eine vertikale Blickparese bestand nicht. Weitere Auffälligkeiten in der Prüfung der Okulomotorik sowie der vestibulären Funktion ergaben sich nicht. Im Vergleich zur Voruntersuchung kam es zu einer Zunahme des MDS-UPDRS Teil III auf 17 Punkte. Eine Verlaufsuntersuchung drei Monate später (unter Levodopa 2 × 125 mg/d) ergab bis auf ein leicht flüssigeres Gangbild einen unveränderten Status.

19.3 Zusatzdiagnostik

Eine cMRT im Rahmen der neurologischen Erstabklärung zeigte sich bis auf eine unspezifische links-frontoparietale Verdickung und vermehrte Kontrastmittelaufnahme der Dura unauffällig. Im Vergleich zur Pons erschien das Mesenzephalon schmächtig, eine Berechnung der »midbrain/pons-Ratio« erfolgte nicht (▶ Abb. 19.1). Die vertiefte neuropsychologische Testung anlässlich der Erstvorstellung in der Schwindelambulanz dokumentierte Defizite im Bereich der Aufmerksamkeits- und Exekutivfunktionen sowie im psychomotorischen Arbeitstempo, hinweisend für eine subkortikale Funktionsstörung.

Abb. 19.1: Sagittale T1-gewichtete, Kontrastmittel-verstärkte cMRT

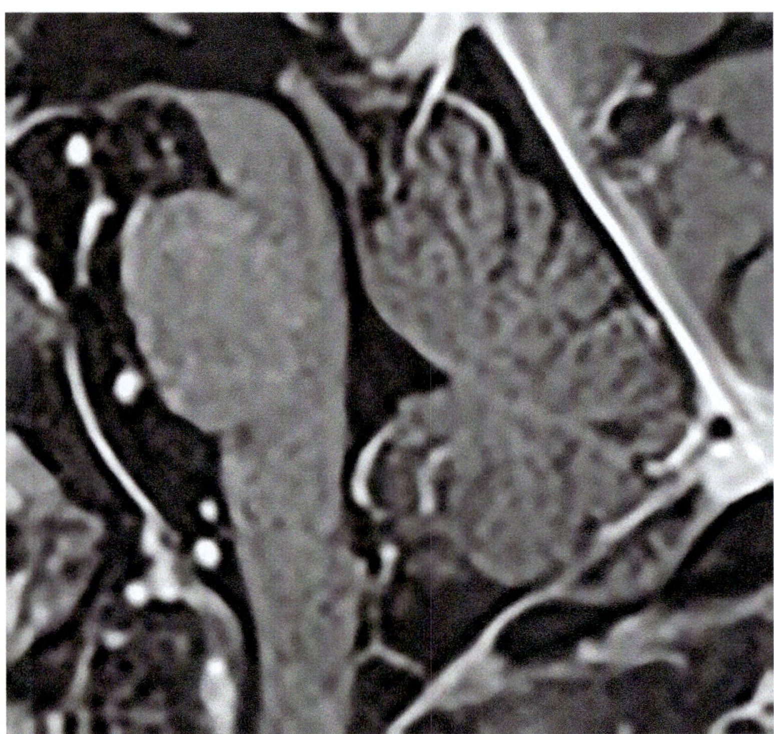

Bildbeschreibung: Erhoben im Rahmen der Erstabklärung. Dabei zeigt sich eine Volumenminderung des Mesenzephalons in Relation zur Pons, einem beginnenden Kolibrizeichen (»Hummingbird sign«) entsprechend (Quelle: Radiologie, Kantonsspital Baden, Schweiz).

19.4 Beurteilung und Verlauf

Angesichts des fehlenden Ansprechens auf die VP-Shunteinlage sowie bei rechtsbetontem Rigor, Bradykinesie und verminderter posturaler Stabilität wurde die Diagnose eines rechtsbetonten, akinetisch-rigiden Parkinsonsyndroms gestellt. Das im Rahmen der neuropsychologischen Testung festgestellte Defizitmuster war ebenfalls vereinbar mit einem Parkinsonsyndrom.

Extrapyramidal-motorisches Syndrom

Die häufigen und im Krankheitsverlauf früh (d. h. in den ersten drei Jahren) auftretenden Stürze sowie die rasche Progredienz der Gangunsicherheit und die psychomotorische Verlangsamung stellten zwei »red flags« dar, zudem fehlte das supportive Kriterium des positiven Ansprechens auf Levodopa respektive das Auftreten von Dyskinesien, weswegen ein atypisches Parkinsonsyndrom im Sinne einer progressiven supranukleären Paralyse (PSP) oder einer Multisystematrophie (MSA) favorisiert wurde.

Fehlendes Therapieansprechen auf Levodopa und rehabilitative Maßnahmen

Angesichts einer verminderten Verträglichkeit wurde eine niedrigdosierte Levodopa-Therapie (Madopar 2 ×125 mg/d) fortgesetzt, dies bei persistierender Tagesmüdigkeit. Im Verlauf der nächsten sechs Monate kam es zu einer weiteren Zunahme der Sturzfrequenz mit nun fast täglich auftretenden Stürzen zur Seite oder nach hinten. Von einer stationären neurorehabilitativen Maßnahme profitierte der Patient ebenfalls nur vorübergehend.

Progrediente Okulomotorikstörung

Neu zeigte sich in der klinisch-neurologischen Untersuchung ein Jahr nach Erstabklärung in der Schwindelambulanz ein horizontaler Blickrichtungsnystagmus ohne begleitenden Reboundnystagmus, die Sakkaden waren zunehmend hypometrisch und verlangsamt, weiterhin bestand keine vertikale Blickparese (siehe ▶ Video 19.1). Die posturalen Reflexe waren aufgehoben, der Muskeltonus am rechten Arm war deutlich erhöht im Sinne eines Rigors. In der Folge kam es zu einer deutlichen Zunahme des MDS-UPDRS-III-Scores auf 27 Punkte.

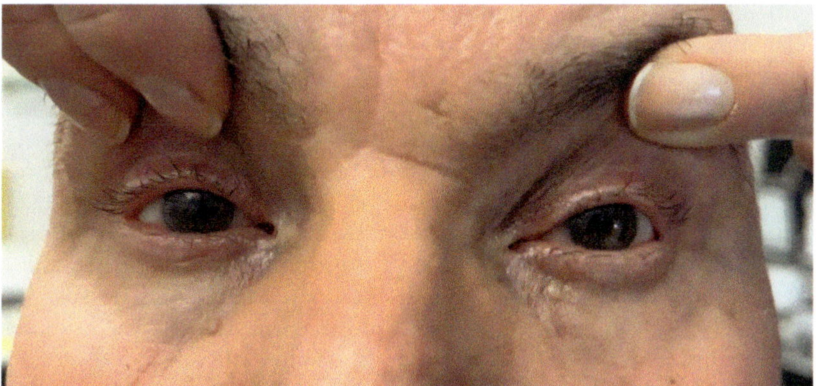

Video 19.1: Prüfung der horizontalen und vertikalen Sakkaden

Videobeschreibung: Prüfung erfolgte ca. drei Jahre nach Erstabklärung in der Schwindelambulanz. Es zeigen sich deutlich verlangsamte horizontale und vertikale Sakkaden, ein feinschlägiger leicht rechtsbetonter horizontaler Blickrichtungsnystagmus sowie eine eingeschränkte vertikale Blickwendung (deutlich ausgeprägter für Abblick als für Aufblick).

Vertikal eingeschränkte Blickwendung drei Jahre nach Erstkonsultation

Im Rahmen einer klinischen Verlaufskontrolle drei Jahre nach der Erstkonsultation in der Schwindelambulanz wurde neu auch eine vertikal deutlich eingeschränkte Blickwendung festgestellt, dies bei zunehmend sakkadierter Blickfolge, hypometrischen und verlangsamten Sakkaden sowie deutlichem horizontalem Blickrichtungsnystagmus.

Vertikale Blickparese sowie Lidapraxie im Verlauf

Weitere sechs Monate später berichtete der Patient über eine zunehmende Mühe, die Augen zu öffnen. In der klinischen Untersuchung bestätigte sich eine Lidapraxie, ebenso fand sich nun auch ein deutlicher Reboundnystagmus. Es kam zu weiteren sturzbedingten Verletzungen. Transfers waren im Folgenden nur noch mittels Patientenlift möglich, das Gehen am Rollator gelang nicht mehr. Es zeigte sich zudem auch eine vermehrte Inversion des rechten Fußes im Sinne einer dystonen Fehlhaltung. Aufgrund des Verlaufes wurde die Diagnose einer klassischen progressiven supranukleären Paralyse (PSP) gestellt (Steele-Richardson-Olszewski-Syndrom).

19.5 Pathogenese

Breites Spektrum klinischer Phänotypen der progressiven supranukleären Paralyse

Die PSP wurde initial als eine Form eines atypischen Parkinsonsyndroms angesehen. Neuere Erkenntnisse weisen darauf hin, dass die PSP ein Spektrum klinischer Bilder mit unterschiedlichen Phänotypen (einschließlich Verhaltensauffälligkeiten, Sprachstörungen, Bewegungsstörungen) umfasst (Williams & Lees, 2009). Die klassische PSP-Variante mit im Vordergrund stehender posturaler Instabilität und vertikaler Blickparese (erstmals 1964 beschrieben) wird heute als Richardson's Syndrom bezeichnet (PSP-RS) (Boxer et al., 2017). Die PSP wird wie die corticobasale Degeneration (CBD) zu den Tauopathien gezählt, dies wird durch neuropathologische sowie molekulargenetische Untersuchungen gestützt (Kovacs, 2015). Dabei ist der Nachweis von Tau-Protein-haltigen Neurofibrillen (»neurofibrillary tangles«) in den Basalganglien und im Hirnstamm entscheidend. Die PSP gilt als sporadische Erkrankung, familiäre Formen sind rar. Ein Nachweis eines Polymorphismus im MAPT (microtubule-associated protein tau)-Gen (H1-Haplotyp) erhöht das Risiko, an einer PSP zu erkranken, um das 5,5-fache (Boxer et al., 2017).

Vertikal betont eingeschränkte Sakkadenfunktion passend zu betont mesenzephaler Hirnstammatrophie

Ein definierendes klinisches Zeichen ist die deutlich vertikal-betont eingeschränkte Sakkadenfunktion mit hypometrischen, verlangsamten

Sakkaden und schließlich vertikaler Blickparese. Während horizontale Sakkaden durch Neurone in der pontinen paramedianen retikulären Formatio (PPRF) generiert werden, sind dies für vertikale und torsionelle Sakkaden Neurone im rostralen interstitiellen Nuclues des medialen longitudinalen Fasciculus (riMLF), welcher mesenzephal lokalisiert ist (Leigh & Zee, 2015). Diese Diskrepanz zwischen einer relativ gut erhaltenen Sakkadenfunktion in der horizontalen Ebene und einer deutlich eingeschränkten Sakkadenfunktion in der vertikalen Ebene lässt sich durch die betont mesenzephale Hirnstammatrophie bei der PSP erklären (Bhidayasiri et al., 2001). Für die ausgeprägte Sturzneigung wurden verschiedene Pathomechanismen diskutiert, sowohl verminderte Otolith-okuläre und Otolith-spinale Reflexe (Chen et al., 2010) als auch dysfunktionale zentrale Netzwerke zur Kontrolle der Lokomotion (Brown et al., 2020) wurden hierfür verantwortlich gemacht. Andere Daten weisen auf intakte Reflexbögen zur Verarbeitung von Otolithen- und Bogengangssignalen hin, was gegen eine vestibuläre Ursache der Sturzneigung spricht (Goldschagg et al., 2019).

19.6 Epidemiologie

Prävalenz der PSP bei ca. 18 pro 100.000 Personen

Die PSP-RS zählt mit einer Prävalenz von 5–7 Betroffenen pro 100.000 Personen zu den seltenen Erkrankungen (Coyle-Gilchrist et al., 2016). Werden andere Phänotypen des PSP-Spektrums ebenfalls berücksichtigt, so steigt die Prävalenz auf 18 pro 100.000 Personen. Am häufigsten treten Erstsymptome einer PSP-RS zwischen dem 70. und 74. Lebensjahr auf. Die Erkrankung tritt bei Männern häufiger auf als bei Frauen (Anteil betroffener Frauen ca. 37 %) (O'Sullivan et al., 2008).

19.7 Diagnostik

Diagnosestellung basierend auf den Konsensuskriterien der MDS-PSP-Arbeitsgruppe

Die heute etablierte Einteilung der PSP beruht auf 2016 publizierten Konsensuskriterien der MDS-(Movement Disorders Society-)PSP-Arbeitsgruppe. Es wurden vier funktionelle Domänen mit charakteristischen Defiziten (Okulomotorikstörung, posturale Instabilität, Akinesie, kognitive Funktionsstörung) als klinische Prädiktoren identifiziert und verschiedene Befunde hinsichtlich ihrer Aussagekraft (»level of certainty«) definiert (Höglinger et al., 2017) (siehe ▸ Tab. 19.1).

Tab. 19.1: Klinische Schlüsselbefunde bei der PSP gemäß den diagnostischen Kriterien der Movement Disorders Society

	Funktionelle Domäne			
Aussagekraft des Befundes*	Okulomotorikstörung	Posturale Instabilität	Akinesie	Kognitive Funktionsstörung
Stufe 1	O1: Vertikale supranukleäre Blickparese	P1: Wiederholte unprovozierte Stürze innerhalb der ersten drei Jahre	A1: Progredientes Freezing beim Gehen innerhalb der ersten drei Jahre	C1: Sprach-/Sprechstörung im Sinne einer nonfluenten/agrammatischen Variante einer primären progressiven Aphasie/Sprechapraxie
Stufe 2	O2: Verlangsamte vertikale Sakkaden	P2: Falltendenz bei Prüfung der posturalen Stabilität innerhalb der ersten drei Jahre	A2: Akinetisch-rigides, überwiegend axiales und Levodopa-resistentes Parkinsonsyndrom	C2: Frontalhirnsyndrom
Stufe 3	O3: Häufige Makro-Square-Wave-Jerks oder Lidapraxie	P3: Mehr als zwei Korrekturschritte nach hinten bei Prüfung der posturalen Stabilität innerhalb der ersten drei Jahre	A3: Parkinsonsyndrom mit Tremor, einseitiger Dominanz oder Ansprechen auf Levodopa	C3: Corticobasales Syndrom

Tabellenbeschreibung: Quelle: Höglinger et al. (2017). Operationalisierte Definitionen der Schlüsselbefunde finden sich in Tabelle 4 der publizierten Konsensuskriterien (Höglinger et al., 2017).
* Stufen mit geringerer Nummer haben eine höhere Aussagekraft für die Diagnosestellung der PSP.

Graduierung der diagnostischen Sicherheit: wahrscheinlich vs. möglich vs. suggestiv

Dies lässt eine Unterscheidung zwischen klinisch *wahrscheinlicher* PSP, *möglicher* PSP und *suggestiv für* eine PSP zu, basierend auf der Kombination vorliegender Kernkriterien aus den verschiedenen funktionellen Domänen. Diese Konsensuskriterien berücksichtigen auch frühe Formen der PSP und nicht motorische Phänotypen, welche im früheren Erkrankungsstadien (erste zwei Jahre ab Symptombeginn) ca. zwei Drittel aller Fälle ausmachen (Höglinger et al., 2017). Im weiteren Krankheitsverlauf treten bei den meisten PSP-Varianten oftmals auch klassische motorische Symptome einer

PSP-RS hinzu (Boxer et al., 2017). Eine »definitive« PSP lässt sich nur post mortem, d. h. neuropathologisch sichern.

Klassische PSP-Variante (Steele-Richardson-Olszewski-Syndrom)

Das Spektrum klinischer Befunde bei den verschiedenen PSP-Varianten ist in ▶ Tab. 19.2 beschrieben. Beim klassischen Richardson's Syndrom (PSP-RS) dominieren die frühe posturale Instabilität mit häufigen Stürzen (v. a. nach hinten), die supranukleäre vertikale Sakkaden-/Blickparese sowie neurokognitive Funktionsstörungen (Williams et al., 2005). Das definierende klinische Symptom, die vertikale Blickparese, kann jedoch erst Jahre (bis zu drei bis vier Jahre) nach den ersten Symptomen manifest werden. Davon müssen verschiedene PSP-Varianten unterschieden werden, welche zwar neuropathologisch ebenfalls einer PSP entsprechen, aber einen anderen Phänotyp aufweisen und oftmals erst im Verlauf der Erkrankung typische Symptome einer PSP-RS entwickeln. Hierzu gehört die PSP-Variante mit initialem Parkinsonismus (PSP-P) und zumindest moderatem Ansprechen auf Levodopa, die PSP-Variante mit initial isolierter Gangstörung mit Starthesitationen und Lauf-Blockaden sowie ggf. auch Schreib- und Sprechblockaden (PSP mit gait freezing) sowie dem Fehlen einer Okulomotorikstörung in den ersten fünf Jahren nach Symptombeginn und die PSP-Variante mit Überlappung zur corticobasalen Degeneration (PSP-CBS). Eine sichere Abgrenzung zwischen der PSP-CBS und der CBD ist nur post mortem möglich.

Weitere PSP-Varianten

Tab. 19.2: Klinische Präsentation verschiedener PSP-Varianten

Phänotyp	Klinischer Befund
Richardson's Syndrom (PSP-RS)	• Gangstörung und frühe, unerklärte Stürze • Bradykinesie • Subtile Persönlichkeitsveränderungen (Apathie, Disinhibition) • Kognitive Verlangsamung (Bradyphrenie) • Exekutive Dysfunktionen • Dysphagie und Dysarthrohypophonie • Okulomotorikstörung (siehe Kasten weiter unten zum Thema »Spektrum an Okulomotorikstörungen bei PSP«)
PSP mit Parkinsonismus (PSP-P)	• Asymmetrisch akinetisch-rigides oder tremor-dominantes extrapyramidal-motorisches Syndrom • Initiales (moderates) Ansprechen auf Levodopa • Im Verlauf Nachweis von Zusatzbefunden, welche auf eine PSP-RS hinweisen und Fehlen typischer Parkinson-assoziierten Folgeerscheinungen (Levodopa-induzierte Dyskinesien, autonome Dysfunktion, visuelle Halluzinationen)
PSP mit Gait freezing (PSP-GF)	• Initial isolierte Gangstörung, charakteristische PSP-RS Symptome erst im späteren Krankheitsverlauf (Jahre später) • Starthesitationen sowie plötzliche Laufblockaden • Sprechblockaden und Schreibblockaden • Kein Nachweis eines Tremors, Rigors, dementiellen Syndroms oder Okulomotorikstörung in den ersten 5 Jahren nach Symptombeginn

Tab. 19.2: Klinische Präsentation verschiedener PSP-Varianten – Fortsetzung

Phänotyp	Klinischer Befund
PSP mit corticobasalem Syndrom (PSP-CBS)	• Progressiver Rigor der Extremitäten • Apraxie • Alien limb, d. h. verminderte/fehlende Zugehörigkeit einer/mehrerer Extremitäten mit vermindertem oder unkontrolliertem Gebrauch derselben. • Kortikal-bedingte Sensibilitätsstörung • Bradykinesie mit fehlendem Ansprechen auf Levodopa • Abgrenzung von corticobasaler Degeneration erst post-mortem (autoptisch) möglich
PSP mit Sprech-/Sprachstörung (PSP-SL)	• Sprechapraxie • Sprachapraxie • Motorische Symptome (entsprechend einer PSP-RS) erst im späteren Krankheitsverlauf
PSP mit frontaler Präsentation (PSP-F)	• Frühe Persönlichkeitsveränderungen und auffälliges Sozialverhalten • Verhaltensauffälligkeiten (Apathie, Disinhibition, Rigidität, Hyperoralität) • Kognitionsstörung • Motorische Symptome (entsprechend einer PSP-RS) erst im späteren Krankheitsverlauf
PSP mit prädominanter zerebellärer Ataxie (PSP-C)	• Zu Beginn isolierte zerebelläre Ataxie • Motorische Symptome wie eine Sturzneigung oder Sakkadenstörung (entsprechend einer PSP-RS) erst im späteren Krankheitsverlauf • Sehr seltene Form, nicht in den MDS-PSP-Kriterien (Hoglinger et al., 2017) enthalten

Tabellenbeschreibung: Quelle: Boxer et al. (2017); Höglinger et al. (2017); Ling (2016).
Abkürzungen: MDS = Movement Disorders Society; nfvPPA = non-fluent variant primary progressive aphasia; PSP-SL = PSP mit Sprach- und Sprechstörung; RS = Richardson's Syndrom.

Verhaltensauffälligkeiten oder Sprach-/Sprechstörungen ebenfalls im Vordergrund

Aber auch PSP-Varianten mit im Vordergrund stehender Verhaltensauffälligkeit (PSP mit frontaler Präsentation, PSP-F) oder mit Sprach- und Sprechstörungen (PSP speech language, PSP-SL) müssen vom klassischen PSP-RS abgegrenzt werden. Dabei stellt die ante-mortem-Diagnosestellung eine große Herausforderung dar, was sich auch in einer oftmals verzögerten Diagnosestellung ausdrückt (mittlere Latenz zwischen Erstmanifestation und Diagnose einer PSP 3,5 Jahren [O'Sullivan et al., 2008]).

Neben einer ausführlichen Anamnese, welche auch die gezielte Erfragung von Verhaltensauffälligkeiten/Persönlichkeitsveränderungen, posturaler Instabilität mit Stürzen bevorzugt nach hinten, neurokognitiven Störungen, schlafassoziierten Beschwerden und Sprach-/Sprechstörungen beinhalten sollte, ist eine detaillierte neurologische Untersuchung vordringlich. Diese sollte sowohl eine Prüfung des extrapyramidal-motorischen wie auch des pyramidal-motorischen Systems und der Hirnnerven (einschließlich Okulomotorik) umfassen (siehe Phokaewvarangkul & Bhidayasiri [2019] für eine praktische Untersuchungsanweisung bei PSP). Die wichtigsten okulomotorischen Befunde für die einzelnen PSP-Varianten sind im nachfolgenden Kasten dargestellt. Charakteristisch für die PSP ist eine vertikale Blickparese. Zeigt sich eine vertikale Blickparese (häufiger bei Aufblick ausgeprägter als bei Abblick), so lässt sich die supranukleäre Ursache derselben mittels Nachweises eines intakten vertikalen VOR bestätigen.

Persönlichkeitsveränderungen, posturale Instabilität, Sprach-/Sprechstörungen und neurokognitive Störungen immer erfragen

Spektrum an Okulomotorikstörungen bei PSP

(Anagnostou et al., 2020; Boxer et al., 2012; Chen et al., 2010; Chovatiya et al., 2024; Höglinger et al., 2017; Klarendic et al., 2021; Quinn, 1996; Sekar et al., 2024)

- Verlangsamte vertikale Sakkaden mit Amplitudenabnahme, bei weiterer Progredienz vertikale Blickparese (oftmals asymmetrisch mit stärkerer Einschränkung bei Aufblick als Abblick)
- Gekrümmte Sakkaden bei vertikaler Blickwendung (»Round the Houses« sign) (Pagonabarraga et al., 2021; Quinn, 1996)
- Erhöhte Fehlerrate bei Prüfung der Antisakkaden (Rivaud-Pechoux et al., 2007; Sekar et al., 2024)
- Verminderter/fehlender optokinetischer Nystagmus (Garbutt et al., 2004)
- Folgebewegungen erhalten oder leicht sakkadiert
- Sakkadische Intrusionen (square wave jerks) (Anagnostou et al., 2020; Pagonabarraga et al., 2021)
- Horizontaler Blickrichtungsnystagmus (Klarendic et al., 2021) und Reboundnystagmus
- Deutlich verminderter linearer vestibulo-okulärer Reflex (VOR) bei gleichzeitig erhaltenem angulärem VOR (Chen et al., 2010).
- Verminderte Konvergenzreaktion (Kitthaweesin et al., 2002)
- Lidapraxie und Blepharospasmus (Chovatiya et al., 2024)

Die Prüfung der Okulomotorik umfasst ebenso eine Beurteilung der horizontalen und vertikalen Sakkaden wie auch der glatten Folgebewegungen und der Blickstabilität. Die Fehlerrate bei Prüfung der Antisakkaden ist bei PSP-Patienten deutlich erhöht, dies als Ausdruck einer frontalen Disinhibition (Rivaud-Pechoux et al., 2007; Sekar et al., 2024). Sakkadische Intrusionen (square wave jerks) finden sich bei PSP-RS-Patienten mehr als dreimal häufiger als bei Parkinsonpatienten oder gesunden Normalpersonen (Anagnostou et al., 2020; Pagonabarraga et al., 2021). Ein horizontaler Blickrichtungsnystagmus wurde in einer Studie bei 36 % der Patienten mit

Prüfung der Okulomotorik

möglicher PSP, aber ohne Nachweis einer zerebellären Funktionsstörung beschrieben (Klarendic et al., 2021).

Lidfunktionsstörungen (Lidapraxie, Blepharospasmus) nicht bei idiopathischen Parkinsonsyndromen

Ebenfalls gehäuft sind Lidfunktionsstörungen zu beobachten, dies kann sowohl als Unvermögen die Augen zu öffnen (Lidapraxie, bei 59 % der PSP-Patienten; Chovatiya et al. [2024]) sowie seltener auch als unwillkürlicher Lidschluss (d. h. ein Blepharospasmus) auftreten und wurde mit der mesenzephalen Funktionsstörung in Zusammenhang gebracht. Eine Lidfunktionsstörung tritt beim idiopathischen Parkinsonsyndrom nicht auf und ist somit ein differenzialdiagnostisch wichtiges Zeichen.

Atrophie mesenzephal sowie der zerebellären Pedunkel, Berechnung der pons : midbrain-Ratio

In der Diagnosestellung der PSP ist die zerebrale Bildgebung mittels MRT zentral. Es lassen sich bei der PSP verschiedene Veränderungen einschließlich einer mesenzephalen Atrophie und einer Atrophie der superioren zerebellären Pedunkel nachweisen (Ling, 2016). Als bildgeberischer Biomarker (z. B. in der Abgrenzung zu einer CBD) ist die mesenzephale Atrophie aber nur bedingt nützlich. Während das Kolibrizeichen (»Hummingbird Sign«) eine hundertprozentige Spezifität für die PSP aufweist, ist dessen Sensitivität mit 68,4 % deutlich geringer (Massey et al., 2012). Weitere mögliche bildmorphologische Ansätze zur Abgrenzung von anderen neurodegenerativen Erkrankungen umfassen die midbrain:pons-Ratio und den »magnetic resonance parkinsonism index« (Boxer et al., 2017). Im FDG-PET (Fluorodeoxyglucose-PET) lässt sich ein Hypometabolismus im Bereich des frontalen Kortex, des Thalamus und des Mittelhirnes nachweisen. Die diagnostische Wertigkeit des FDG-PET bei der PSP ist jedoch nicht abschließend geklärt. In Erforschung ist ebenfalls der Einsatz Tau-Protein-spezifischer PET-Liganden.

Demenzmarker, welche in der Diagnosestellung der Alzheimerdemenz relevant sind, zeigten sich bei Patienten mit PSP als normwertig oder leicht erniedrigt (Phospho-Tau und totales Tau-Protein). Hingegen konnte eine zwei- bis fünffache Erhöhung der Neurofilament-Leichtketten im Serum bei Patienten mit PSP-RS im Vergleich zu gesunden Normalpersonen und Patienten mit Parkinsonsyndrom nachgewiesen werden (Hansson et al., 2017).

Vertikale Sakkadenmessung mittels Videookulografie erlaubt Abgrenzung

Die Messung von horizontalen und vertikalen Sakkaden mittels Videookulografie (VOG) erlaubt eine Objektivierung und Quantifizierung der Sakkadengeschwindigkeit sowie der Sakkadenmetrik und ist dementsprechend für die Diagnostik und Differenzialdiagnose (siehe nachfolgender Abschnitt) wertvoll (Boxer et al., 2012; Chovatiya et al., 2024). Ebenso lässt sich mittels VOG die exzentrische Blickhaltefunktion quantitativ erfassen (Klarendic et al., 2021). Eine verminderte Sakkadengeschwindigkeit sowie Hypometrie, welche in der vertikalen Ebene deutlich ausgeprägter vorliegen als in der horizontalen Ebene, weisen eine hohe Spezifität für die Diagnose einer PSP auf (Boxer et al., 2012; Chovatiya et al., 2024). Hiermit ist eine Abgrenzung zu Patienten mit idiopathischem Parkinsonsyndrom mit hoher diagnostischer Genauigkeit möglich (Chovatiya et al., 2024). Ferner konnte in einer Fallserie von PSP-RS-Patienten eine signifikante Korrelation zwischen dem Ausmaß der Blickparese nach oben und der mesenzephalen Atrophie gezeigt werden, die Sakkadenmessung kann somit auch als Biomarker für strukturelle Hirnstammveränderungen in Betracht gezogen werden (Buch et al., 2022). Auch zum Monitoring des Krankheitsprogresses bieten sich wiederholte Sakkadenmessungen an.

19.8 Differenzialdiagnosen

Breite Differenzialdiagnose der PSP in Abhängigkeit des klinischen Phänotyps

Die Differenzialdiagnose der PSP hängt entscheidend vom klinischen Phänotyp ab, wie im nachfolgenden Kasten dargestellt. Besteht ein klassisches PSP-RS, so sind dies andere pyramidale, extrapyramidale oder zerebelläre Bewegungsstörungen, einschließlich eines idiopathischen Parkinsonsyndroms. Eine Überlappung zur frontotemporalen Demenz (FTD) zeigt sich vor allem bei denjenigen PSP-Varianten mit im Vordergrund stehender Verhaltensauffälligkeit oder progressiver Aphasie (Boxer et al., 2017). Stoffwechselstörungen wie eine Niemann-Pick-Typ-C-Erkrankung mit spätem (adultem) Beginn, mitochrondriale Myopathien oder ein M. Wilson sollten ebenfalls in Erwägung gezogen werden. Auch mikrovaskuläre Läsionen des Hirnstammes und Tumoren im Bereich des Mesenzephalons können zu einem ähnlichen Krankheitsbild führen.

Wichtigste Differenzialdiagnosen der progressiven supranukleären Paralyse (PSP) in Abhängigkeit der klinischen Leitbefunde

Motorische Symptome mit Gangstörung und Sturzneigung (PSP-RS), Hesitationen und Blockaden (PSP-FG) oder extrapyramidal-motorischem Syndrom (PSP-P):

- Multisystematrophie vom zerebellären Typ
- Morbus Parkinson
- Hereditäre zerebelläre Ataxien (insbesondere eine spinozerebelläre Ataxie Typ 2 aufgrund der langsamen Sakkaden)
- Sporadische oder idiopathische zerebelläre Ataxien (einschliesslich paraneoplastische, aethyltoxische und autoimmun-entzündliche sowie infektiöse Ursachen)
- Normaldruckhydrozephalus
- Strukturelle Läsionen des Mesencephalons
- Niemann-Pick-Typ-C-(NPC-)Erkrankung
- Huntington-Krankheit
- Morbus Wilson

PSP mit corticobasalem Syndrom (PSP-CBS):

- Corticobasale Degeneration

PSP mit Sprach- oder Sprechapraxie (PSP-SL):

- Non-fluent variant primary progressive Aphasie (nfvPPA) als Unterform einer frontotemporalen Demenz (FTD)

PSP mit frontaler Präsentation (PSP-F):

- Behavioral variant einer frontotemporalen Demenz (bvFTD)
- Lewy-Körper-Demenz
- Creutzfeldt-Jakob-Krankheit
- Strukturelle Frontalhirnsyndrome

PSP mit prädominanter zerebellärer Ataxie (PSP-C):

- Multisystematrophie vom zerebellären Typ
- Hereditäre Ataxien
- Sporadische und idiopathische Ataxien

(Höglinger et al., 2017)

Oftmals lässt sich die Differenzialdiagnose erst mit zunehmender Krankheitsdauer und dem Auftreten klassischer Symptome einer PSP-RS eingrenzen, einzelne seltene PSP-Phänotypen (PSP-F, PSP-SL) lassen sich erst post mortem von frontotemporalen Demenzen abgrenzen. Eine REM-Schlafverhaltensstörung liegt häufiger bei Synucleinopathien wie der MSA oder dem idiopathischen Parkinsonsyndrom vor, können aber auch bei der PSP in bis zu 35 % der Patienten beobachtet werden (Sixel-Doring et al., 2009). Das Fehlen einer orthostatischen Dysregulation spricht stark gegen das Vorliegen einer alpha-Synukleinopathie (MSA, Lewy-Körper-Demenz) (van Gerpen et al., 2019).

Klassifizierung des Fallbeispiels gemäß den diagnostischen Kriterien der MDS-PSP-Arbeitsgruppe

Im **hier beschriebenen Fall** fanden sich bei Erstvorstellung in der Schwindelambulanz (2 ¾ Jahre nach Symptombeginn) einzelne charakteristische Zeichen einer PSP-RS im frühen Krankheitsverlauf wie die ausgeprägte posturale Instabilität und Sturzneigung innerhalb der ersten drei Jahre nach Symptombeginn (erfüllt das P1-Kriterium), verlangsamte vertikale Sakkaden (erfüllt das O2-Kriterium), ein axial-betontes Parkinsonsyndrom ohne sicheres Ansprechen auf Levodopa (erfüllt A2-Kriterium) sowie ein fehlender Gebrauch/fehlende Zugehörigkeit des rechten Armes bei Vorliegen eines Rigors desselben (erfüllt C3-Kriterium). Gemäß den diagnostischen Kriterien der MDS (Höglinger et al., 2017) entspricht dies einer *wahrscheinlichen PSP*. Weitere definierende Befunde wie die vertikale

Blickparese oder auch eine Lidapraxie traten im hier beschriebenen Fall hingegen erst sechs Jahre nach Erstmanifestation auf.

19.9 Therapie und Prognose

Mittlere Krankheitsdauer bei PSP 6–8 Jahre

Die PSP ist eine progrediente neurodegenerative Erkrankung mit fatalem Ausgang. Sowohl ein PSP-RS-Phänotyp wie auch eine frühe Dysphagie und frühe neurokognitive Defizite stellen prognostisch ungünstige Faktoren für das Überleben dar (Glasmacher et al., 2017). Die mittlere Krankheitsdauer betrug in zwei Studien 5,9 Jahre (Bandbreite 5–8 Jahre) (Coyle-Gilchrist et al., 2016), respektive 8,0 ± 4,1 Jahre (O'Sullivan et al., 2008); im Schnitt verstarben die PSP-Patienten im Alter von 72 bis 74 Jahren (Coyle-Gilchrist et al., 2016; O'Sullivan et al., 2008).

Symptomatische Therapie und kaum Ansprechen auf Levodopa

Die Therapie der PSP ist rein symptomatisch, neue Therapieansätze sind in Erforschung (einschließlich monoklonaler Antikörper, Vakzinationen, tiefer Hirnstimulation, Antisense-Oligonukleotide) (Dunning et al., 2024). Finden sich in der klinisch-neurologischen Beurteilung extrapyramidal-motorische Symptome, so ist ein Therapieversuch mit dopaminergen Substanzen (meist Levodopa) empfohlen. Ein Merkmal atypischer Parkinsonsyndrome ist jedoch das geringe und transiente oder gar ganz fehlende Ansprechen auf eine Levodopa-Therapie. Je nach PSP-Phänotyp ist jedoch ein moderates Ansprechen auf Levodopa oder andere dopaminerge Substanzen zu beobachten, dies gilt insbesondere für die PSP-P, zu einem gewissen Grad auch für Patienten mit PSR-RS (Lamb et al., 2016). Zudem bietet sich zur Behandlung der Lidapraxie eine lokale Botulinumtoxin-A-Therapie an (Boxer et al., 2017). Daneben stellen nicht medikamentöse Therapien einschließlich der regelmäßigen Physiotherapie, Logopädie und Ergotherapie wichtige Eckpfeiler in der Therapie dar.

19.10 Literatur

Anagnostou, E., Karavasilis, E., Potiri, I. et al. (2020). A Cortical Substrate for Square-Wave Jerks in Progressive Supranuclear Palsy. *J Clin Neurol*, *16*(1), 37–45. https://doi.org/10.3988/jcn.2020.16.1.37

Bhidayasiri, R., Riley, D. E., Somers, J. T. et al. (2001). Pathophysiology of slow vertical saccades in progressive supranuclear palsy. *Neurology*, *57*(11), 2070–2077. https://doi.org/10.1212/wnl.57.11.2070

Boxer, A. L., Garbutt, S., Seeley, W. W. et al. (2012). Saccade abnormalities in autopsy-confirmed frontotemporal lobar degeneration and Alzheimer disease. *Arch Neurol*, *69*(4), 509–517. https://doi.org/10.1001/archneurol.2011.1021

Boxer, A. L., Yu, J. T., Golbe, L. I. et al. (2017). Advances in progressive supranuclear palsy: new diagnostic criteria, biomarkers, and therapeutic approaches. *Lancet Neurol*, *16*(7), 552–563. https://doi.org/10.1016/S1474-4422(17)30157-6

Brown, F. S., Rowe, J. B., Passamonti, L. et al. (2020). Falls in Progressive Supranuclear Palsy. *Mov Disord Clin Pract*, 7(1), 16–24. https://doi.org/10.1002/mdc3.12879

Buch, K. A., Bouffard, M. A., Kardon, R. H. et al. (2022). Clinical Correlation Between Vertical Gaze Palsy and Midbrain Volume in Progressive Supranuclear Palsy. *J Neuroophthalmol*, *42*(2), 246–250. https://doi.org/10.1097/WNO.0000000000001393

Chen, A. L., Riley, D. E., King, S. A. et al. (2010). The disturbance of gaze in progressive supranuclear palsy: implications for pathogenesis. *Front Neurol*, *1*, 147. https://doi.org/10.3389/fneur.2010.00147

Chovatiya, H., Pillai, K., Reddy, C. et al. (2024). Video-oculography for enhancing the diagnostic accuracy of early oculomotor dysfunction in Progressive Supranuclear Palsy. *J Mov Disord.* https://doi.org/10.14802/jmd.24171

Coyle-Gilchrist, I. T., Dick, K. M., Patterson, K. et al. (2016). Prevalence, characteristics, and survival of frontotemporal lobar degeneration syndromes. *Neurology*, *86*(18), 1736–1743. https://doi.org/10.1212/WNL.0000000000002638

Dunning, E. E., Decourt, B., Zawia, N. H. et al. (2024). Pharmacotherapies for the Treatment of Progressive Supranuclear Palsy: A Narrative Review. *Neurol Ther*, *13*(4), 975–1013. https://doi.org/10.1007/s40120-024-00614-9

Garbutt, S., Riley, D. E., Kumar, A. N., et al. (2004). Abnormalities of optokinetic nystagmus in progressive supranuclear palsy. *J Neurol Neurosurg Psychiatry*, *75*(10), 1386–1394. https://doi.org/10.1136/jnnp.2003.027367

Glasmacher, S. A., Leigh, P. N., Saha, R. A. (2017). Predictors of survival in progressive supranuclear palsy and multiple system atrophy: a systematic review and meta-analysis. *J Neurol Neurosurg Psychiatry*, *88*(5), 402–411. https://doi.org/10.1136/jnnp-2016-314956

Goldschagg, N., Bremova-Ertl, T., Bardins, S. et al. (2019). No Evidence of a Contribution of the Vestibular System to Frequent Falls in Progressive Supranuclear Palsy. *J Clin Neurol*, *15*(3), 339–346. https://doi.org/10.3988/jcn.2019.15.3.339

Hansson, O., Janelidze, S., Hall, S. et al. (2017). Blood-based NfL: A biomarker for differential diagnosis of parkinsonian disorder. *Neurology*, *88*(10), 930–937. https://doi.org/10.1212/WNL.0000000000003680

Höglinger, G. U., Respondek, G., Stamelou, M. et al. (2017). Clinical diagnosis of progressive supranuclear palsy: The movement disorder society criteria. *Mov Disord*, *32*(6), 853–864. https://doi.org/10.1002/mds.26987

Kitthaweesin, K., Riley, D. E., Leigh, R. J. (2002). Vergence disorders in progressive supranuclear palsy. *Ann N Y Acad Sci*, *956*, 504–507. https://doi.org/10.1111/j.1749-6632.2002.tb02867.x

Klarendic, M., Hribar, M., Urbancic, N. B. et al. (2021). Central nystagmus in progressive supranuclear palsy: A neglected clinical feature? *Parkinsonism Relat Disord*, *84*, 15–22. https://doi.org/10.1016/j.parkreldis.2021.01.003

Kovacs, G. G. (2015). Invited review: Neuropathology of tauopathies: principles and practice. *Neuropathol Appl Neurobiol*, *41*(1), 3–23. https://doi.org/10.1111/nan.12208

Lamb, R., Rohrer, J. D., Lees, A. J., (2016). Progressive Supranuclear Palsy and Corticobasal Degeneration: Pathophysiology and Treatment Options. *Curr Treat Options Neurol*, *18*(9), 42. https://doi.org/10.1007/s11940-016-0422-5

Leigh, R. J., Zee, D. S. (2015). *The Neurology of Eye Movements.* Oxford University Press. https://doi.org/10.1093/med/9780199969289.001.0001

Ling, H. (2016). Clinical Approach to Progressive Supranuclear Palsy. *J Mov Disord*, *9*(1), 3–13. https://doi.org/10.14802/jmd.15060

Massey, L. A., Micallef, C., Paviour, D. C. et al. (2012). Conventional magnetic resonance imaging in confirmed progressive supranuclear palsy and multiple system atrophy. *Mov Disord*, *27*(14), 1754–1762. https://doi.org/10.1002/mds.24968

O'Sullivan, S. S., Massey, L. A., Williams, D. R. et al. (2008). Clinical outcomes of progressive supranuclear palsy and multiple system atrophy. *Brain*, *131*(Pt 5), 1362–1372. https://doi.org/10.1093/brain/awn065

Pagonabarraga, J., Horta-Barba, A., Busteed, L. et al. (2021). Quantitative evaluation of oculomotor disturbances in progressive supranuclear palsy. *Parkinsonism Relat Disord*, *85*, 63–68. https://doi.org/10.1016/j.parkreldis.2021.03.002

Phokaewvarangkul, O., Bhidayasiri, R. (2019). How to spot ocular abnormalities in progressive supranuclear palsy? A practical review. *Transl Neurodegener*, *8*, 20. https://doi.org/10.1186/s40035-019-0160-1

Quinn, N. (1996). The »round the houses« sign in progressive supranuclear palsy. *Ann Neurol*, *40*(6), 951. https://doi.org/10.1002/ana.410400630

Rivaud-Pechoux, S., Vidailhet, M., Brandel, J. P. et al. (2007). Mixing pro- and antisaccades in patients with parkinsonian syndromes. *Brain*, *130*(Pt 1), 256–264. https://doi.org/10.1093/brain/awl315

Sekar, A., Panouilleres, M. T. N., & Kaski, D. (2024). Detecting Abnormal Eye Movements in Patients with Neurodegenerative Diseases – Current Insights. *Eye Brain*, *16*, 3–16. https://doi.org/10.2147/EB.S384769

Sixel-Doring, F., Schweitzer, M., Mollenhauer, B. et al.(2009). Polysomnographic findings, video-based sleep analysis and sleep perception in progressive supranuclear palsy. *Sleep Med*, *10*(4), 407–415. https://doi.org/10.1016/j.sleep.2008.05.004

van Gerpen, J. A., Al-Shaikh, R. H., Tipton, P. W. et al. (2019). Progressive supranuclear palsy is not associated with neurogenic orthostatic hypotension. *Neurology*, *93*(14), e1339-e1347. https://doi.org/10.1212/WNL.0000000000008197

Williams, D. R., de Silva, R., Paviour, D. C. et al. (2005). Characteristics of two distinct clinical phenotypes in pathologically proven progressive supranuclear palsy: Richardson's syndrome and PSP-parkinsonism. *Brain*, *128*(Pt 6), 1247–1258. https://doi.org/10.1093/brain/awh488

Williams, D. R., Lees, A. J. (2009). Progressive supranuclear palsy: clinicopathological concepts and diagnostic challenges. *Lancet Neurol*, *8*(3), 270–279. https://doi.org/10.1016/S1474-4422(09)70042-0

20 Schwindel bei Polyneuropathie

20.1 Anamnese

Ein 75-jähriger Patient berichtet von einer seit ca. drei Jahren zunehmenden, dauerhaften Gangunsicherheit. Er fühle sich wie betrunken. Diese Gangunsicherheit mit Schwankschwindel sei ständig vorhanden, allerdings unterschiedlich stark ausgeprägt. Die Beschwerden nehmen bei unebenem Untergrund sowie in Dunkelheit zu. Andere situative Modulationen sind dem Patienten nicht aufgefallen. Insbesondere abends fühle er sich so unsicher, dass er bisweilen sogar den Rollator nehmen müsse. Zu einem Sturz sei es noch nicht gekommen. Der Patient verneint Beschwerden im Sitzen und im Liegen, die Beschwerden würden nicht speziell nach dem Aufstehen oder Aufrichten aus sitzender oder liegender Position auftreten. Weitere Begleitsymptome wie Beschwerden seitens des Gehörs, Sehstörungen, Übelkeit, Erbrechen oder Kopfschmerzen werden verneint. Auf Nachfrage berichtet der Patient, dass ihm seit ca. 1,5 Jahren ein unterschiedlich stark ausgeprägtes Kribbeln in den Fußsohlen auffalle, welches nachts, wenn es unter der Bettdecke warm sei, teilweise sehr unangenehm sei. Schmerzen in den Beinen verneint der Patient, Blasenbeschwerden, z. B. im Sinne einer Inkontinenz, bestünden nicht. An Medikamenten nehme der Patient Mittel gegen eine leichte arterielle Hypertonie ein (Candesartan 8 mg morgens), hierunter sei der Blutdruck bei Messungen jeweils im Normbereich.

20.2 Klinischer Befund

Im neurologischen Untersuchungsbefund zeigt sich eine leichte Hypomimie ohne sonstige Zeichen für ein hypokinetisch-rigides Syndrom bei normalem Muskeltonus und regelrechter Beweglichkeit, kein Tremor. Der Gang ist etwas breitbeinig, leicht unsicher, jedoch ohne Ausfallschritte. Unauffälliges Mitschwingen der Arme. Im Romberg-Test ist nach Augenschluss ein vermehrtes Schwanken zu vermerken. Die Muskeleigenreflexe der Arme und der Patellarsehnenreflex sind mittellebhaft seitengleich auslösbar, der Achillessehnenreflex ist rechts sehr schwach, links nicht auslösbar. Die Pyramidenbahnzeichen sind negativ, zudem besteht kein Hinweis für latente oder manifeste Paresen, Atrophien sind nicht sichtbar.

Die Sensibilitätsprüfung ist regelrecht bezüglich Berührung, Schmerz und Temperatur. Der Patient gibt im Bereich beider Fußsohlen und Zehen Kribbelparästhesien an. Das Vibrationsempfinden ergibt eine Pallästhesie von 8/8 an den beiden Daumengrundgelenken, 3/8 Malleolus medialis rechts, 2/8 links (bei ≥ 4/8 kein funktionell relevantes Defizit). Der übrige neurologische Befund ist unauffällig, insbesondere finden sich keine Okulomotorik- oder Koordinationsstörungen.

Achillessehnenreflexe vermindert, Parästhesien distal, Vibrationsminderung Malleoli mediales

20.3 Zusatzdiagnostik

Der orthoptische Untersuchungsbefund erbrachte bis auf eine altersentsprechend leicht sakkadierte Blickfolge einen unauffälligen okulomotorischen Befund, die Messung der subjektiven visuellen Vertikalen erbrachte kein Abweichen, bei Prüfung des Augenhintergrundes zeigte sich keine Verrollung.

Die peripher vestibuläre Testung mittels kalorischer Spülung zeigte eine seitengleiche Erregbarkeit beider Vestibularorgane, somit kein Defizit im Niedrigfrequenzbereich. Im Video-Kopfimpulstest findet sich ebenfalls kein Hinweis auf ein peripher-vestibuläres Defizit im Hochfrequenzbereich (Verstärkungsfaktor bei 60 ms rechts 0,82, links 0,85).

In der Posturografie benötigt der Patient in den schwierigeren Testbedingungen wie Tandemstand, Stehen auf Schaumstoff eine Hilfestellung. Eine konkrete Richtungsabweichung ist nicht erkennbar. Ab Stehen auf Schaumstoff leicht verschlechterte Schwankwerte (jedoch wurde verstärkt geholfen, somit eingeschränkte Beurteilbarkeit). Der Befund ist vereinbar mit einem sensorischen Defizit und vermehrtem Schwanken bei 2–3 Hz.

In der Audiometrie zeigt sich eine symmetrische altersgerechte Presbyakusis mit Schrägabfall von 10–20 dB bei 2 kHz auf 60 dB bei 6 kHz.

Die quantitative Ganganalyse auf dem Gangteppich zeigte bei etwas verbreiterter Spurbreite keine Ausfallschritte, eine leichte Gangvariabilität bei normalem Rhythmus, eine Verschlechterung der Gangparameter bei erschwerten Bedingungen wie Gehen mit geschlossenen Augen und Tandemgang. Die Auswertung der Gangparameter ist vereinbar mit einem sensorischen Defizit.

Die elektroneuro- und -myografische Untersuchung erbrachte folgende Befunde:

Reduzierte sensible Nervenleitgeschwindigkeiten

Sensible Neurografie:

- Sensible Nervenaktionspotenziale (SNAP) des N. ulnaris rechts mit regelrechter distaler Latenz (Grenzwert 3,2 ms), regelrechter Amplitude (Grenzwert 6 µV) und verminderter Nervenleitgeschwindigkeit (Grenzwert 45 m/s) ableitbar
- SNAP des N. suralis links mit regelrechter distaler Latenz (Grenzwert 4,2 ms), reduzierter Amplitude (Grenzwert 5 µV) und normaler Nervenleitgeschwindigkeit (Grenzwert 40 m/s) ableitbar (▸ Abb. 20.1)

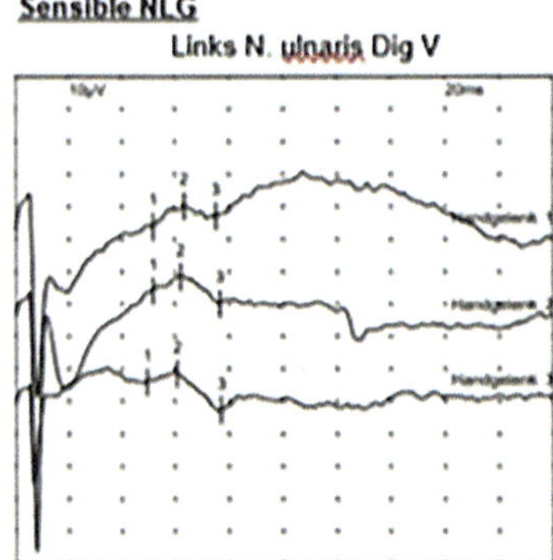

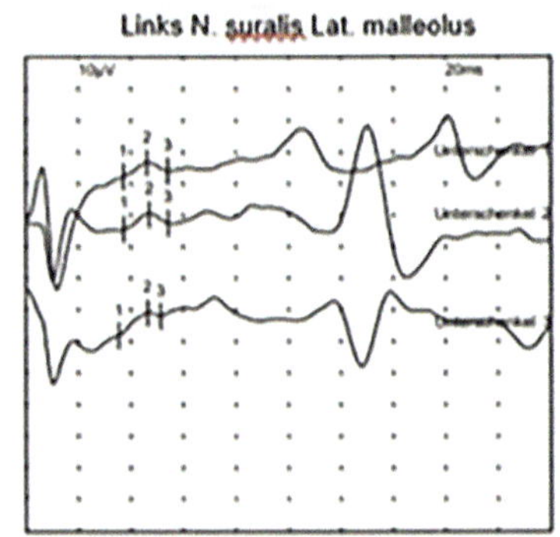

Abb. 20.1: Sensible Nervenleitgeschwindigkeiten

Reduzierte Amplitude bei normaler motorischer Nervenleitgeschwindigkeit

Motorische Neurografie:

- Motorische Nervenaktionspotenziale (MSAP) des N. ulnaris rechts mit regelrechter distal motorischer Latenz (dmL) (Grenzwert 3,5 ms), reduzierter Amplitude (Grenzwert 8 mV) und normaler Nervenleitgeschwindigkeit (Grenzwert 49 m/s) ableitbar
- MSAP des N. peroneus rechts mit regelrechter dmL (Grenzwert 5,6 ms), regelrechter Amplitude (Grenzwert 5 mV) und normaler Nervenleitgeschwindigkeit (Grenzwert 40 m/s) ableitbar
- MSAP des N. tibialis links mit regelrechter dmL (Grenzwert 6,0 ms), reduzierter Amplitude (Grenzwert 8 mV) und normaler Nervenleitgeschwindigkeit (Grenzwert 40 m/s) ableitbar (▸ Abb. 20.2)

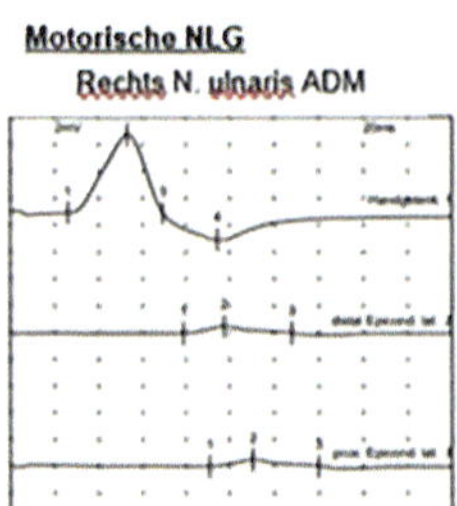

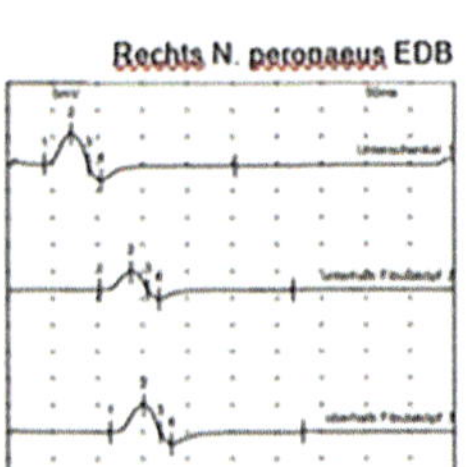

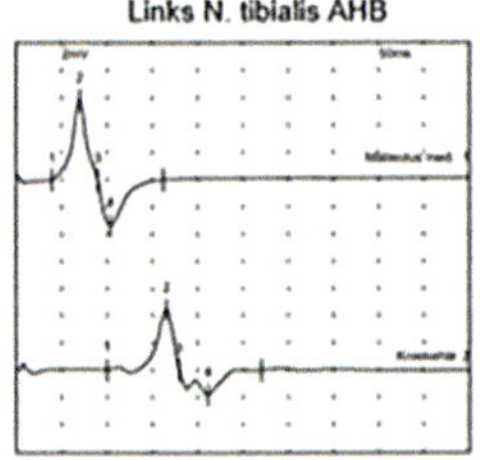

Abb. 20.2: Motorische Nervenleitgeschwindigkeiten

F-Wellen:

- F-Wellen des N. ulnaris rechts mit regelrechter minimaler Latenz (Grenzwert 30 ms) und regelrechter Persistenz (Grenzwert 80 %) ableitbar
- F-Wellen des N. tibialis links mit regelrechter minimaler Latenz (Grenzwert 58 ms) und regelrechter Persistenz (Grenzwert 80 %) ableitbar.

EMG:

Elektromyografisch chronisch-neurogener Umbau

- Untersuchte Muskeln: M. tibialis anterior links, M. interosseus dorsalis I links
- Im M. interosseus zeigte sich pathologische Spontanaktivität (positiv scharfe Wellen, erhöhte Einstichaktivität) als Zeichen der aktiven Denervierung, im M. tibialis keine pathologische Spontanaktivität. In der MUAP-Analyse chronisch-neurogener Umbau bei Amplitudenerhöhung und teils polyphasischen Potenzialen (▶ Abb. 20.3).

Beurteilung:

- Befund vereinbar mit einer leichten sensomotorischen, gemischt axonal-demyelinisierenden, symmetrischen Polyneuropathie (a. e. primär demyelinisierend)
- Elektromyografisch Zeichen einer aktiven Denervierung im M. interosseus dorsalis I links bei zudem im M. tibialis anterior links Zeichen eines chronisch-neurogenen Umbaus

Das bereits im Vorfeld durchgeführte kraniale Kernspintomogramm zeigte bis auf leichte, das Altersmaß nicht überschreitende supratentorielle am ehesten mikroangiopathische Marklagerläsionen einen unauffälligen Befund, insbesondere im Kleinhirn- und Hirnstammbereich.

Abb. 20.3: Nadel-Elektromyografie

Nadel EMG (spontan)

Links First dorsal interosseus

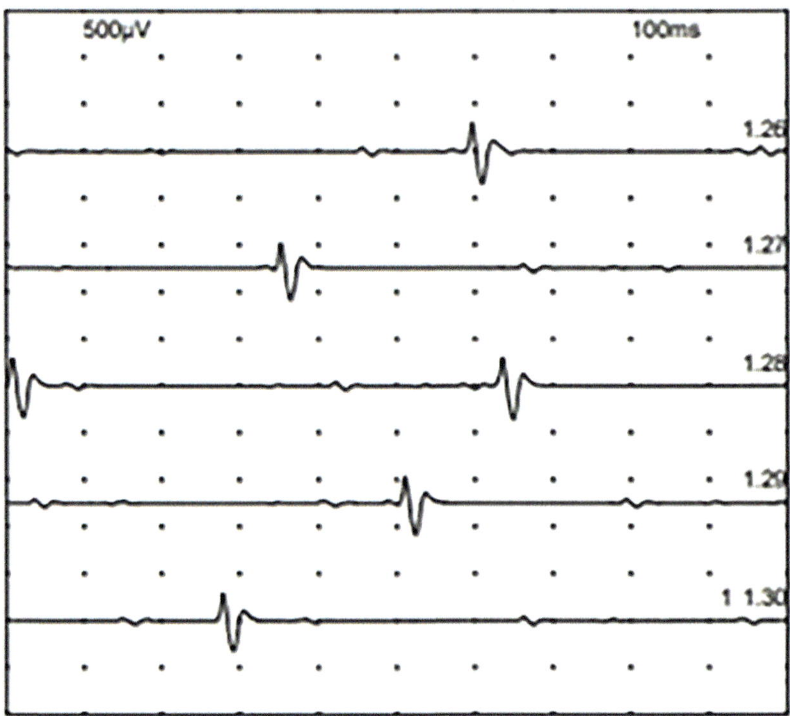

20.4 Beurteilung

In der vestibulären Funktionsdiagnostik zeigte sich ein unauffälliger Befund für das zentral- und peripher-vestibuläre System, insbesondere kein bilaterales vestibuläres Defizit, das auch zu einer Gangunsicherheit führen könnte. Die klinisch neurologische Untersuchung ergibt bei distaler Pallhypästhesie und Kribbelparästhesien distal im Bereich der Füße sowie bei vermindertem beziehungsweise fehlendem Achillessehnenreflex den Verdacht auf eine sensible Polyneuropathie, was sich auch durch eine Unsicherheit in der erschwerten Stand- und Gangprobe zeigt. Die Befunde der Zusatzdiagnostik mittels Posturografie und Ganganalyse sind ebenfalls mit der klinischen Verdachtsdiagnose vereinbar.

Elektromyo- und -neurografisch konnte eine leichte distale, sensomotorische, gemischt axonal-demyelinisierende, symmetrische Polyneuropathie durch verminderte Amplituden des N. suralis und N. tibialis links, Reduktion der Nervenleitgeschwindigkeiten des N. ulnaris links und chronisch-neurogenem Umbau im M. interosseus dorsalis I links nachgewiesen werden. Diese Polyneuropathie erklärt die Beschwerden des Patienten hinreichend. Weitere Ursachen für eine Gangunsicherheit mit Schwankschwindel wie Normaldruckhydrozephalus oder zerebelläres Syndrom fanden sich weder klinisch noch in der Zusatzdiagnostik. Klinische Hinweise für eine orthostatische Dysregulation oder eine Medikamenteneinnahme, die auch zu Schwankschwindel führen könnte, bestehen nicht.

Leichte distale, sensomotorische, gemischt axonal-demyelinisierende, symmetrische Polyneuropathie

20.5 Diagnostik und klinische Charakterisierung

Eine distal symmetrische sensible Polyneuropathie führt typischerweise zu bewegungsabhängigem Schwankschwindel mit Gangunsicherheit, der bei fehlenden Kompensationsmöglichkeiten durch andere sensorische Systeme (z. B. Sehen) im Dunkeln oder auf unebenem Boden verstärkt wird. Die Patienten sind von Seiten des Schwindels im Liegen und Sitzen beschwerdefrei.

Dauerschwankschwindel mit Gangunsicherheit

Diese Symptomatik ist auf Funktionseinschränkungen der peripheren motorischen, sensiblen oder vegetativen/autonomen Nervenfasern zurückzuführen. Es sind systemische Erkrankungen des peripheren Nervensystems, mit einer Prävalenz von über 5 % eine häufige neurologische Erkrankung bei den über 55-Jährigen (Martyn & Hughes, 1997).

Multiple Ursachen für Polyneuropathie

Es gibt erworbene, hereditäre und idiopathische Formen; die erworbenen Neuropathien können in erregerassoziierte und immunvermittelte sowie metabolische und toxisch bedingte Neuropathien untergliedert werden. Im Falle eines sich langsam entwickelnden Schwankschwindels bei eher älteren Patienten sind metabolische und toxische Ursachen am häufigsten, insbesondere Diabetes mellitus und die alkoholtoxische Genese. Zusammen mit den idiopathischen Polyneuropathien ohne erkennbare Ursache machen diese etwa 60–70 % aller Neuropathien aus. Entzündliche Neuropathien liegen in ca. 20 % vor und zeigen in der Regel einen anderen Verlauf. Weitere Ursachen wie paraneoplastische Syndrome, hereditäre oder sonstige toxische Neuropathien sind selten, Vaskulitis-bedingte Neuropathien sind in der Regel klinisch asymmetrisch ausgeprägt (Engelhardt, 2007, 2020). Die Prävalenz der symptomatischen diabetischen Neuropathie bei Typ-I- und Typ-II-Diabetes beträgt 15–30 %. Am häufigsten findet sich eine distal symmetrische, sensibel betonte und zusätzliche autonome Neuropathie, oft einhergehend mit einer vermehrten Neigung zu Druckläsionen, z. B. ein symptomatisches Karpaltunnelsyndrom. Deutlich seltener sind asymmetrische proximale Neuropathien und Monoparesen (Diener et al., 2023). Klinisch finden sich neben den Beschwerden wie Schwankschwindel und Gangunsicherheit sensible Ausfälle, unter Umständen schmerzhafte Parästhesien, Hyperalgesie, Allodynie und verminderte beziehungsweise erloschene Achillessehnenreflexe. Paresen finden sich typischerweise nur in fortgeschrittenen Stadien. Elektrophysiologisch zeigt sich meist eine gemischte, axonale und demyelinisierende Neuropathie begleitet von autonomen Symptomen wie erektile Impotenz, orthostatische Dysregulation oder Blasenentleerungsstörungen (Pop-Busui et al., 2010). Das Risiko einer diabetischen Neuropathie steigt mit zunehmendem Alter, Dauer des Diabetes und dem HbA1c-Wert. Der Verlauf ist chronisch progredient, somit nehmen sowohl die sensiblen Ausfälle als auch Schwankschwindel und Gangunsicherheit in der Regel über die Jahre zu. Bei Alkoholmissbrauch kann eine alkoholtoxische Neuropathie vorliegen, neben Diabetes mellitus die häufigste Ursache von Neuropathien in der westlichen Welt. Immer finden sich zusätzliche Faktoren wie Leberschädigung, Malabsorption oder einseitige Ernährung mit Vitaminmangel. Auch diese Neuropathie ist distal symmetrisch sensibel und axonal betont mit schmerzhaften Parästhesien und autonomer Beteiligung sowie Neigung zu Druckläsionen (Diener et al., 2023; Koike et al., 2003).

20.6 Differenzialdiagnosen

Die verschiedenen Ursachen für ein polyneuropathisches Syndrom müssen klinisch durch eine ausführliche Anamneseerhebung mit Eigenanamnese (Grunderkrankungen, Operationen, Medikation, Toxinexposition) sowie Berufs- und Familienanamnese (Gehbehinderungen, Fußdeformitäten, dünne Waden bei Angehörigen) eingegrenzt, des Weiteren durch Erheben von Art und Verteilungsmuster der Beschwerden (distal symmetrisch, proximal, proximal und distal, zeitlich versetzt mit Beteiligung unterschiedlicher Nerven, Hirnnervenbeteiligung) und zeitlichem Ablauf (akutes, subakutes oder chronisches Auftreten) erfasst werden (siehe folgender Kasten). Dadurch lässt sich ggf. bereits auf die Genese schließen.

Diagnostik bei Polyneuropathie

Anamneseerhebung:

- Eigen- und Fremdanamnese
- Berufsanamnese

Klinischer Befund:

- Art der Beschwerden
- Verteilungsmuster
- Zeitlicher Ablauf der Entstehung

Elektromyo- und -neurografie:

- Axonale Schädigung
- Demyelinisierende Schädigung
- Axonal-demyelinisierende Schädigung

Laborchemische Diagnostik:

- Basisdiagnostik (BSG, CRP, Diff. BB, Elektrolyte, Leber- und Nierenwerte, Immunelektropherese, TSH, HbA1c, Vitamin B12)
- Ggf. erweiterte Diagnostik je nach Befundkonstellation (u.a. oraler Glukosetoleranztest, BZ-Tagesprofil, Vitamine B1, B6, ACE, ANA, Rheumafaktor, ANCA, C3, C4, zirk. Immunkomplexe, Kryoglobuline, HIV- und Borrelienserologie, Anti-GM1, Anti-GD)

Erweiterte Diagnostik:

- Liquoruntersuchung
- Sonografie der Nerven
- Kernspintomografie
- Hautbiopsie
- Genetische Testung

(s. zur erweiterten Übersicht Diener et al., 2023)

Wichtig sind Anamnese, Klinischer Befund und Elektromyo- und -neurografie

Elektromyo- und -neurografisch kann die Schädigung des peripheren Nervensystems objektiviert, der Verteilungstyp bestimmt sowie eine Unterscheidung zwischen axonal und demyelinisierender Schädigung vorgenommen werden. Laborchemische Untersuchungen werden zunächst auf häufige und behandelbare Ursachen der Polyneuropathie ausgerichtet wie Erfassen von Blutzucker, HbA1c-Wert, Blutsenkungsgeschwindigkeit, C-reaktives Protein, Differenzialblutbild, Elektrolyte, Nieren- und Leberwerte, Immunfixation, TSH und Vitamin B12. Bei vielen Patienten lässt sich die Polyneuropathie bereits im Rahmen der Basisdiagnostik ätiologisch zuordnen.

Je nach Befundkonstellation Basis- und erweiterte Labordiagnostik

Je nach Befundkonstellation und anzunehmender Ursache können weitere gezielte Laboruntersuchungen sinnvoll sein. Unter Umständen ist auch eine Liquoruntersuchung durchzuführen, wenn der Verdacht auf eine Polyneuropathieform mit einem diagnostisch wegweisenden, charakteristischen liquoranalytischen Befund besteht (z.B. bei Abklärung der Verdachtsdiagnose einer akuten AIDP bzw. eines Guillain-Barré-Syndroms oder chronischen inflammatorischen [CIDP] sensomotorischen demyelinisierenden Polyneuroradikulopathie sowie einer Neuroborreliose). Die erweiterte Diagnostik umfasst eine Sonografie der Nerven mit Bestimmung von Nervendurchmesser, Echostruktur, Faszikeldurchmesser und Vasa nervorum sowie eine Kernspintomografie zum Erkennen morphologischer Veränderungen peripherer Nerven. Eine Nervenbiopsie ist indiziert, wenn bei schwerer oder progredienter Polyneuropathie die Klärung der Ursache mit weniger invasiven Mitteln nicht gelingt und sich aus der Diagnose eine therapeutische Konsequenz ergeben würde. Eine Polyneuropathie mit begleitender Vestibulopathie ist beschrieben, weswegen auch eine vestibuläre Diagnostik mittels kalorischer Testung und Video-Kopfimpulstest erfolgen sollte (Poretti et al., 2013; Blanquet et al., 2018)

Diagnostik mittels Sonografie, MRT, Genetik

Dies gilt vor allem für eine Vaskulitis der peripheren Nerven, da bei Bestätigung der Verdachtsdiagnose die Indikation für eine Immunsuppression besteht. Biopsiert wird in der Regel der Nervus suralis am Unterschenkel. Die histopathologische Auswertung einer Hautbiopsie gehört ebenfalls in den erweiterten diagnostischen Rahmen. Eine genetische Untersuchung ist insbesondere bei positiver Familienanamnese durchzuführen oder auch bei nicht genau erhebbarer Familienanamnese, aber jungem Manifestationsalter, langsam progredientem Verlauf, typischen klinischen Befunden wie Hohlfuß und Krallenzehen und fehlenden Hinweisen auf eine erworbene Neuropathie (siehe Kasten »Diagnostik bei Polyneuropathie«); dies insbesondere, da für einige hereditäre Polyneuropathien (familiäre Amyloidose mit Transthyretinmangel, Lipidspeicherkrankheit M. Fabry, akute hepatische Porphyrie) kausale Therapieoptionen angeboten werden können und auch für andere Lipidspeicherkrankheiten wie M. Krabbe, Adrenoleukodysthrophie oder metachromatische Leukodystrophie eine Knochenmarkstransplantation erfolgen kann (Diener et al., 2023).

Neben den verschiedenen Ursachen für ein polyneuropathisches Syndrom kommen weitere Ursachen für eine langsam progrediente Gangunsicherheit mit Schwankschwindel wie z. B. bilaterale Vestibulopathie, CANVAS-Syndrom/RFC1-Assoziierte Erkarankungen (▸ Kap. 6 und ▸ Kap. 13), neurodegenerative Erkrankungen, ein Normaldruckhydrozephalus oder ein zerebelläres Syndrom infrage.

Differenzialdiagnosen sind neurodegenerative Erkrankungen

Hierfür ist allerdings auf die typischen klinisch neurologischen Zeichen wie ein hypokinetisch-rigides Syndrom sowie Blasenfunktions- oder Koordinationsstörungen zu achten. Weiterhin sind klinische Hinweise für eine orthostatische Dysregulation oder eine durch Medikamenteneinnahme bedingte Gangunsicherheit zu berücksichtigen; beides könnte auch zu Dauerschwankschwindel führen.

20.7 Therapie

Weiterführende laborchemische Untersuchungen können eine behandelbare Ursache der Polyneuropathie ermitteln mit entsprechenden therapeutischen Konsequenzen.

Ursachenorientierte Therapie

Finden sich klinisch Hinweise für eine mögliche orthostatischen Komponente oder sonstige Zeichen einer möglicherweise reduzierten Herzfrequenzvariabilität ist eine kardiologische weiterführende Diagnostik mit Langzeit-EKG, Langzeit-Blutdruck und Schellong-Test anzuraten.

Gleichgewichtstraining essenziell

Daneben ist ein tägliches Gleichgewichtstraining über einen längeren Zeitraum zu empfehlen mit aktiver Stand- und Gangschulung. Ausreichende körperliche Aktivität auch unabhängig vom Gleichgewichtstraining ist sinnvoll. Situationen, die zu Stürzen führen könnten, sowie mögliche Stolperfallen wie Teppich, Pantoffeln etc. sollten vermieden werden. Patienten mit Polyneuropathie sollten sich unter guten Sichtverhältnissen viel bewegen, um das Vertrauen in die eigene Haltungskontrolle fördern, beispielsweise durch Spaziergänge im Hellen.

Sollten die Kribbelparästhesien unangenehm und schmerzhaft werden, hat eine symptomatische Schmerzbehandlung zu erfolgen. Verschiedene Substanzklassen sind dabei wirksam wie trizyklische Antidepressiva, Serotonin-/Noradrenalin-Wiederaufnahmehemmer, anfallssupprimierende Substanzen wie Gabapentin und Pregabalin und Opioide wie Tramadol und Oxycodon (Schlereth et al., 2019).

20.8 Literatur

Blanquet, M., Petersen, J.A., Palla, A. et al. (2018). Vestibulo-cochlear function in inflammatory neuropathies. *Clin Neurophysiol*, 129(4): 863–873. https://doi.org/10.1016/j.clinph.2017.11.025

Diener, H., Gerloff, C., Dieterich, M. et al. (2023). *Therapie und Verlauf neurologischer Erkrankungen* (H.-C. Diener, C. Gerloff, M. Dieterich, & M. Endres, 9. Aufl.). Kohlhammer.

Engelhardt, A. (2007). Immunvermittelte Polyneuropathien. *Nervenheilkunde, 26*(07), 567–571.

Engelhardt, A. (2020). *Differentialdiagnostik von Polyneuropathien* (P. Berlit, Hrsg.). Springer.

Koike, H., Iijima, M., Sugiura, M. et al. (2003). Alcoholic neuropathy is clinicopathologically distinct from thiamine-deficiency neuropathy. *Annals of neurology, 54*(1), 19–29. https://doi.org/10.1002/ana.10550

Martyn, C., Hughes, R. (1997). Epidemiology of peripheral neuropathy. *Journal of neurology, neurosurgery, and psychiatry, 62*(4), 310. https://doi.org/10.1136/jnnp.62.4.310

Pop-Busui, R., Herman, W. H., Feldman, E. L. et al. (2010). DCCT and EDIC studies in type 1 diabetes: lessons for diabetic neuropathy regarding metabolic memory and natural history. *Current diabetes reports, 10*, 276–282. https://doi.org/10.1007/s11892-010-0120-8

Poretti, A., Palla, A., Tarnutzer, A. A. et al. (2013). Vestibular impairment in patients with Charcot-Marie-tooth disease. Neurology, 80(23), 2099–20105. https://doi.org/10.1212/wnl.0b013e318295d72a

Schlereth, T., Birklein, F., Wasner, G. (2019). Diagnose und nicht interventionelle Therapie neuropathischer Schmerzen, S2k-Leitlinie. In *Leitlinien für Diagnostik und Therapie in der Neurologie.* Deutsche Gesellschaft für Neurologie Berlin.

21 Visuelle Höhenintoleranz (Höhenschwindel)

21.1 Anamnese

Eine 48-jährige Patientin stellt sich vor, da sie in den letzten Jahren zunehmend eine Unsicherheit und einen Schwankschwindel in bestimmten Situationen verspüre, wobei es insbesondere in den letzten vier Jahren zu einer deutlichen Verschlechterung gekommen sei. So traue sie sich kaum mehr auf Rolltreppen oder Leitern zu steigen, sie habe das Gefühl, der Boden schwanke und ziehe sich unter ihr weg. Auf Nachfrage ist zu erfahren, dass auch Bergwandern oder das Befahren einer Brücke in den letzten Jahren vermieden werde, um Unsicherheitsgefühle zu vermeiden. Wenn der Schwindel sehr stark werde, bemerke sie auch ein Herzrasen, die Knie werden weich, manchmal breche der Schweiß aus. Weitere Vorerkrankungen sind nicht zu erheben, die Patientin fühle sich ansonsten gesund, die im Alltag jedoch immer häufiger auftretenden Beschwerden schränken sie in ihrer Lebensqualität deutlich ein; so erkundige sie sich vor jeder Unternehmung, wie die Bedingungen hierfür sind. Wenn Situationen bevorstehen, die bei ihr Schwindel hervorrufen könnten, nehme sie nicht teil.

21.2 Klinischer Befund

Unauffälliger neurologischer Befund

Der neurologische Untersuchungsbefund ist unauffällig, insbesondere zeigten sich keine Koordinationsstörungen, die entsprechenden Tests wie Finger-Nase-, Fingerfolge- und Knie-Hacke-Versuch, Romberg-Test und Unterberger-Tretversuch waren regelrecht, ebenso die Gang- und Standprüfungen. Bei unauffälligem Reflexstatus und unauffälliger Sensibilitätsprüfung für alle Qualitäten inklusive Pallästhesie ergaben sich keine Hinweise für eine Polyneuropathie.

21.3 Zusatzdiagnostik

Der orthoptische Untersuchungsbefund erbrachte keine Auffälligkeiten, die Testung der Okulomotorik war regelrecht, ebenso die Messung der subjektiven visuellen Vertikalen. Bei Prüfung des Augenhintergrundes zeigte sich keine Verrollung.

Die peripher vestibuläre Testung mittels kalorischer Spülung war normal für den Niedrigfrequenzbereich, wobei die Testung nur mit Warmwasser möglich war. Bei starker Übelkeit musste die Untersuchung abgebrochen werden, die Kaltspülung wurde nicht mehr durchgeführt. Im Video-Kopfimpulstest zeigte sich ein Normalbefund für den Hochfrequenzbereich.

Die Posturografie zeigte ein normales Schwankmuster.

Das bereits im Vorfeld durchgeführte kraniale Kernspintomogramm war unauffällig, insbesondere im Kleinhirn- und Hirnstammbereich zeigten sich keine Auffälligkeiten.

21.4 Beurteilung

Die Anamnese mit Auslösung des Schwankschwindels in Situationen, die mit Höhe verbunden sind, wie Leitern, Rolltreppen, Brücken, Berge, legen den Verdacht auf einen Höhenschwindel nahe.

Schwankschwindel in Höhensituationen

Die je nach Schwere der Auslösesituation angegebenen vegetativen Begleitsymptome sind ebenfalls in diesem Kontext zu sehen. Der unauffällige neurologische Befund ohne Hinweis für Polyneuropathie und die anamnestisch angegebenen normalen Blutdruckwerte sowie bisherige unauffällige kardiologische Diagnostik inklusive EKG und Echokardiografie sprechen ebenfalls für diese Diagnose.

21.5 Diagnostik und klinische Charakterisierung

Die in Höhe auftretende Symptomatik mit Schwankschwindel, Stand- und Gangunsicherheit, innerer Unruhe und anderen vegetativen Symptomen wie weiche Knie, Herzrasen, Schweißausbruch, Benommenheit und Zittern, sowie Angstgefühl wird im deutschsprachigen Raum als Höhenschwindel bezeichnet. Untersuchungen in realer und virtueller Höhe konnten verschiedene Ausprägungen dieser Symptomatik nachweisen, wodurch sich die folgende medizinische Terminologie ergibt (Brandt & Huppert, 2014).

Klassifizierung der verschieden schweren Ausprägungen von Höhenschwindel

1. Physiologische Stand- und Gangunsicherheit bei Höhenexposition, eine physiologische Höhenimbalance, durch eine gestörte Gleichgewichtskontrolle, wenn die Distanz zwischen Auge und stationären Umweltkontrasten zu groß wird.
   Das visuelle System kann dann Körperschwankungen nicht mehr detektieren. Hierdurch werden die Kopf- und Körperschwankungen wegen der unterschwellig kleinen retinalen Bildwanderung sensorisch nicht mehr registriert und können somit auch nicht korrigiert werden. Die Prävalenz in der Allgemeinbevölkerung beträgt 100 % und ist klinisch nicht relevant.
2. Unterschiedlich ausgeprägte, unangenehme visuelle Höhenintoleranz mit der Befürchtung, das Gleichgewicht zu verlieren oder zu fallen. Epidemiologische Untersuchungen konnten eine Prävalenz in der Allgemeinbevölkerung von 28 % ermitteln (Huppert et al., 2013a).
3. Akrophobie (Höhenangst), eine spezifische Phobie entsprechend den Klassifikationskriterien des ICD 10. Die in Höhe erlebbaren Beschwerden sind hier am ausgeprägtesten. Die Prävalenz beträgt zwischen 4 und 6 % (Depla et al., 2008; Kapfhammer et al., 2016).

Der Übergang zwischen einer visuellen Höhenintoleranz und einer Höhenangst ist fließend. Auf der Basis verschiedener epidemiologischer und phänomenologischer Studien wurde ein Fragebogen entwickelt (visual Height Intolerance Severity Scale, vHISS), der eine Differenzierung zwischen beiden Phänomenen (2 und 3) erlaubt, ebenso eine kontinuierliche quantitative Einschätzung der Schwere einer visuellen Höhenintoleranz aufgrund einer metrischen Intervallskala von 0–13 (Huppert et al., 2017).

Häufigkeit und Charakteristik der visuellen Höhenintoleranz

Zwei repräsentative deutschlandweite Studien sowie Studien zur Lebensqualität erbrachten weitere Charakteristika des Syndroms (siehe nachfolgender Kasten) (Grill et al., 2014; Huppert et al., 2013a, b; Kapfhammer et al., 2015, 2016; Schaffler et al., 2014):

Zusammenfassung der klinischen Leitsymptome für visuelle Höhenintoleranz

- Prävalenz bei Frauen etwas höher (32 %) als bei Männern (25 %)
- Erstauftreten am häufigsten in der dritten Dekade; Auftreten jedoch über die gesamte Lebensspanne möglich
- Höheres Risiko bei positiver Familienanamnese für Höhenschwindel, bei zusätzlichen Erkrankungen wie Bewegungskrankheit, Morbus Menière, Angsterkrankungen und Migräne
- Bei 22 % der Betroffenen gelegentliche Verschlechterung der Symptomatik bis hin zu Panikattacken

- Hohe Komorbidität mit Angsterkrankungen (17 %) und depressiven Symptomen (26 %), nicht mit anderen somatoformen Störungen
- Keine Korrelation zum Ausmaß des Alkoholkonsums
- In der Mehrheit chronischer Krankheitsverlauf über Jahre
- Psychosoziale Funktion bei der Hälfte der Betroffenen eingeschränkt, bei 22 % erheblich eingeschränkt
- Häufigste Trigger (absteigende Häufigkeit): Turm, Wandern/Bergsteigen, Leiter, Gehen über eine Brücke, Blick aus Hochhausfenster
- Im Verlauf bei mehr als 50 % der Betroffenen Zunahme des Spektrums der auslösenden Reize mit Vermeiden der Auslösesituationen in der Folge
- Einschränkungen täglicher Aktivitäten und Minderung der Lebensqualität bei bis zu der Hälfte der Betroffenen

Auch bei Kindern möglich

Visuelle Höhenintoleranz kann bereits bei Grundschulkindern im Alter von 8–10 Jahren auftreten, die Häufigkeit beträgt 34 % ohne Geschlechtsunterschiede. Auslöser und Symptome sind bei Kindern ähnlich denen Erwachsener. Der kindliche Höhenschwindel nimmt im Gegensatz zu dem des Erwachsenen in den meisten Fällen einen gutartigen Verlauf im Sinne einer spontanen Remission innerhalb weniger Jahre (Huppert & Brandt, 2015).

Unterschiedliche Häufigkeit bei verschiedenen vestibulären Syndromen

Eine weitere Studie zeigte, dass die visuelle Höhenintoleranz in unterschiedlicher Häufigkeit bei verschiedenen vestibulären Erkrankungen vorkommen kann: bei 64 % bei Patienten mit phobischen Schwankschwindel, bei 61 % bei vestibulärer Migräne, bei 56 % bei Vestibularisparoxysmie, bei 54 % beim peripheren Lageschwindel (PPV), bei 49 % bei unilateraler Vestibulopathie, bei 48 % bei Morbus Menière und am seltensten mit 29 % bei bilateraler Vestibulopathie, was der Prävalenz in der Allgemeinbevölkerung entspricht (Brandt et al., 2018).

21.6 Neurophysiologische Charakteristika

Bei Personen mit visueller Höhenintoleranz zeigten neurophysiologische Experimente unter Höhenexposition in 20 m Höhe, dass sich Höhe bei Personen mit Höhenschwindel auf Augen- und Kopfbewegungen, Gang und Stand auswirkt. Betroffene weisen weniger Augenbewegungen auf und führen Sakkaden mit kleinerer Amplitude aus.

Neurophysiologische Einschränkung von Blickverhalten, Anspannung von Muskelgruppen, Gangverlangsamung

Sie explorieren ein kleineres Gesichtsfeld, während Gesunde ein uneingeschränktes Blickverhalten über das gesamte Gesichtsfeld zeigen. Der Blick der Betroffenen ist nur nach vorne auf Strukturen des Horizonts gerichtet (Kugler et al., 2014a, b). Daneben zeigen sich auffällige Schwankmuster bei Posturografie-Untersuchungen und eine Veränderung des Gangs mit einem verlangsamten, vorsichtigen Gangbild. Dieses geht einher mit Ko-Kontraktionen antagonistischer Bein- und Nackenmuskeln und einem früheren Übergang des offenen in ein geschlossenes Regelsystem der Körperstabilität, was Gangunsicherheit und Schwankschwindel in Höhe verstärkt (Brandt et al., 2015; Schniepp et al., 2014; Wuehr et al., 2014). Neurophysiologische Untersuchungen unter virtueller Höhenreizung zeigten ähnliche Reaktionen wie bei natürlicher Höhenexposition. Muskuläre Ko-Kontraktionen der Beinmuskeln und erhöhte Schwankamplituden nahmen mit Zunahme der Höhe zu, sie waren ab 20 m Höhe gesättigt, d. h. gleichbleibend. Die Angstempfindung war erst ab 40 m Höhe gesättigt. Das Ausmaß der körperlichen Veränderungen korrelierte mit der Stärke der Angstempfindung (Wuehr et al., 2019). Diese Versteifung der Anti-Schwerkraft-Muskulatur fand sich auch bei Patienten mit Akrophobie, sowohl unter realer als auch unter virtueller Höhenexposition (Wuehr et al., 2019; Wuehr et al., 2014). Untersuchungen mit virtueller Höhenreizung zeigten bei Patienten mit Akrophobie erst bei etwa 70 m eine Angstsättigung. Insgesamt findet sich demnach eine höhenabhängige Dissoziation zwischen sensomotorischen und emotionalen Reaktionen unter virtueller Exposition von 0,5–100 m (Wuehr et al., 2019). Die pathologischen Veränderungen der Auge-Kopf-Koordination während der Fortbewegung in Höhe korrelieren mit einem höheren Maß an Unbehagen und Angst vor einem Sturz (Kugler et al., 2014a). Auch bei gesunden Probanden wurde gezeigt, dass eine erhöhte posturale Bedrohung durch das Stehen auf erhöhten Flächen im Labor zu einer muskuloskelettalen Versteifung der Haltungskontrolle führt (Carpenter et al., 2001), die mit Veränderungen der vestibulo-spinalen Reflexe und der Ko-Kontraktion der Antischwerkraftmuskeln einhergeht (Horslen et al., 2014). Dieses motorische Muster sowohl der Augen- als auch der Bein- und Nackenmuskeln sowie der Veränderung des Ganges ist typisch, aber nicht spezifisch für Höhenschwindel und Höhenangst, da es sich bei einer anderen Schwindelerkrankung, die mit Angst einhergeht, in gleicher Weise findet: dem phobischen bzw. funktionellen Schwindel. Das kombinierte Muster der eingeschränkten Beweglichkeit von Beinen, Hals und Augen könnte als eine atavistische motorische Reaktion (primitiver Reflex) auf den phobischen Reiz der Höhe interpretiert werden (Brandt et al., 2015).

21.7 Pathogenese

Diese beschriebenen neurophysiologischen, unspezifischen motorischen Reaktionen auf Angst mit Ko-Kontraktionen von Bein- und Nackenmuskeln und Regelkreisveränderungen der Körperstabilität münden in eine Symptomkaskade, einen sogenannten Circulus vitiosus der Körperinstabilität (▸ Abb. 16.3 im Kapitel zu funktionellem Schwindel, ▸ Kap. 16).

Ängstliche Kontrolle des Gleichgewichts wie beim funktionellen Schwindel

Die Angst zu fallen führt zu einer subjektiven Stand- und Gangunsicherheit und dadurch zu einer bewussten, ängstlichen Kontrolle der Körperhaltung. In der Folge kommt es zu einer Anspannung von bestimmten Muskelgruppen, die aufgrund einer vermehrten Introspektion eine unnatürliche Nachregulierung der Balance bedingen, was wiederum die subjektive Stand- und Gangunsicherheit verstärkt (Brandt et al., 2015). Dieses durch Untersuchungen validierte Konzept des Teufelskreises der Körperinstabilität wird durch Studien unterstützt, die Änderungen der Standregulation unter Höhenschwindelbedingungen durch Selbstwahrnehmung der eigenen Körperschwankungen erklärten (Cleworth et al., 2019).

21.8 Differenzialdiagnosen

Andere Schwindelsyndrome, die mit Schwankschwindel einhergehen, sind abzugrenzen, wobei diese Abgrenzung am besten durch eine genaue Anamnese mit Exploration der Symptomatik unter bestimmten Auslösern gelingt.

Differenzialdiagnostische Abgrenzung durch Exploration der Auslösesituationen

Eine bilaterale Vestibulopathie wird insbesondere beim Gehen mit Oszillopsien auffällig, was bei visueller Höhenintoleranz ohne Höhenexposition nicht der Fall ist. Beim funktionellen Schwindel, einem Syndrom, das auch mit Angst einhergeht, finden sich andere Auslösesituationen wie beispielsweise große Menschenmengen, wobei hier eine Komorbidität vorliegen kann, die exploriert werden muss. Eine orthostatische Dysregulation wird insbesondere durch Lageveränderungen wie Aufstehen oder längeres Stehen/Gehen auffällig, hat demnach auch andere Trigger-Faktoren als die visuelle Höhenintoleranz. Bei letzterer, ebenso wie bei der Akrophobie, findet sich eine Dissoziation zwischen subjektiver und objektiver Angst zu stürzen und dies ausschließlich in Höhensituationen.

21.9 Therapie

Neurophysiologisch basierte Strategien zur Prävention

Die Prävention bzw. Therapie in der Höhensituation beruht auf den durch Experimente gefundenen neurophysiologischen Veränderungen. Im nachfolgenden Kasten sind die zum Einsatz kommenden Verhaltensstrategien zusammengefasst (Brandt et al., 2015; Huppert et al., 2020).

Prävention und Therapie der visuellen Höhenintoleranz in der Höhensituation

Visuell:

- Fixieren des Horizonts, Vermeiden der visuellen Exploration des Abgrunds
- Ansehen naher stationärer Kontraste
- Achten auf nahe stationäre Objekte zur visuellen Standregulation beim Blick in die Tiefe
- Vermeiden großflächiger Bewegungsreize wie beispielsweise Ansehen vorbeiziehender Wolken
- Beim gesicherten Stand zur Angstverminderung kurzfristiger Augenschluss

Körperhaltung:

- Verbesserung der Haltungsstabilisation durch Anlehnen, Festhalten, Hinsetzen, Hinknien oder Hinlegen, da Höhenschwindelsymptome beim Stehen am stärksten, beim Liegen am geringsten sind
- Anlehnen und Vermeiden von extremer Kopfneigung

Motorik:

- Kurzes Anhalten und Pausieren während des Gehens an schwierigen Stellen

Kognition:

- Durchführung von ablenkenden Aufgaben zur Angstreduzierung und Gleichgewichtsverbesserung, wie beispielsweise Rechenaufgaben oder Namenslisten bilden
- Mithilfe von Begleitpersonen versuchen, Vermeidungsverhalten zu verhindern

Kognitive Verhaltenstherapie bei visueller Höhenintoleranz

Psychotherapeutisch wird Höhenschwindel und insbesondere die Akrophobie verhaltenstherapeutisch behandelt. Meist virtuell, aber auch durch reale Höhenexposition wird versucht, den Patienten an die Höhenangst auslösende Reize zu adaptieren. Diese Methode der systematischen Desensibilisierung basiert auf der graduierten Hierarchie angstauslösender Szenen, die dem Betroffenen nach einer Trainingsphase zur Muskelentspannung virtuell dargeboten werden. Bei in-vivo-Desensibilisierungsverfahren soll die Angst durch lebensnahen Reizkontakt vermindert werden. Die schrittweise Annäherung an die Angst auslösende Situation wird unterstützt durch Instruktion und Bekräftigung, die körperliche Nähe des

Therapeuten dient dabei als Verhaltensmodell (Ritter, 1969). Die Mehrzahl der Studien und Übersichten betont, dass die Verhaltenstherapie und ihre Unterform, die kognitive Verhaltenstherapie, bei der Behandlung spezifischer Phobien wie der Akrophobie am wirksamsten sind (Brandt & Huppert, 2014). Insbesondere die Ansätze der Expositionstherapie bei Höhenangst basieren auf der Annahme, dass sich Angst und Verhaltensreaktionen auf angstbezogene Reize im Laufe wiederholter Expositionen abschwächen. Langzeitkatamnesen von Angststörungen mit Phobien bestätigen dieses (Agras et al., 1972; Noyes et al., 1980). Ein weiteres verhaltenstherapeutisches Vorgehen, das bereits Johann Wolfgang von Goethe (1771) in seinen biografischen Schriften (Dichtung und Wahrheit. 9. Buch der Strassburger Tischgesellschaft, Selbsterziehung) beschrieb, ist die Behandlung der Akrophobie durch Reizüberflutung (»Flooding«). Goethe behandelte seine eigene Akrophobie durch tägliches Besteigen des Strassburger Münsters.

21.10 Literatur

Agras, W. S., Chapin, H. N., Oliveau, D. C. (1972). The natural history of phobia: course and prognosis. *Archives of General Psychiatry*, *26*(4), 315–317.

Brandt, T., Grill, E., Strupp, M. et al. (2018). Susceptibility to Fear of Heights in Bilateral Vestibulopathy and Other Disorders of Vertigo and Balance. *Front Neurol*, *9*, 406. https://doi.org/10.3389/fneur.2018.00406

Brandt, T., Huppert, D. (2014). Fear of heights and visual height intolerance. *Curr Opin Neurol*, *27*(1), 111–117. https://doi.org/10.1097/WCO.0000000000000057

Brandt, T., Kugler, G., Schniepp, R. et al. (2015). Acrophobia impairs visual exploration and balance during standing and walking. *Ann N Y Acad Sci*, *1343*, 37–48. https://doi.org/10.1111/nyas.12692

Carpenter, M. G., Frank, J. S., Silcher, C. P. et al. (2001). The influence of postural threat on the control of upright stance. *Exp Brain Res*, *138*(2), 210–218. https://doi.org/10.1007/s002210100681

Cleworth, T. W., Adkin, A. L., Allum, J. H. J. et al. (2019). Postural Threat Modulates Perceptions of Balance-Related Movement During Support Surface Rotations. *Neuroscience*, *404*, 413–422. https://doi.org/10.1016/j.neuroscience.2019.02.011

Depla, M. F., ten Have, M. L., van Balkom, A. J. et al. (2008). Specific fears and phobias in the general population: results from the Netherlands Mental Health Survey and Incidence Study (NEMESIS). *Soc Psychiatry Psychiatr Epidemiol*, *43*(3), 200–208. https://doi.org/10.1007/s00127-007-0291-z

Grill, E., Schaffler, F., Huppert, D. et al. (2014). Self-efficacy beliefs are associated with visual height intolerance: a cross-sectional survey. *PLoS One*, *9*(12), e116220. https://doi.org/10.1371/journal.pone.0116220

Horslen, B. C., Dakin, C. J., Inglis, J. T. et al. (2014). Modulation of human vestibular reflexes with increased postural threat. *The Journal of physiology*, *592*(16), 3671–3685.

Huppert, D., Brandt, T. (2015). Fear of heights and visual height intolerance in children 8–10 years old. *J Child Adolesc Behav*, *3*(219.10), 4172.

Huppert, D., Grill, E., Brandt, T. (2013a). Down on heights? One in three has visual height intolerance. *J Neurol*, *260*(2), 597–604. https://doi.org/10.1007/s00415-012-6685-1

Huppert, D., Grill, E., Brandt, T. (2017). A New Questionnaire for Estimating the Severity of Visual Height Intolerance and Acrophobia by a Metric Interval Scale. *Front Neurol*, *8*, 211. https://doi.org/10.3389/fneur.2017.00211

Huppert, D., Grill, E., Kapfhammer, H. P. et al. (2013b). Fear of heights and mild visual height intolerance independent of alcohol consumption. *Brain Behav*, *3*(5), 596–601. https://doi.org/10.1002/brb3.162

Huppert, D., Wuehr, M., Brandt, T. (2020). Acrophobia and visual height intolerance: advances in epidemiology and mechanisms. *J Neurol*, *267*(Suppl 1), 231–240. https://doi.org/10.1007/s00415-020-09805-4

Kapfhammer, H. P., Fitz, W., Huppert, D. et al. (2016). Visual height intolerance and acrophobia: distressing partners for life. *J Neurol*, *263*(10), 1946–1953. https://doi.org/10.1007/s00415-016-8218-9

Kapfhammer, H. P., Huppert, D., Grill, E. et al. (2015). Visual height intolerance and acrophobia: clinical characteristics and comorbidity patterns. *Eur Arch Psychiatry Clin Neurosci*, *265*(5), 375–385. https://doi.org/10.1007/s00406-014-0548-y

Kugler, G., Huppert, D., Eckl, M. et al. (2014a). Visual exploration during locomotion limited by fear of heights. *PLoS One*, *9*(8), e105906. https://doi.org/10.1371/journal.pone.0105906

Kugler, G., Huppert, D., Schneider, E. et al. (2014b). Fear of heights freezes gaze to the horizon. *J Vestib Res*, *24*(5–6), 433–441. https://doi.org/10.3233/VES-140529

Noyes, R., Clancy, J., Hoenk, P. R. et al. (1980). The prognosis of anxiety neurosis. *Archives of General Psychiatry*, *37*(2), 173–178.

Ritter, B. (1969). The use of contact desensitization, demonstration-plus-participation and demonstration-alone in the treatment of acrophobia. *Behaviour Research and Therapy*, *7*(2), 157–164.

Schaffler, F., Muller, M., Huppert, D. et al. (2014). Consequences of visual height intolerance for quality of life: a qualitative study. *Qual Life Res*, *23*(2), 697–705. https://doi.org/10.1007/s11136-013-0506-6

Schniepp, R., Kugler, G., Wuehr, M. et al. (2014). Quantification of gait changes in subjects with visual height intolerance when exposed to heights. *Front Hum Neurosci*, *8*, 963. https://doi.org/10.3389/fnhum.2014.00963

Wuehr, M., Breitkopf, K., Decker, J. et al. (2019). Correction to: Fear of heights in virtual reality saturates 20 to 40 m above ground. *J Neurol*, *266*(Suppl 1), 88. https://doi.org/10.1007/s00415-019-09420-y

Wuehr, M., Kugler, G., Schniepp, R. et al. (2014). Balance control and anti-gravity muscle activity during the experience of fear at heights. *Physiol Rep*, *2*(2), e00232. https://doi.org/10.1002/phy2.232

22 Zervikaler Schwindel

22.1 Anamnese

Ein 47-jähriger Patient klagt seit mehreren Jahren über Schmerzen im Nackenbereich und eine unterschiedlich stark ausgeprägte Minderbeweglichkeit der Halswirbelsäule. Ein Trauma ist nicht erinnerlich. Wenn die Schmerzen und die Bewegungseinschränkung besonders ausgeprägt seien, verspüre er zusätzlich Sekunden anhaltende, kurze Drehschwindelepisoden, insbesondere wenn er versuche, den Kopf nach rechts oder links zu drehen. Dies halte in der Regel einige Tage an. Wenn die Nackenbeschwerden geringer seien, träten diese kurzzeitigen Schwindelepisoden nicht auf. Er fühle sich aber insgesamt unsicherer beim Gehen als früher, könne dies aber nicht als Schwindel im engeren Sinne beschreiben. Weitere Begleitsymptome wie Kopfschmerzen, Ohrsymptome oder andere fokal-neurologische Beschwerden gibt der Patient nicht an. Bei derzeit relativ geringen Nackenschmerzen wird der Schwindel aktuell als subjektiv leicht beeinträchtigend beschrieben, die Arbeitsfähigkeit ist momentan nicht eingeschränkt. Es erfolgten jedoch in der Vergangenheit wiederholt Krankschreibungen bei stärkeren Nacken- und Schwindelbeschwerden.

22.2 Klinischer Befund

Leichte Einschränkung der Halsbeweglichkeit, neurologischer Befund unauffällig

Der neurologische Untersuchungsbefund war regelrecht, insbesondere fanden sich keine Okulomotorikstörungen, bei Durchführung der Lagemanöver kein Lagenystagmus; auch die Koordinationstestung verblieb unauffällig. Die Beweglichkeit der Halswirbelsäule war leicht eingeschränkt mit 80° für die Kopfdrehung nach rechts und links sowie Angabe von Nackenschmerzen in Endposition. Nackenflexion und -extension waren unauffällig.

22.3 Zusatzdiagnostik

Im orthoptischen Untersuchungsbefund konnte ein Normalbefund erhoben werden inklusive unauffälliger Fundusuntersuchung und unauffälliger subjektiver visueller Vertikale.

Die peripher vestibuläre Testung mittels kalorischer Spülung erbrachte einen Normalbefund im Niedrigfrequenzbereich. Der Hochfrequenzbereich, getestet mittels videoassistiertem Kopfimpulstest, zeigte ein normales Verhältnis der Kopf -und Augenbewegung (gain) bei 60 ms von 0,82 bei Rechtsdrehung und 0,85 bei Linksdrehung.

In der Standard-Posturografie zeigte sich mithilfe einer künstlichen neuronalen Netzanalyse ein Schwankmuster, das typisch für eine funktionelle Haltungsstörung ist. Während der Durchführung schneller aktiver Kopfdrehungen zeigte sich eine Zunahme der Schwankamplitude und der niederfrequenten Komponenten des Körperschwankens.

Bei der Ganganalyse auf dem Gangteppich fanden sich bei Testung der individuell bevorzugten Fortbewegungsgeschwindigkeit eine geringere Geschwindigkeit und kürzere Schwungphasen. Dieser verlangsamte, vorsichtige Gang blieb auch beim Gehen mit zusätzlichen aktiven schnellen Kopfdrehungen bestehen.

Das bereits durchgeführte kraniale Kernspintomogramm erbrachte einen Normalbefund, insbesondere keine Hinweise für Auffälligkeiten im zentral vestibulären Bereich (Kleinhirn, Hirnstamm).

Die Magnetresonanztomografie der Halswirbelsäule zeigte ebenfalls keine Auffälligkeiten, insbesondere keine Hinweise für Einengungen des Myelons.

22.4 Beurteilung

Die Angabe des Patienten mit Sekunden dauernden Schwindelepisoden bei Versuch der Kopfdrehung nach rechts und links an Tagen eingeschränkter Nackenbeweglichkeit legt den Verdacht auf einen zervikalen Schwindel nahe.

Sekundenkurze Schwindelepisoden bei Versuch der Kopfdrehung

Wichtig: Beweisende klinische oder apparative Testverfahren gibt es nicht. Der im Intervall bei weitgehend normaler Kopf- und Nackenbeweglichkeit angegebene Dauerschwankschwindel ist bei unauffälligem klinisch neurologischem und apparativ vestibulärem Befund in Anbetracht der auch hierfür typischen Posturografie-Messung am ehesten als sekundär funktionelle Überlagerung zu werten (siehe hierzu auch das Fallbeispiel zu funktionellem Schwindel, ▸ Kap. 16).

22.5 Diagnostik und klinische Charakterisierung

Zervikaler Schwindel – Gegenstand langjähriger Debatte

Der zervikale Schwindel ist Gegenstand einer langjährigen interdisziplinären Debatte. Einerseits wird er als häufige Ursache von Schwindel mit Desorientierung und Gleichgewichtsstörungen bei vorliegenden Auffälligkeiten des HWS-Skelettes angesehen, andere Arbeitsgruppen lehnen die Diagnose ab, weil es keinen zuverlässigen klinischen Test gibt, die ihn von anderen pathologischen episodischen Schwindelformen abgrenzen lässt (Brandt, 1996; Hain, 2015; Yacovino & Hain, 2013). Das Klassifizierungs-OverSight-Komitee der Bárány Society vertritt die Auffassung, »dass es an Beweisen für einen mechanistischen Zusammenhang zwischen einer illusorischen Empfindung der Eigenbewegung (d. h. Schwindel – Drehschwindel oder anderweitig) und einer Nackenpathologie und/oder Symptomen von Nackenschmerzen – entweder durch Beeinträchtigung der Halswirbel, der Weichteilstrukturen oder der Halsnervenwurzeln – mangelt« (Seemungal et al., 2022). Andererseits ist allgemein anerkannt, dass die Koordination von Augen-, Kopf- und Körperbewegungen im Raum durch kooperative Interaktionen zwischen propriozeptiven Nackenafferenzen und vestibulären und visuellen Signalen gesteuert wird. Dadurch wird die posturale Orientierung verbessert und eine Feinabstimmung des Körperschwerpunkts vorgenommen. Eine einseitige Lokalanästhesie der oberen dorsalen Halswurzeln löste bei Tieren Ataxie und Nystagmus und bei Menschen Ataxie ohne Nystagmus aus (Abrahams, 1977; de Jong et al., 1977). Klinisch würde man erwarten, dass sich zervikaler Schwindel – wenn es ihn bei unspezifischen Nackenschmerzsyndromen gibt – vorzugsweise bei Kopfdrehungen manifestiert. In einer Studie fanden sich bei Patienten mit akutem Nackenschmerz und hauptsächlich einseitiger Einschränkung der Kopfdrehung spontane, Sekunden dauernde Schwindelepisoden, die durch Kopfbewegungen ausgelöst wurden.

Scheinbewegungen für Sekundenbruchteile bei schnellen Kopfdrehungen

Die Episoden waren scheinbare Umgebungsbewegungen oder kurze Körperbewegungen für den Bruchteil einer Sekunde mit Haltungsunsicherheit und wurden nur durch schnelle, nicht durch langsame Kopfdrehungen im Stehen oder bei der Fortbewegung hervorgerufen.

Abklingen innerhalb weniger Tage

Die Symptomatik klang mit dem Rückgang der Nackenschmerzen nach wenigen Tagen ab. Dieses Syndrom wurde als kopfbewegungsinduzierter »zervikaler Sekundenschwindel« bezeichnet (Brandt & Huppert, 2016).

22.6 Pathogenese

Als hypothetische Grundlage wurde der sensomotorische Mechanismus für die Wahrnehmung der Raumkonstanz während aktiver Bewegungen (Reafferenz-Prinzip nach von Holst & Mittelstaedt, 1950) angenommen.

Sensomotorische Regulationsstörung

Die Schwindelepisoden sind demnach auf eine durch die verminderte Kopfbeweglichkeit verursachte Inkongruenz der sensomotorischen Integration zwischen tatsächlich möglichen und erwarteten, durch frühere Bewegungserfahrung eingeeichten Kopf-Rumpf-Bewegungen zurückzuführen, was zu Schwindel, Benommenheit und/oder Desorientierung führen kann. Nach Abklingen der HWS-Blockierung oder bei chronischem Verlauf durch Neujustierung der kopfbewegungsinduzierten, erwarteten reafferenten sensorischen Signale klingt der sekundenkurzen Schwindel innerhalb weniger Tage ab.

In einer kürzlich durchgeführten Studie bei chronischen Nackenbeschwerden mit fluktuierend auftretender eingeschränkter Kopfbeweglichkeit fanden sich ebenfalls Schwindelepisoden im Sekundenzeitfenster, die nur durch schnelle, nicht aber durch langsame Kopfbewegungen ausgelöst wurden, vor allem dann, wenn die Nackenschmerzen deutlicher waren und zu Einschränkungen der Kopfbewegungen führten (Huppert et al., 2024). Diese chronischen Nackenschmerzen hatten keinen Einfluss auf den freien, aufrechten Stand mit offenen oder geschlossenen Augen. Langsame horizontale Kopfdrehungen verstärkten das Schwanken des Körpers sowohl bei Patienten als auch bei gesunden Kontrollpersonen gleichermaßen. Im Gegensatz dazu führten schnelle Kopfdrehungen bei Patienten zu einer signifikant instabileren Körperhaltung mit größeren Schwankungsbreiten als bei gesunden Kontrollpersonen. Letzteres lässt sich am besten durch das Fehlen einer kontinuierlichen Kontrolle von Geschwindigkeit und Amplitude der sakkadischen Kopfbewegungen erklären.

Gangmuster ähnelt funktionellem Schwindel und visueller Höhenintoleranz

Die Ganganalyse ergab ein verlangsamtes und vorsichtiges Gangbild, das bei schnellen Kopfdrehungen sogar noch verstärkt wurde. Diese Beobachtungen zeigen, dass chronische oder rezidivierende Nackenschmerzen mit episodischen Schwindelgefühlen einhergehen und zu Veränderungen der Haltung und des Gangs führen können, die denen von Patienten mit phobischem bzw. funktionellem Schwindel und visueller Höhenintoleranz ähneln (Huppert et al., 2024; Schniepp et al., 2014a, b). Sowohl die kopfbewegungsinduzierte Wahrnehmung kurzer Schwindelepisoden als auch deren Auswirkung auf das posturale Gleichgewicht sind mit dem hypothetischen Mechanismus einer multisensorischen Fehlanpassung zwischen den erwarteten und den veränderten tatsächlichen Reafferenzen aufgrund der schmerzhaften Bewegungseinschränkung bei den betroffenen Patienten vereinbar, wie es für Patienten mit akuten Nackenschmerzsyndromen diskutiert wird (Brandt & Huppert, 2016; Huppert et al., 2024) (▶ Abb. 22.1). Im Rahmen eines *neuralen Inkongruenzkonzepts* wird der Schwindel durch eine Fehlanpassung des Efferenzkopie-Signals über die beabsichtigte Kopfdrehung und die tatsächlichen Reafferenz ausgelöst. Danach führt eine aktive Kopfdrehung zu einer Stimulation der muskulotendinösen Nackenrezeptoren, deren Efferenzen mit dem Muster der erwarteten somatosensorischen visuellen und vestibulären Signale aufgrund früherer sensomotorischer Erfahrungen mit Kopfbewegungen (zentral gespeichertes Modell) abgeglichen werden. Das Muster der sensorischen Erwartung wird durch das Efferenzkopie-Signal ausgelöst. Das Efferenzkopie-Signal wird gleichzeitig mit dem Efferenz-Signal an die Nackenmuskeln für den beabsichtigten Bewegungsimpuls gesendet. Fällt die Kopfbewegung aufgrund einer Versteifung der Nackenmuskulatur kleiner aus als beabsichtigt, fällt auch das Reafferenzsignal kleiner aus, was zu einer sensomotorischen Inkongruenz führt und kurze Schwindelsensationen hervorruft.

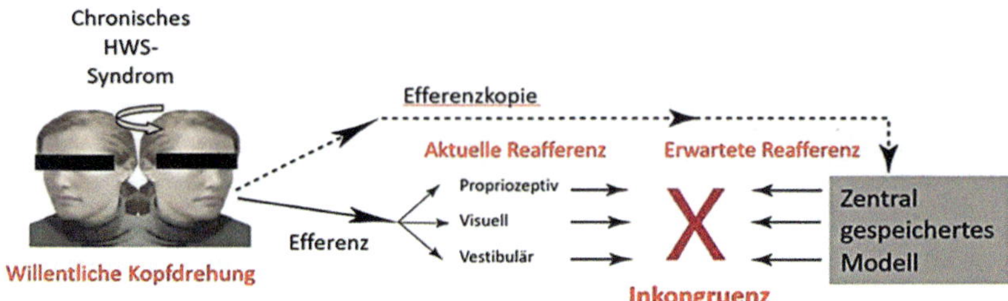

Abb. 22.1: Sensomotorische Störung mit Schwindel, Scheinbewegung des Körpers, Instabilität durch Nackenmuskelversteifung

Bildbeschreibung: Übersetzt nach Huppert et al. (2024), Impact of proprioceptive cervical dizziness in chronic neck pain syndromes on gait and stance during active head-turn challenges. *J Neuro*, 271, 7460–7470, https://doi.org/10.1007/s00415-024-12711-8 (lizensiert nach CC BY 4.0, https://creativecommons.org/licenses/by/4.0/).

Keinesfalls darf jedoch vorschnell ein Schwindelgefühl »auf die Halswirbelsäule« geschoben werden, sondern es bedarf der genauen vestibulären Diagnostik. Sollte es einen Schwindel geben, der von der Halswirbelsäule ausgeht, wie die beiden zitierten Studien nahelegen, so ist dieser sekundenkurze, bei Kopfdrehungen auftretende Episodenschwindel nur für einige Tage vorhanden, wenn die Nackenbeweglichkeit deutlich eingeschränkt ist; keinesfalls ist er ein Dauerschwindel.

22.7 Differenzialdiagnosen

Da die Gangcharakteristik mit verlangsamtem, vorsichtigem Gang bei chronischen Zervikalsyndrom der Gangcharakteristik bei visueller Höhenintoleranz und funktionellem Schwindel gleicht, müssen diese beiden Syndrome voneinander abgegrenzt werden, insbesondere im Falle chronischer Nackenschmerzen. Die diagnostische Abgrenzung zur visuellen Höhenintoleranz ist einfach (siehe Fallbeispiel in ▸ Kap. 21), da hierbei als spezifische Auslöser die Exposition in der Höhe anamnestisch erfragt werden kann. Die Abgrenzung der Symptome eines zervikalen Schwindels vom phobischen Schwankschwindel/funktionellen Schwindel (siehe Fallbeispiel in ▶ Kap. 16) ist klinisch relevant und möglich durch die Anamnese von Auslösesituationen wie psychosoziale Stressfaktoren, bestimmte »soziale« Situationen wie große Menschenansammlungen, und auch durch Erfragen der Charakteristika dieses Syndroms, das mit Sturzangst und Vermeidungsverhalten einhergeht.

Differenzialdiagnostische Abgrenzung durch Exploration der Auslösesituationen

Auch ein Übergang beziehungsweise eine Überlappung von Symptomen eines zervikalen Schwindels und eines funktionellen Schwindels sind möglich. Eine vestibuläre Migräne geht unserer Erfahrung nach häufig mit okzipitalem Kopfdruck einher, stellt also auch eine mögliche Differenzialdiagnose dar. Die Anamnese mit Migräne in der Vorgeschichte und typischen Begleitsymptomen wie Licht- und/oder Lärmempfindlichkeit oder Aura wie Sehstörungen sollten zur Abgrenzung detailliert erhoben werden (Lempert et al., 2012, 2022) (siehe nachfolgender Kasten).

Differenzialdiagnosen zu zervikalem Schwindel mit eingeschränkter Nackenbeweglichkeit

- Visuelle Höhenintoleranz
- Funktioneller Schwindel
- Vestibuläre Migräne
- Kompressions-/Verschlusssyndrom der Vertebralarterie (»Vertebral artery compression syndrome«)
- Hypersensitiver Karotissinus

Eine seltene Form eines *zervikalen Schwindels* ist das Kompressions-/Verschlusssyndrom einer Vertebralarterie (»vertebral artery compression syndrome«) bei symptomatischer Kompression oder dem Verschluss einer dominanten Vertebralarterie bei Kopfdrehung (Brandt & Baloh, 2005; Kim et al. 2022).

Selten: Kompressionssyndrom einer Vertebralarterie

Meist zeigt sich eine Stenose oder eine blind endende Gefäßmalformation der Vertebralarterie (z. B. Hypoplasie oder eine in der Pica endende Vertebralarterie), sodass die Hauptversorgung der vertebrobasilären Strombahn vom Zufluss der kontralateralen dominanten Vertebralarterie abhängt. Bei Kopfdrehung zur Seite der hypoplastischen/blind endenden Vertebralarterie kann die dominante Vertebralarterie bereits physiologischerweise komprimiert werden, meist in Höhe des Atlantoaxialgelenks C1/C2 (Rastogi et al., 2015), eine klinisch relevante Kompression/Okkklusion geschieht durch muskulotendinösen Stränge, Osteophyten und degenerative knöcherne Veränderungen bei zervikaler Spondylose, vor allem in Höhe C1/C2 (Duan et al., 2016), aber auch durch Aneurysmen oder Dissektionen (Rastogi et al., 2015). Klinisch äußert sich dieses Syndrom durch Drehschwindel, ausgelöst durch eine horizontale Kopfdrehung, der durch Rückdrehung des Kopfes in Normalposition abklingt (Kim et al. 2022) (siehe dazu ▶ Kap. 9). Bei Funktionsstörungen von Hirnstamm oder zerebellären Strukturen wurde während des Drehschwindels häufig ein Downbeatnystagmus beobachtet (Rosengart et al., 1993). Diagnostische

Verfahren zum Nachweis dieses Syndroms sind Dopplersonografie beziehungsweise digitale Subtraktionsangiografie (Duan et al., 2016; Rastogi et al., 2015). Die Therapie umfasst je nach Befund konservative, chirurgische (Dekompression v.a. bei knöchernen Einengungen) und endovaskuläre Maßnahmen (Rastogi et al., 2015).

Das ebenfalls seltene Karotissinus-Syndrom, auch hyperaktiver Karotissinusreflex genannt, kann differenzialdiagnostisch erwogen werden, da hier beispielsweise durch Kopfneigung nach hinten oder Kopfrotation zur Seite ein Druck auf den Karotissinus ausgelöst werden könnte (Brignole et al., 2018; Zörner et al., 2018) (siehe dazu auch Fallbeispiel in ▶ Kap. 12).

22.8 Therapie

Spontane Rückbildung, keine spezielle Therapie notwendig

Eine spezielle Therapie bei akuten oder chronischen Nackenbeschwerden mit Sekunden dauernden Schwindelepisoden ist nicht notwendig, da nach Abklingen der Nackenbeschwerden beziehungsweise bei chronischen Syndromen durch Neujustierung des im Gehirn abgespeicherten Bewegungsmusters die Schwindelsymptomatik nach wenigen Tagen abklingt. Schmerzmittel sollten, falls überhaupt, nur vorübergehend eingenommen werden, um einen Medikamentenübergebrauch zu vermeiden. Physikalische Maßnahmen sind bei chronischen Nackenbeschwerden zu empfehlen.

22.9 Literatur

Abrahams, V. C. (1977). The physiology of neck muscles; their role in head movement and maintenance of posture. *Can J Physiol Pharmacol*, *55*(3), 332–338. https://doi.org/10.1139/y77-047

Brandt, T. (1996). Cervical vertigo–reality or fiction? *Audiol Neurootol*, *1*(4), 187–196. https://doi.org/10.1159/000259201

Brandt, T., Baloh, R. (2005). Rotational vertebral artery occlusion: a clinical entity or various syndromes? In (Vol. 65, pp. 1156–1157): AAN Enterprises.

Brandt, T., Huppert, D. (2016). A new type of cervical vertigo: Head motion-induced spells in acute neck pain. *Neurology*, *86*(10), 974–975. https://doi.org/10.1212/WNL.0000000000002451

Brignole, M., Moya, A., De Lange, F. J. et al. (2018). 2018 ESC Guidelines for the diagnosis and management of syncope. *European Heart Journal*, 1843–1948

de Jong, P. T., de Jong, J. M., Cohen, B. et al. (1977). Ataxia and nystagmus induced by injection of local anesthetics in the Neck. *Ann Neurol*, *1*(3), 240–246. https://doi.org/10.1002/ana.410010307

Duan, G., Xu, J., Shi, J., Cao, Y. (2016). Advances in the pathogenesis, diagnosis and treatment of bow hunter's syndrome: a comprehensive review of the literature. *Interventional neurology*, *5*(1–2), 29–38.

Hain, T. C. (2015). Cervicogenic causes of vertigo. *Curr Opin Neurol, 28, 69–73.*

Huppert, D., Tsai, T., Richter, S. et al. (2024). Impact of proprioceptive cervical dizziness in chronic neck pain syndromes on gait and stance during active head-turn challenges. *Journal of Neurology*, 271: 7460–7470.

Kim, J.S., Newman-Toker, D.E., Kerber, K.A. et al. (2022). Vascular vertigo and dizziness: Diagnostic criteria. *Journal of Vestibular Research,* 32, 205–222.

Lempert, T., Olesen, J., Furman, J. et al. (2022). Vestibular migraine: Diagnostic criteria (Update) Consensus document of the Bárány Society and the International Headache Society. *Journal of Vestibular Research, 32*(1), 1–6.

Lempert, T., Olesen, J., Furman, J. et al. (2012). Vestibular migraine: diagnostic criteria. *Journal of Vestibular Research, 22*(4), 167–172.

Rastogi, V., Rawls, A., Moore, O. et al. (2015). Rare etiology of bow hunter's syndrome and systematic review of literature. *Journal of Vascular and Interventional Neurology, 8*(3), 7.

Rosengart, A., Hedges III, T., Teal, P. et al. (1993). Intermittent downbeat nystagmus due to vertebral artery compression. *Neurology, 43*(1_part_1), 216–216.

Schniepp, R., Kugler, G., Wuehr, M. et al. (2014a). Quantification of gait changes in subjects with visual height intolerance when exposed to heights. *Front Hum Neurosci, 8*, 963. https://doi.org/10.3389/fnhum.2014.00963

Schniepp, R., Wuehr, M., Huth, S. et al. (2014b). Gait characteristics of patients with phobic postural vertigo: effects of fear of falling, attention, and visual input. *J Neurol, 261*(4), 738–746. https://doi.org/10.1007/s00415-014-7259-1

Seemungal, B. M., Agrawal, Y., Bisdorff, A. et al. (2022). The Barany Society position on ›Cervical Dizziness‹. *J Vestib Res, 32*(6), 487–499. https://doi.org/10.3233/VES-220202

von Holst, E., Mittelstaedt, H. (1950). Das Reafferenzprinzip. *Naturwissenschaften, 37*(20), 464–476. https://doi.org/10.1007/BF00622503

Yacovino, D. A., Hain, T. C. (2013). Clinical characteristics of cervicogenic-related dizziness and vertigo. *Semin Neurol, 33*(3), 244–255. https://doi.org/10.1055/s-0033-1354592

Zörner, B., Steffel, J., Linnebank, M. et al. (2018). Recurrent syncope due to carotid sinus hypersensitivity in cerebral atherosclerosis. *Clinical and Translational Neuroscience, 2*(1). http://dx.doi.org/10.1177/2514183X18764788

Zum Abschluss

Zusatzmaterial zum Download

Die Zusatzmaterialien[1] können Sie unter folgendem Link herunterladen:

https://dl.kohlhammer.de/978-3-17-045530-6

1 Wichtiger urheberrechtlicher Hinweis: Alle zusätzlichen Materialien, die im Download-Bereich zur Verfügung gestellt werden, sind urheberrechtlich geschützt. Ihre Verwendung ist nur zum persönlichen und nichtgewerblichen Gebrauch erlaubt. Jede Verwendung außerhalb der engen Grenzen des Urheberrechts ist ohne Zustimmung des Verlags unzulässig und strafbar. Das gilt insbesondere für Vervielfältigungen, Übersetzungen, Mikroverfilmungen und für die Einspeicherung und Verarbeitung in elektronischen Systemen.

Sachwortregister

E

F

G

H

I

K

L

R

S

T

U

V

W

Y

Z